Organspende

JA UND NEIN

Aus dem Inhalt

Liebe Leserinnen und Leser!

Seit einigen Jahrzehnten ist es möglich, dem Menschen Organe zu entnehmen und sie einem anderen Menschen zu implantieren. Aktuell wird dieses Thema wieder heiß diskutiert. Jedes Land hat hier seine eigene Regelung. Das Thema Organspende berührt Tod und Leben des Menschen existentiell, und jeder Mensch ist aufgefordert, eine möglichst sachgerechte und umfassende Entscheidung zur Organspende für sich selbst zu treffen.

In den Mittelpunkt der Organspende-Thematik hat man die Hirntod-Definition gestellt, die zum Ausgangspunkt aller Organentnahmen geworden ist. Aber ist der Mensch wirklich tot, wenn man sein Gehirn für tot erklärt? Was geschieht wirklich, wenn man den Leib eines sogenannten Hirntoten öffnet und die Organe entnimmt? Wie sind die Vorgänge des Todes und die Organentnahme aus dem Blickwinkel der Seele zu beurteilen? Die entscheidenden Fragen im Zusammenhang mit der Transplantationsmedizin sind bislang noch ungeklärt, auch wenn immer wieder der Anschein erweckt wird, als ob das nicht so sei.

In diesem Buch geben wir Anregungen zum Nachdenken. Es kommen Menschen zu Wort, die unmittelbar betroffen sind, ob als Patienten oder als Mediziner. Wir befassen uns mit den Organentnahmen in anthroposophischen Kliniken. Lesen Sie über das Organspende-Busineß und informieren Sie sich darüber, vor welchem finanziellen Hintergrund die Transplantationsmedizin in Deutschland betrieben wird. Die verwendeten Zahlen werden in diesem Buch zum Teil erstmals veröffentlicht. Wir berichten aber auch über die dunklen Seiten der unfreiwilligen Organentnahme, über den Verkauf eigener Organe, den Transplantationstourismus und gezielte Morde.

Die Ergebnisse einer von uns durchgeführten Umfrage verdeutlichen, wie in Deutschland zum Thema gedacht wird und wie sich das Meinungsbild in den vergangenen Jahren verändert hat.

Voraussichtlich erfolgt eine Fortsetzung dieses Themas in einem zweiten FLENSBURGER HEFT.

Es grüßt Sie
Ihre
Flensburger Hefte-Redaktion

Darf man überhaupt? Oder muß man vielleicht?

Artikel von Peter Krause

Das entspannte alltägliche Leben in Gewohnheiten und Sensationen nimmt für die meisten Menschen den überwiegenden Teil ihrer Zeit ein. Hin und wieder verändert sich vielleicht mal was, aber das Wesentliche ist meistens gleich – tagaus, tagein. Man hat sein Fahrwasser gefunden. Für den einen oder anderen Menschen ist der Alltag allerdings nicht nur oder nur selten entspannt. Eine Ursache dafür, daß alles plötzlich anders wird, ist die Erschütterung oder gar der Zusammenbruch der Gesundheit. Bis an die Grenze des Erträglichen kann das gehen. Das Leben kann von jetzt auf gleich bedroht sein. Dem Tod ins Auge sehen, das ist dem einen oder anderen unserer Mitmenschen aufgegeben, während wir ganz anderes im Sinn haben. Und so ein bedrohtes Leben kann möglicherweise gerettet werden, kann doch länger dauern, als es den ersten Anschein hat. Wie? Vielleicht durch – oder nur durch – eine Organtransplantation. Von einem Mitmenschen ein Organ erhalten und überleben, mitunter ist das die letzte, einzige Chance, die jemandem verbleibt. Der Gedanke daran und alles, was mit dieser Option verbunden ist, berührt ein weites Feld an Fragen, Vorgängen, Meinungen und bewegten Auseinandersetzungen. Dieses Buch beginnt mit einer Geschichte als Präludium, in welchem es um die Rettung von Lebensgrundlagen in einem ganz anderen Bereich geht. Aber der Einstieg durch eine Geschichte soll einen roten Faden liefern, durch den die Orientierung im Labyrinth etwas leichter fällt.

An den Uferlinien

Es ist kalt und naß an diesem Tag. Knut sitzt bei seiner dampfenden Tasse Tee im Dorfkrug, draußen treibt ein scharfer, auflandiger Wind Regen vor sich her, der an den Scheiben der Kneipenfenster herunterperlt. Knut ist in Gedanken versunken, seine Augen blicken verträumt. An den Tischen reden sie über den Deich, der das gewonnene Land bald einfrieden soll. Generationen hindurch haben sie Buhnen ins Meer getrieben, haben Gräben ausgehoben und zugesehen, wie das Land wuchs. Jahr für Jahr ein bißchen mehr. Jahr für Jahr ein kleiner Sieg über die Gewalt des Meeres, das an den Küsten nagt, den

Lebensraum gefährdet und verengt, solange man nichts tut, solange es nicht solche gibt wie Knut – und all die anderen, an den anderen Tischen hier.

Die Meeresküsten sind jene Landstriche, an denen sich schon seit alters her die Landgewinnung etablierte. Land, auf dem es irgendwann wächst – für Felder, für Nahrung, für das Leben. Da sind die kräftigen Wellen, vom Sturm getrieben, die an das empfindliche Ufer branden. Sie nehmen den Menschen hier das Land, nagen an den Feldern und verwüsten Dörfer. Und da sind Menschen, einige, nein, eigentlich alle, die hier wohnen, die sich dem entgegenstellen. Sie haben das Meer beobachtet und gefunden, wie man aus dem Nehmen ein Geben machen kann. Sie haben Methoden dafür entwickelt, vor ihren Küsten neues Land zu gewinnen, indem sie das Meer beruhigen und dazu bringen, all die in den Wellen verteilte Erde von anderen Küsten hier anzulagern. Langsam wird so neuer Boden, auf dem man ackern kann, auf dem irgendwann Häuser stehen, Kinder spielen – sich Leben sicher und neu entfalten kann.

Knut macht das mit der Landgewinnung, weil es sein Vater auch schon getan hat. Schon sein Großvater – und noch weiter zurück in der Reihe der Ahnen waren sie damit beschäftigt. Sie haben ihr Wissen von Generation zu Generation weitergegeben, haben einander Fragen gestellt und Methoden optimiert. Sie sind es, die heute den Vorgang der Landgewinnung beherrschen. Niemals haben sie großartig darüber nachgedacht, warum sie es taten und heute noch tun. Es muß getan werden, denn es dient dem Leben und seiner Sicherheit. Es dient darin der eine dem anderen, und gemeinsam vollbringen sie ein Werk, das seinesgleichen sucht.

All das geht Knut durch den Kopf. Er denkt daran, daß es auch Menschen gibt, die landeinwärts wohnen, in den großen und sicheren Städten. Hin und wieder sieht man sie, wenn sie zu Ausflügen herausgefahren sind. Sie wandern auf den Deichen, füttern die Möwen und streicheln die Schafe. Aber von der harten Arbeit, von der Unablässigkeit und Geduld, die sie brauchen, sie, die hier nicht nur wandern, sondern leben, davon wissen die Städter nichts. Auch nicht diejenigen von ihnen, die lauthals ihre Meinung verkünden, daß man das Meer und die Küsten in Ruhe lassen soll. Alles in der Natur und im Leben folge schließlich seinen eigenen Rhythmen. Was hier vergeht, wird dort neu entstehen. Das, so sagen sie, war schon immer so und wird es auch lange noch sein. Wenn sie dann meinen, daß Knut und die anderen sich zurückhalten sollen, dann, so sieht es Knut, kann man nicht mehr viel weiter mit ihnen reden.

Sie leben sicher und bequem, die Unbillen des Meeres erleben sie nur von ferne. Und ob der Mensch – also er selbst, Knut – das überhaupt darf mit der Landgewinnung, hat in den Gedanken von Knut noch nie einen besonders großen Raum eingenommen. Die Menschen hier wissen, was und wie sie zu tun haben, um überleben zu können. Sie tun es, weil es nicht anders geht, weil es ihnen der Platz im Leben nahelegt, an dem sie das Schicksal arbeiten und leben läßt. Einfach so und immer mit gutem Willen, mit Tatendrang, Bereitschaft zum Risiko und – vor allem – einem starken Gefühl füreinander und für das Leben hier: an den Uferzonen, an denen der Wind scharf weht, an denen nicht nur der Mensch, sondern mit ihm auch noch die Wellen über das Schicksal entscheiden...

Das Thema geht uns alle an

Die Zeit des Lebens der Menschen zu verlängern mutet an wie eine Landgewinnung an den Küsten stürmischer See. Über Generationen hinweg wurden Wissen und Antrieb dafür vererbt, dem Leben die eine oder andere Spanne hinzufügen zu können. Die Methoden wurden vollkommener, die Einsatzgebiete immer weiter gefaßt. Es ist ein zähes Ringen, dem sich Menschen da stellen. Die Transplantation von Organen ist eine der Methoden, die, vielfach gelobt und nicht weniger umstritten, Leben verlängern, erhalten, wo ansonsten ein Ende erreicht wäre. Es ist ein Bereich der Medizin, der ganz sicher zu den spektakulären gehört, der Interesse hervorruft und verdient – und über den man sehr verschiedener Meinung sein kann, je nachdem, von welcher Warte aus man sich ihm zuwendet.

Das Thema „Organspende" ist eines, das so komplex und ausgreifend ist, daß es sich kaum erschöpfend behandeln läßt. Zuviel wird von ihm angesprochen, was unweigerlich in viele Felder des Lebens diffundiert und was man zunächst, unbedarft, nicht direkt betroffen, nur allenfalls ahnt, wenn man mit dem Nachdenken beginnt. Nachdenken – dazu soll dieses Buch Anregungen geben. Auch Anregungen dafür, Fragen zu stellen, sich selbst und wem auch immer noch. Kann sein, daß Nachdenken und Anregungen dann auch zu Entscheidungen führen, die, wie immer, so verschieden sein werden, wie wir Menschen es, zum Glück, alle immer noch und immer schon sind.

In der Wikipedia steht unter dem Stichwort „Organspende" zuerst folgendes zu lesen: *„Organspende bezeichnet das zur Verfügung stellen von Organen eines lebenden oder verstorbenen Menschen zur Transplantation. Für beide Formen der Organspende gelten gesetzliche Regelungen, die* in den verschiedenen Staaten unterschiedlich ausfallen. Voraussetzung für eine postmortale Organspende ist aber immer die eindeutige Feststellung des Hirntodes. Die Gesetzgebung in Deutschland hat mit dem Transplantationsgesetz den rechtlichen Rahmen für die Organspende nach dem Tode sowie für die Lebendspende geschaffen. Abzugrenzen von der Organspende ist die Gewebespende, welche in Deutschland das Gewebegesetz regelt."

Nun: Wie funktioniert eine Organspende eigentlich? Wann lebt ein Mensch (noch)? Wann ist er verstorben? Was ist eine gesetzliche Regelung, und was bedeutet „postmortal"? Fünf Fragen und mögliche Antworten darauf von unendlich scheinender Zahl. Das Thema ist eines, über das mitten in unser aller Leben entschieden wird. Tagtäglich. Es ist eines, zu dem jeder irgendwann irgendwas zu sagen weiß. Es ist eines, das jeden von uns betreffen kann, wenn wir plötzlich um unser Leben zu bangen beginnen. Oder das uns betreffen kann, weil wir es wollen, um ein Stück unseres Lebens miteinander und auf dieser Erde zu verstehen und zu gestalten. Das Thema Organspende geht alle an!

Und weil das so ist, weil das Thema so bewegend, aufrüttelnd, schrecklich und aktuell ist, habe ich dieses Buch mit Knut begonnen, um es jetzt mit Sören, Sören Melsa, fortzusetzen. Für mich brauchte das Thema irgendwann ein Gesicht, wie das von Knut oder eben das von Sören Melsa: Das Gesicht eines Menschen, der sich nach Kräften engagiert und der es mir wert ist, stellvertretend für all diejenigen genannt zu werden, die sich zwischen die Wogen begeben, um zu beraten, zu helfen und zu orientieren ...

Es geht immer um Menschen!

Ferdinand Netzer ist einer, der auf eine Transplantation wartet. Er wird an späterer Stelle selbst beschreiben, wie es ist, wenn das Leben plötzlich anders wird, und wie es sich anfühlt, einer von denen auf der Warteliste zu sein. Vielleicht ist dafür das Bild vom Leben auf des Messers Schneide ein adäquates, das von Kurt Mandelkow stammt, der nun seit vielen Jahren schon mit einem Spenderherzen lebt.

Einmal in Düsseldorf, an einem Samstag im Dezember, sind bei einer Informationsveranstaltung des Transplantationszentrums viele, die auf eine Organspende warten, solche, die es bereits geschafft haben, und auch einige, die ihr Handwerk als Mediziner verstehen. Sören Melsa ist der zweite Redner an diesem Tag. Er ist Arzt und hauptberuflich bei der DSO, der Deutschen Stiftung Organtransplantation, als Koordinator beschäftigt. Müde wirkt er und erschöpft, als er davon berichtet, daß in der vergangenen Nacht drei Organspenden stattgefunden haben. Seine Aufgabe war (und ist) es, die ganzen Abläufe der Organspenden fachgerecht zu begleiten, mit den Angehörigen zu sprechen, Ablaufpläne zu erstellen und Transportwege und -zeiten zu optimieren. Im Operationssaal ist er immer dabei, dann, wenn viele verschiedene Teams einem Menschen die Organe entnehmen, die anderen Menschen in den meisten Fällen das Leben retten.

Aufmerksamkeit spricht aus den Gesichtern der Anwesenden im Hörsaal. Sören Melsa beschreibt, daß es in Deutschland alljährlich gut 15 Menschen pro Million Einwohner gibt, von denen am Ende ihres Lebens Organe zu einem anderen Menschen gebracht und diesem eingepflanzt werden. Sein Ziel ist es, daß es mehr werden, vielleicht so viele wie in Spanien, wo das Personal im medizinischen Leistungsbereich besser geschult ist und die Erstattungen an die Entnahmekliniken höher ausfallen. Dort, in Spanien, gibt es mehr Menschen, die Organe spenden.

Nahezu 12.000 Menschen warten in diesem Augenblick allein in Deutschland auf irgendein Spenderorgan. Rund 4.000 Organspenden konnten demgegenüber im vergangenen Jahr realisiert werden. Ich denke darüber nach, daß die dafür verwendeten Organe von nur etwa 1.300 Menschen stammten, und werde unweigerlich zu einem folgenschweren Gedanken geführt: Sind denn nicht alle Menschen, die sich ihr eigenes Leben durch ein Spenderorgan retten lassen würden, auch selbst zur Organspende bereit? Denn wenn es so wäre, gäbe es keine oder nur kurze Wartezeiten. Und die 1.300 Spender im vergangenen Jahr stehen für die 15 bis 20 %, die in Deutschland den Schritt getan haben, sich zu einer Organspende bereit zu erklären. Gesetzliche Regelungen? Vielleicht so: Nur wer selbst mindestens ein Jahr vor der Aufnahme auf die Warteliste für ein Spenderorgan selbst die Bereitschaft zur Organspende erklärt hat, darf eine Transplantation erhalten. Unbarmherzig? In einem amerikanischen Bundesstaat ist das so, und auch hierzulande sympathisieren Transplantationsmediziner damit.

Es folgen noch viele Referate an diesem Tag. Alles, Referate und Pausengespräche, drückt die Empathie aus, um die es hier insgesamt geht und die man sich wünscht. Aber da ist auch die Angst, von der Menschen sprechen, die warten. Sie sehen dem eigenen Tod dauernd in die Augen, sind gerade so noch geduldig. Warum wollen sie eine Transplantation für sich? Wollen sie nicht sterben – oder einfach nur weiterleben? Haben Sie sich selbst das je gefragt? Und wenn jeder Tag des Lebens ein Geschenk, eine Chance ist, was macht man denn als Mensch am besten damit? Gibt es Grundlagen dafür, darüber entscheiden zu können, ob die Lebensplanung und -situation eines Menschen eine Transplantation rechtfertigt oder nicht? Und wer, bitteschön, sollte eine solche Entscheidung denn treffen?

Man kommt um solche Fragen nicht herum, obwohl – oder gerade weil – sie von fürchterlicher Grundsätzlichkeit sind. Beim Nachdenken darüber seine Beherztheit nicht zu verlieren, darauf kommt es vor allem an. Aber es führt kein Weg um diese Fragen vorbei, denn das Angebot transplantierbarer Organe ist knapp, zu knapp, weshalb es viele sind, für die das Warten irgendwann ein Ende hat, weil sie sterben, noch bevor es zur Transplantation gekommen ist. Nimmt es da Wunder, daß ein Arztkollege von Sören Melsa in seinem Referat die Frage aufwirft, ob es nicht doch möglich sein sollte, von Tumoren befallene Organe zu transplantieren? Besser ein Leben mit Krebs als gar keins? Der Informationstag in Düsseldorf endet nicht nur für mich so, daß ich nachdenklich und bewegt nach Hause zurückfahre.

Die dunklen Seiten

Um die Möglichkeit der Organspende herum ist unzweifelhaft kräftiger Wildwuchs entstanden. Organe sind käuflich, werden möglichen Empfängern, die über das nötige Kleingeld verfügen, offensiv angeboten, denn jede Datenbank ist hackbar, auch die von Eurotransplant, und es gibt auch noch andere Wege, die beschritten werden, um an diejenigen zu kommen, die verzweifelt genug dafür sind, um mit Geld Organe zu kaufen. Ja, auch das gibt es. Leider! Für transplantierbare Organe werden geplante Morde begangen und Notlagen ausgenutzt. Nicht hierzulande, aber anderswo. Vom Ruhrgebiet aus ist es z.B. nur eine kurze Fahrzeit bis nach Belgien, wo Organentnahmen auch mal mit der Euthanasie verknüpft werden – und zwar für die dortige Rechtslage ganz legal! Und es sind auch Menschen, die von hierzulande aus nach China, Indien oder Afrika reisen, um ihrem Warten auf fragwürdigen, häßlichen Pfaden ein Ende zu bereiten.

Eine noch so korrekt verwaltete Warteliste und Vergabepraxis kann aber auch in Deutschland nicht vor Korruption bewahren. Die Transplantationsmedizin ist ein Geschäft, ist kommerziell, immer und überall – auch in Deutschland wird damit sehr viel Geld verdient. Und wo etwas so ist, weil es im übrigen auch gar nicht anders sein kann, werden die Gierigen vom Lukrativen angezogen wie die Bienen vom Marmeladeneimer. Soll man darum den ganzen Bereich, in dem um Leben gebangt und gekämpft wird, verdammen? Es gibt viele Bereiche des Lebens, in denen es auch mal falsch läuft. Denn: Sind da nicht immer wieder LKWs, die mit morschen Bremsen oder abgefahrenen

Reifen schwere Unglücke verursachen? Es gibt Kapitäne, die noch vor ihren Passagieren ins Rettungsboot stolpern, oder Spitzenpolitiker, die mit der Wahrheit jonglieren. So gibt es auch gierige Mediziner, die Kapital und Ansehen aus ihren Fähigkeiten und der Not ihrer Mitmenschen schlagen. Das ist so. Aber darf so etwas einen ganzen Leistungsbereich diskreditieren?

Engagement für Organspenden

Als ich im Januar nach Essen in die dortige Zentrale der DSO fahre, um Sören Melsa wiederzusehen, bin ich gespannt darauf, was mich erwartet. Was sind das für Leute, die sich, eine Art Landgewinnung im übertragenen Sinne, um die Koordination des Organspende-Geschehens in Deutschland kümmern? Bei einem solchen Thema geht es immer um den Tod des einen und das Überleben des anderen Menschen. In diesem relativ neuen Teilbereich medizinischer Leistungen, der seinen Ausgangspunkt immer beim Tod eines Menschen nimmt – also erst da anfängt, wo für irgend jemanden das irdische Leben bereits zu Ende ist, möchte ich die Menschen kennenlernen, die sich wie Knut der Landgewinnung verschrieben haben.

Zuerst staune ich, daß die Regionalzentrale der DSO innerstädtisch zentral im vierten Stock der Deutschen Bank untergebracht ist. In den unteren Etagen dieses Gebäudes wird der schnöde Mammon verwaltet, im obersten Stockwerk der Goldstaub transplantierbarer Organe? Daß ich die DSO auf dem Gelände einer Klinik vermutet hätte, liegt vermutlich nahe. Es wird mir allerdings erklärt, daß man gerade das nicht will, denn die DSO muß und will neutral bleiben im Hin und Her, im Auf und Ab des täglichen Organspende-Business.

Wenn man sich mit dem Thema Organspende auseinandersetzt, es zu diskutieren beginnt, begegnen einem nicht selten schneller als in anderen Lebens- und Themenbereichen Vermutungen, Meinungen oder auch Unsicherheiten. Mein Gesprächspartner fragt mich bald nach meinem anthroposophischen Hintergrund. Bin ich als Anthroposoph in den Räumen der DSO ein Kuriosum, noch bevor das Gespräch richtig begann? Wir Anthroposophen sind uns der geistig-seelischen Aspekte des Lebens gewiß. Für uns endet das Leben nicht mit dem Vergehen einer irdischen Leiblichkeit. Folglich sagen wir auch, daß der Mensch nie tot ist, eben weil er ewig lebt. Sterben, tot sein, kann allenfalls sein irdischer Leib. Ist unter der Voraussetzung dieser Auffassung eine Organentnahme nach Feststellung des sogenannten Hirntodes überhaupt denkbar?

Für die einen ist die Organentnahme aus dem Leib eines für hirntot erklärten Menschen eine empfindliche Störung des noch andauernden Sterbeprozesses, für die anderen sind Organspenden das größte nur denkbare Geschenk. Stellen Sie sich mal vor, wie es wäre, wenn beides stimmt!

„Unsere Vorstellungen vom Tod bestimmen, wie wir unser Leben leben."
Dag Hammarskjöld

Ich erinnere mich an den Bericht von Hans, der einmal als Patient im Gemeinschaftskrankenhaus in Herdecke, einer der großen anthroposophischen Kliniken in Deutschland, seinen Abendspaziergang am Landeplatz des Hubschraubers vorbei machte. Worauf er denn warte, fragte er den Piloten, der ihm zur Antwort gab: Auf die Organe eines Menschen.

Ja, auch in dieser anthroposophischen Klinik werden Organe explantiert, immer wieder und, hier in Nordrhein-Westfalen, auch vor dem Hintergrund eines Landesgesetzes, das die Kliniken dazu verpflichtet, einen Transplantationsbeauftragten zu bestimmen, der es der DSO meldet, wenn ein potentieller Organspender unter den Patienten ist. Und dann wird Sören Melsa aktiv, rast von Essen nach Herdecke, spricht mit den Angehörigen, den Ärzten, koordiniert die Arbeit im Operationssaal und entscheidet über optimale Flugrouten ... Er baut Buhnen in das tosende Meer!

Bei seiner Arbeit habe er schon viel gesehen, sagt er mir, auch was den Umgang mit den Verstorbenen betrifft. In Herdecke, da habe er einmal den Leichnam nach der vollendeten Explantation in den Aufbahrungsraum begleitet. Ein Pfleger bereitete die sterbliche Hülle für den Abschied der Angehörigen vor – und hat dabei mit dem verstorbenen Menschen gesprochen ... Auch das hat der Koordinator in Diensten der DSO nicht vergessen, diesen wichtigen Teil der gepflegten Kultur des Umgangs miteinander über die Schwelle des Todes hinaus in einem anthroposophisch ausgerichteten Krankenhaus.

Auch wenn es manchmal den Anschein nehmen will, als könnte irgend jemand aus irgendeiner weltanschaulichen, wissenschaftlichen oder politischen Richtung das entscheidend Richtige zu einem Thema sagen, so ist das, bezogen auf die Organspende, ganz sicher nicht der Fall. Zum Dogma erhöhte Sichtweisen haben hier nichts zu suchen, denn dafür ist das Thema zu wichtig und zu feinschichtig. Gleichwohl kann man es durchaus für wichtig und richtig erachten, daß gerade aus diesem Grund jedem Menschen Recht und Pflicht zukommen, sich in dieser Sache individuell zu positionieren. Und das geht ganz sicher auch vor dem Hintergrund der Anthroposophie. Wie wäre es, wenn auf der Homepage der Internetpräsenz vom Gemeinschaftskrankenhaus, also gleich am Anfang, ein Navigationspunkt zu finden wäre, über den man zu Informationen zum Thema Organspende gelangen würde? Das ist – bisher – nicht der Fall, aber darin steht die anthroposophische Klinik auch anderen Häusern nicht nach, denn selbst beim Herz- und Diabetes-Zentrum in Bad Oeynhausen, einer Klinik, die zu den größten Transplantationszentren in Europa gehört, ist eine solche Informationsquelle auf der Internetpräsenz nicht zu finden. Warum eigentlich nicht?

Über diese und andere Aspekte haben wir uns unterhalten, über den Dächern von Essen, im stattlichen Gebäude der Deutschen Bank. Ich habe Sören Melsa auch von Ferdinand Netzer erzählt. Da bekam für den Koordinator das Thema und der Grund seiner täglichen und nächtlichen Arbeit wieder ein Gesicht. Voller Empathie erkundigte er sich möglichst genau. In den folgenden E-Mails und Telefonaten, die wir miteinander im Rahmen meiner Recherchen noch führten, kam er immer wieder auf Ferdinand Netzer zurück. Ich werde Ferdinand irgendwann davon berichten, und dann wird auch er im ängstlichen Warten auf die Transplantation von einem weiteren Menschen konkret erfahren, der, auch für ihn, an der Uferlinie sein Bestes gibt.

Ein totes Gehirn?

Wenn wir Menschen geboren werden, haben wir bereits das eine oder andere hinter uns. Und so, wie man uns erwartete, haben sich uns die ersten Erfahrungen vom Leben eingeprägt. Daß das so ist, davon gehen jedenfalls immer mehr Menschen aus und gestalten die Zeit der Schwangerschaft und der Geburt dementsprechend. Und wenn es ein Leben nach dem Tode geben sollte – auch das erscheint sehr naheliegend –, dann wäre es mit dem Sterbeprozeß ähnlich wie mit der Zeit vor der irdischen Geburt. Wie er verläuft, der Sterbeprozeß, und von anderen mitgestaltet wird, hat Einfluß auf das, was dann kommt. Der in eine andere Seinsform gestorbene Mensch wird davon, bis zu einem gewissen Grad, geprägt sein. Ist diese Vorstellung für Sie zu ungewöhnlich? Die überwiegende Zahl der Menschen, die sich zur Organspende befragen ließen, denken darüber so oder so ähnlich nach.

Es ist die Frage nach dem Leben und Sterben an sich, auf die unsere Aufmerksamkeit gelenkt wird.

Ob mit dem sogenannten Hirntod das bewußte Leben (vital besteht es ja noch) eines Menschen wirklich erloschen ist, auch darüber läßt sich trefflich debattieren. Die letztendliche Klarheit darüber läßt sich wahrscheinlich ohnehin nicht leicht erreichen. Wir begegnen also einer Frage, die sich eigentlich nicht beantworten läßt, und auch das ist ein wesentliches Charakteristikum unserer Zeit, zu dem uns die Organspende führt.

In Deutschland jedenfalls müssen zwei Ärzte, die weder ex- noch transplantieren dürfen, das Erloschensein aller Hirnfunktionen diagnostiziert haben, bevor eine Organspende in Betracht kommt. In der modernen Medizin sind das Gehirn und sein Verhältnis zum Bewußtsein eines Menschen in den Brennpunkt der Aufmerksamkeit gerückt. Ob zu Unrecht oder zu Recht – früher war das Herz der Wohnort der Seele. So sah man es lange Zeit, weshalb selbst die alten Ägypter vor der Mumifizierung eines Leichnams diesem alle Organe entnahmen, nur das Herz nicht. Was soll denn nun gestorben sein, das Herz oder das Hirn, bevor die Chirurgen mit der Organentnahme beginnen?

Vitalfunktionen müssen noch dasein, wenn man einem Leib wichtige Organe entnimmt. Um es verständlicher zu machen, unterscheidet man mittlerweile begrifflich den Individualtod (man meint damit den Hirntod) vom biologischen Tod, bei dem dann wirklich alles irdische Leben eines Menschen vorbei ist. Aber: Die von einem toten Schaf geschorene Wolle läßt sich nicht färben, und eine aus einem biologisch, mithin endgültig verstorbenen Leib entnommene Niere kann man nicht mehr transplantieren. Der Tod hat bis zum endgültigen Ende ganze Arbeit geleistet, denn nun ist alles am Leib wirklich und unzweifelhaft verstorben!

Es wäre schwer vorzustellen, daß der Mensch nicht versuchen würde, dem Tod, dem endgültigen, ein Schnippchen zu schlagen. Nicht nur daß man mit den Transplantationen an sich Leben verlängert und gewinnt, wo vor gar nicht langer Zeit einfach nichts mehr zu machen war. Man kann eine Explantation auch so gut vorbereitet haben, daß nur ein kurzer Augenblick nach dem Herzstillstand vergeht, bis man die Entnahmen vornimmt. Die „Non heart-beating donor" ist in Deutschland verboten und verpönt, aber schon in den Niederlanden gilt sie als probates Verfahren zur Gewinnung von Spenderorganen – Hirntod hin oder her. Mindestens dort, wo viele Länder miteinander vernetzt Transplantationsmedizin betreiben, ist es unerläßlich, sich gegenüber Praktiken zu positionieren, in denen man nicht übereinstimmt. So stellte die Bundesärztekammer zur „Non heart-beating donor" fest: *„Ein im Ausland nicht gemäß den deutschen Gesetzesvorschriften entnommenes Organ darf in Deutschland nicht transplantiert werden."*

Das Leben ist schön!

Daß in Deutschland auf dem Gebiet der Transplantationmedizin mit größtmöglicher Sorgfalt gearbeitet wird, daran habe ich bis heute keinen Zweifel. Nach langen Recherchen zu diesem Buch noch weniger als vorher. Leute wie Sören Melsa stehen persönlich dafür! Daß ein Informations- und Klärungsbedarf besteht, ist ebenso klar wie die Tatsache, daß wir es mit einem Leistungsbereich der modernen Medizin zu tun haben, in dem gehandelt wird, noch bevor die letzten Fragen endgültig geklärt sind. Aber das geht nicht anders und wird niemals anders gehen. Gerade auch darauf wird unser aller Aufmerksamkeit gelenkt, wenn wir uns der offenen, nicht in Gänze klärbaren Fragen annehmen: Wir sind als Menschheit mittlerweile an einem Punkt unserer Entwicklung angelangt, an dem unser Handeln gelegentlich der Erkenntnis vorauseilt.

Da ist Sturm in unserem Leben, in unserer Zeit. Ereignisse überschlagen, Ängste kumulieren sich. Sehnsucht und Angst machen sich breit. Und all das birgt Folgen und Chancen: Unsere Zeit macht uns nicht nur verletzbarer und kränker als die vorangegangenen, sie bietet uns auch die Möglichkeit, etwas zu tun, um Land und Leben zu gewinnen, wo ansonsten alles verloren scheint. Vergessen wir aber bei allem nicht, daß auch der Tod seine Chance braucht. Ohne ihn ist auch das Leben nicht schön!

Geschichte, Ethik und Zukunft der Transplantationsmedizin

Artikel von Peter Krause

Der menschliche Leib wird zweifellos schon immer Bewunderung und Interesse ausgelöst haben. Zwischen Himmel und Erde, zwischen Bewußtsein und meßbarer Funktion ereignet sich unser aller Leben an einem Ort, mit dem wir für die Zeit unseres Lebens untrennbar verbunden sind. Begegnen wir unseren Mitmenschen oder sehen wir uns selbst, bricht, besonders in Augenblicken der Disharmonie, der Störung, Krankheit und Gefahr, jenes Fragen auf, das vermutlich so alt ist, wie die Menschheit selbst: Ist der Leib alles, ist er das vollkommene, aber auch vollständige Bild unserer selbst? Beginnen wir mit der Existenz unseres Leibes und enden wir auch mit ihm?

Ein Leib wird krank. Und dann?

Durch Jahrzehntausende war der Leib eines Menschen eben schlicht sein Leib. Seine Tatsache wurde hingenommen, er wurde gepflegt, gequält und möglicherweise auch zerstört. Ein Leib kann stark sein oder schwach, schön oder häßlich, jung oder alt ... So war und ist das eben. Aber es gab, als der Wissensdurst der zu freiem Denken erwachenden Menschheit sich in jeden noch so kleinen Winkel des Lebens zu drängen begann, selbstverständlich auch kein Halten mehr vor dem menschlichen Leib an sich, dem eigentlichen Mysterium, dem bis heute eigentlich großen Unbekannten, mit dem wir alle doch so intensiv verbunden sind, daß wir zuweilen glauben mögen, dies sei alles, und sonst wäre da nichts.

Menschen leben, und Leben bringt Bedürfnisse, Gemeinschaft und auf all das gerichtete Handlungen hervor. Leben ist irgendwann auch ein Geflecht von Gewohnheiten, in dem es sich ereignet und Lebewesen sich in einer Ordnung positioniert finden. Starke helfen Schwachen, oder sie tun es eben nicht. Es wird integriert oder ausgegrenzt, konstatiert und festgestellt. Im übertragenen Sinne als vielfarbig erfahrenen Leben werden Ereignisse und Ordnungen erkannt und bald als Regeln beschrieben. Wer regelkonform zu leben vermag, fällt nicht weiter auf; und wer das nicht kann (oder will), gilt von einem bestimmten Moment an als krank. So war das mit Sicherheit nicht immer. Der Begriff krank ist nicht so alt wie die Menschheit, sondern das Resultat einer Entwicklung, die für uns Heutige nicht nur immer noch bedeutend ist, sondern in der sich auch eine ethische Herausforderung entwickelt hat, der wir gegenwärtig und in Zukunft mit erstaunlichen Möglichkeiten zu begegnen haben.

Wenn sich ein Mensch krank fühlt oder jemand anderer ihn für krank erklärt, wird er zum Patienten. Er erleidet seine augenblickliche oder chronifizierte Situation, die ihn anders sein läßt, als es die anderen, meisten Menschen sind.

Die Begriffe krank und Patient werden von uns Menschen vor diesem prinzipiellen Hintergrund verschieden verstanden. Was für den einen als krank erscheint, liegt für einen anderen Menschen oder eine andere Kultur noch im Bereich des Normalen. Das ist möglich. Aber es ist ebenso wahrscheinlich, daß man dem letztlich für krank Erachteten mit Interventionen begegnet, die ebenfalls so oder anders ausfallen können. Von der Situation als solcher ausgehend, daß sich ein (menschliches) Leben nicht mehr in einer solchen Weise zu entfalten vermag, wie es gemeinhin einer sogenannten Norm, also dem für normal Erachteten entspricht, wird zugleich auch (mindestens in unserer Kultur) Recht geschaffen.

Da sind Heilkundige, die dem Patienten zu helfen vermögen, und da sind Regeln, nach denen das erfolgen soll oder aus denen sich das Recht der Patienten und die Pflicht der Ärzte ableiten. Bald kommt hinzu, daß Aufwendungen für Arbeit, Geräte und Medikamente, für Pflege und Lebensunterhalt beziffert werden können. Und weil das Leben heutzutage nun einmal so ist, wie es ist, fordern die Aufwendungen direkt zugeordnete Vergütungen. Spätestens jetzt ist der medizinische Leistungsbereich auch mit der zunehmend ökonomisierten sozialen Frage verknüpft.

Erforschung und Behandlung des Leibes

Ausgreifende Entwicklungen in vielen Bereichen des allgemeinen Lebens, der Wissenschaft und der Technik, aber auch auf den Feldern der Entwicklung von Recht und der auf das Gesundheitswesen bezogenen Ökonomie, gingen unserer Gegenwart voraus, in der wir uns nunmehr in der Lage sehen, Patienten dadurch medizinisch-therapeutische Hilfe zuzuwenden, indem wir ihnen Organe transplantieren. Die Transplantationsmedizin ist eines der (vorläufigen) Ergebnisse unser aller Entwicklung in diese augenblickliche Jetztzeit hinein. Wir sehen uns darin in einer Etappe, aber längst noch nicht am Ziel.

Menschen, die durch ihre veränderte Befindlichkeit zu Patienten geworden waren, wurden darum in verschiedenen Zeiten auf unterschiedlichste Weise behandelt: durch Medikamente, Rituale, Empathie oder – manche archäologischen Funde legen das nahe – schon seit alters her auch chirurgisch. In der Transplantationsmedizin sind, wenn man so will, alle Facetten des medizinischen Leistungsbereichs angesprochen und beteiligt. Und doch sind es vor allem die Teilbereiche der Chirurgie und der Pharmazie, denen eine besondere Bedeutung in der Entwicklung des Ganzen zukommen.

Das Erkunden des menschlichen Leibes durch seine Öffnung und direkte Untersuchung begründete die Anatomie. Dieser Bereich der Medizin entwickelte sich nicht losgelöst von anderen Zweigen der sich besonders seit dem 18. und 19. Jahrhundert kräftig entwickelnden Naturwissenschaft. Indem es möglich wurde, den Leib zu erkunden, stellte sich zugleich auch die Herausforderung, zu möglichst genauen Beschreibungen seiner Funktionen zu gelangen. Je mehr das gelang, desto mehr und treffsicherer begründeten die Erkenntnisse der Anatomie und die zunehmenden Fertigkeiten der Chirurgie neue Verfahren für die ärztliche Intervention.

Große Operationen und Intensivmedizin

In der zweiten Hälfte des 18. Jahrhunderts arbeitete in Frankreich der Anatom Honoré Fragonard. Nach seiner im Jahre 1759 abgeschlossenen Ausbildung zum Chirurgen wurde er zum Professor für Anatomie berufen und begann damit, anatomische Präparate anzufertigen, die der Ausbildung von Medizinern dienten. Im wahrsten Sinne des Wortes wurde von nun an den werdenden Medizinern plastisch vor Augen geführt, was und wie das Innere des menschlichen Leibes ist. Fragonard mochte noch als Anhänger der philosophischen

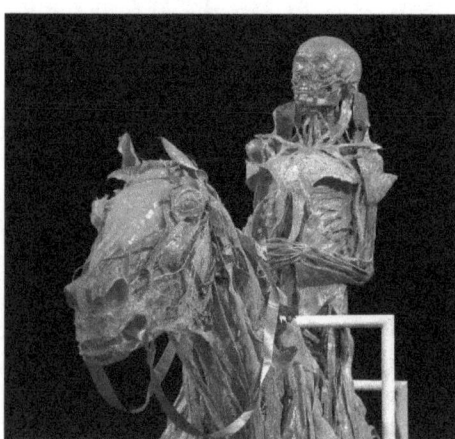

Honoré Fragonard: Reiter auf Pferd, Écorché-Präparat

Strömung des Vitalismus gelten, für den das Leben mehr Ausdruck einer im Geistigen begründeten Lebenskraft war, statt bloße, technisch faßbare Funktion. Bis heute hat sich das gravierend verändert. Das Herz wird eine Pumpe genannt und der Leib eine Maschine, die man reparieren kann, wenn sie defekt ist. Durch das veränderte Menschenbild ist das Machbare nun leichter umsetzbar geworden, denn Maschinen sind Konstrukte, die man verändern kann, wann immer man will. Dem wird mehr und mehr untergeordnet. Und wenn wir nicht aufpassen, haben wir bald das Bewußtsein von unserer eigenen seelisch-geistigen Natur in Gänze verloren.

Wie bereits erwähnt, wurden schon in alten, archäologisch dokumentierten Zeiten chirurgische Eingriffe durchgeführt. Je mehr die Kenntnis von der Anatomie zunahm, desto weiter entwickelten sich auch chirurgisches Wissen und Kunstfertigkeit. Als am „Äthertag von Boston", am 16. Oktober 1846, erstmals eine Operation unter Narkose gelang, war eine wichtige Voraussetzung für alle darauf folgenden Entwicklungen der Chirurgie geschaffen, denn ohne die Ausschaltung des wachen Bewußtseins und damit des Schmerzempfindens der Patienten wären die Operationen nicht denkbar, die heutzutage zur alltäglichen Routine gehören.

Neben den Operationstechniken entwickelten sich auch die Möglichkeiten der Intensivmedizin. Damit war das Tor zu einem Bereich aufgetan, in dem es möglich schien (und scheint), das Leben eines Menschen sehr weit über den ansonsten eindeutigen Moment des Todes hinaus zu erhalten. Chirurgische oder pharmazeutische Eingriffe in den erkrankten Leib trugen ebenso dazu bei wie die technischen Möglichkeiten der Apparatemedizin. Und wenn ein Mensch einmal an Maschinen angeschlossen wurde, die seine lebenswichtigen Körperfunktionen übernehmen, wann ist er dann tot? Diese Frage führt immer noch an ethische Grenzen, denn ein allein durch Maschinen aufrechterhaltenes Leben kann unter bestimmten Voraussetzungen eindeutig als Qual für den davon direkt betroffenen Menschen bezeichnet werden.

Im Jahr 1968 wurde durch die Harvard Medical School ein Konzept für den Hirntod veröffentlicht, um eine Richtlinie dafür zu geben, den Tod eines Menschen auch dann feststellen zu können, wenn die Herz-Kreislauf-Funktionen, auch möglicherweise nur durch Maschinen, noch erhalten sind. Die Konsequenz dieses Konzepts wurde von der Bundesärztekammer bestätigt und fand auch Niederschlag in (unter anderem) der deutschen Rechtsprechung mit allen daraus ableitbaren Konsequenzen. Der sogenannte Hirntod ist kein biologisch gegebener Tatbestand, nichts, was man nach langem Forschen als solches entdeckte, sondern ein gedankliches Konstrukt, über dessen Evidenz sicherlich noch lange und mit steigender Intensität gestritten werden wird und muß.

Transplantationsmediziner betonen gern das Zustandekommen des Hirntodkonzeptes vor intensivmedizinischem Hintergrund. Sie würden nur anwenden, was medizinisch evident in und für einen anderen Bereich der Medizin formuliert worden sei. Aber stimmt das auch so?

„Die ‚neurologische' Todesdefinition wurde 1968 vorgeschlagen. Anlaß war die Verurteilung eines Arztes in Japan, der einem hirntoten Patienten Organe zur Transplantation entnommen hatte, wegen Mordes. Dadurch war das Problem der Rechtssicherheit in der Organbeschaffung akut geworden. Das daraufhin gegründete Ad Hoc Committee of the Harvard Medical School to Examine the Definition of Brain Death schlug vor, das ‚irreversible Koma' als neues Todeskriterium zu definieren."
Quelle: Sabine Müller, in: das-parlament.de

Waren nicht vielmehr auch die Entwicklungsschritte hin zu einer ausgefeilten Transplantationsmedizin Treiber für das Zustandekommen der bis heute von den meisten Menschen bezweifelten Meinung, der Mensch sei dann verstorben, wenn sein Gehirn nicht mehr funktioniert? Für die Entnahme von Organen aus einem vital noch nicht gänzlich verstorbenen Leib liefert das Hirntodkonzept jedenfalls bis heute die entscheidende Basis.

Der Weg der Chirurgie zur Transplantation von Organen

Die Versuche und Bemühungen um die Transplantation von Geweben und Organen von einem Leib zu einem anderen reichen zeitlich weit zurück. Schon im Mittelalter versuchte man, körperliche Verunstaltungen durch die Transplantation von Haut zu korrigieren. Gegen Ende des 19. Jahrhunderts wagte man die Transplantation von Schilddrüsengewebe, um Menschen mit den entsprechenden Mangelerkrankungen zu therapieren.

Einschneidend geprägt wurde die Transplantationsmedizin im 20. Jahrhundert dann u.a. durch Vladimir Petrovich Demikhov, einen russischen Chirurgen, der bereits in den 1930er Jahren damit begann, Herz- und Herz-Lungen-Transplantationen an Tieren vorzunehmen. Seine 20 Jahre später durchgeführten Transplantationen von Hundeköpfen wurden vom Amerikaner Robert White aufgegriffen, der sei-

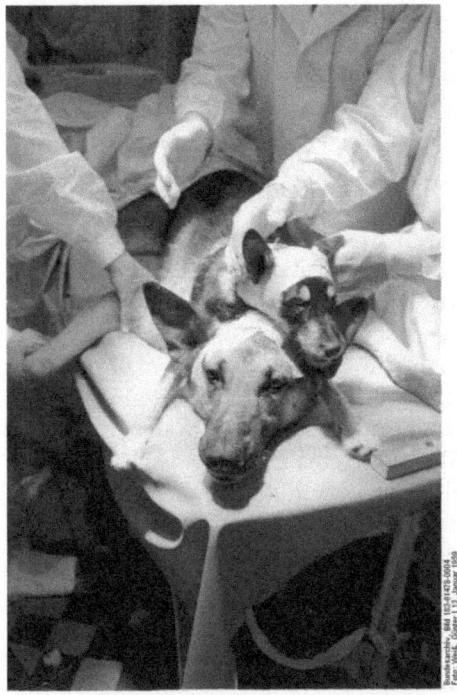

14.1.1959: Berlin- Letzte Kopftransplantation des
sowjetischen Physiologen Demichow in der DDR

ne Experimente mit der Verpflanzung von Köpfen unter Affen bis heute als entscheidende Vorstufe für die erste, für die kommenden Jahre erwartete „Ganzkörpertransplantation" unter Menschen sieht. Warum sollte es nicht möglich, machbar und sinnvoll sein, den gesunden Kopf eines Menschen auf den gesunden Leib eines Hirntoten zu verpflanzen? Robert White jedenfalls hat damit kein wirkliches moralisches oder ethisches Problem!

Was anmutet wie der Blick in das Laboratorium eines Dr. Frankenstein, ist dennoch der Blick auf die Bühne der Weltgeschichte der Transplantationsmedizin. Christiaan Barnard schätzte Vladimir Petrovich Demikhovs Künste, hat ihn stets gelobt und oft besucht. Auch von ihm lernte er sein Handwerk, das er in der ersten erfolgreichen Herztransplantation unter Menschen am 3. Dezember 1967 zur Anwendung brachte.

Barnard, seinerzeit 44 Jahre alt, hatte sich lange vorbereitet und einige Monate vor dem Durchbruch mit seinem Team die Entscheidung für die Operation getroffen. Dann ereignete sich in der Nähe der Klinik ein Verkehrsunfall, der dem Team die geeignete Organspenderin lieferte. Nun konnte der Eingriff stattfinden, der die Welt so tiefgreifend veränderte wie die erste Mondlandung 18 Monate später. Die erste Herztrans-

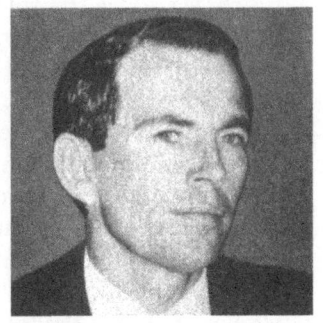

unbekannt

Dr. Christiaan Barnard

plantation in Europa fand schon bald darauf, 1968, in Paris statt, allerdings ohne den gewünschten Erfolg: Der Organempfänger verstarb kurz darauf, zu stark war sein Kreislauf durch die Krankheitszeit vor der Transplantation bereits geschädigt worden. Seit dieser Zeit, damals, also vor etwa 50 Jahren, hat sich der einst spektakuläre Eingriff fast zur Routine entwickelt. Man tut heute, was man kann!

Wenn heute mehrere zehntausend Menschen weltweit mit einem transplantierten Herzen leben (die längste Überlebenszeit wird mit 23 Jahren bis auf den heutigen Tag einem Patienten Barnards zugerechnet), kann das aber leicht darüber hinwegtäuschen, welch schwierige Entwicklung der Transplantationsmedizin noch bis in die 1980er Jahre beschieden war. Zwar hatte man schon 1954 erstmals und unter eineiigen Zwillingen erfolgreich eine Nierentransplantation durchgeführt, auf die 1963 die ersten von Leber und Lunge und 1965 der Bauchspeicheldrüse folgten, aber die Abstoßungsreaktion gab den Medizinern nach wie vor das größte Rätsel auf. Wie könnte sich beherrschen lassen, daß der Empfängerleib das transplantierte Organ behandelt wie einen Fremdkörper und es mit all seiner Kraft zu beseitigen versucht?

Die Immunsuppression

Die erste technisch gelungene Nierentransplantation glückte 1902 Emmerich Ullmann, der einer Ziege die Niere eines Hundes verpflanzte. Aber es war ein dauerndes, zähes Ringen, dem sich die Wissenschaftler und Ärzte der damaligen Zeit ausgesetzt sahen, die sich daran gemacht hatten, konkret umzusetzen, was sich schon Völker der Antike vorstellen konnten: Organe des einen Leibes in den Leib eines anderen Lebewesens zu transplantieren. Das war nun technisch möglich geworden, aber der Empfängerleib hörte einfach nicht damit auf, sich gegen das transplantierte Organ zu wehren. Ullmann war schon damals klargeworden, daß die transplantierten Organe um so länger funktionierten, je näher sich die daran beteiligten Lebewesen genetisch standen. Woran nur mochte das liegen? Zunächst glaubte man, daß die Handgriffe der Chirurgen noch nicht optimal vonstattengingen, und probierte in zahllosen Experimenten, diesen Mangel zu beheben. Aber die Ursache lag in Wirklichkeit dort, woran noch niemand zuvor gedacht hatte: In der Immunreaktion, die man als solche damals noch nicht erforscht hatte.

Es mutet unwirklich an, wenn wir uns heute, im 21. Jahrhundert, vorstellen, daß der Pathologe und Serologe Karl Landsteiner erst 1901 die AB0-Blutgruppen als solche benannte, wofür er 1930 den

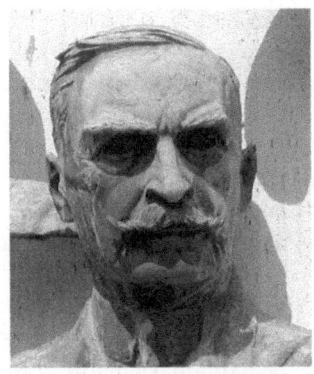

© gemeinfrei   Henry Lytton Cobbold
Karl Landsteiner

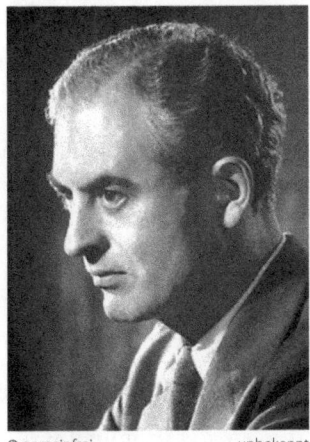

© gemeinfrei   unbekannt
Dr. Peter Brian Medawar

Nobelpreis erhielt. Landsteiner hatte mit menschlichem Blut und Blutseren so lange experimentiert, bis ihm eine entsprechende, medizinisch anwendbare Systematik klargeworden war. 1907 konnte, ausgehend von Landsteiners Erkenntnissen, in den Vereinigten Staaten die erste erfolgreiche Bluttransfusion durchgeführt werden. Man wußte mittlerweile, was sich prinzipiell vertrug und was nicht. Trotzdem vergingen noch viele Jahre, bis der Mechanismus des Immunsystems hinreichend erklärt werden konnte.

Landsteiner forschte indessen weiter und prägte 1921 den Begriff „Hapten", mit dem Moleküle oder Ionen gemeint sind, die in Kombination mit einem körpereigenen Protein die Antigene bilden, die den Transplantationsmedizinern noch heute einen Strich durch die Rechnung machen können. Die Abstoßungsreaktion, mit der ein Körper auf fremde Proteine reagiert, birgt die größte Gefahr für den Erfolg einer Organ- oder Gewebeübertragung. In den frühen 1940er Jahren experimentierte Dr. Peter Medawar mit Ratten, um das Immunsystem höherer Tiere und Menschen genauer verstehen zu können. Je ähnlicher sich die Antigene von Spender- und Empfängertier waren, desto geringer fiel die Reaktion der Abstoßung aus. Die Typisierung und das Matchen von geeigneten Gewebeeigenschaften zwischen Organspendern und -empfängern beruht bis heute auf den Erkenntnissen, an deren Zustandekommen Medawars Experimente wesentlichen Anteil hatten.

Der entscheidende Durchbruch wurde 1960 mit der Verleihung des Nobelpreises dem australischen Virologen und Immunologen Frank Macfarlane Burnet und dem brasilianischen Zoologen und Anatomen Peter B. Medawar zugeschrieben, die in den 1940er Jahren endgültig die Mechanismen des Immunsystems entdeckt, erforscht

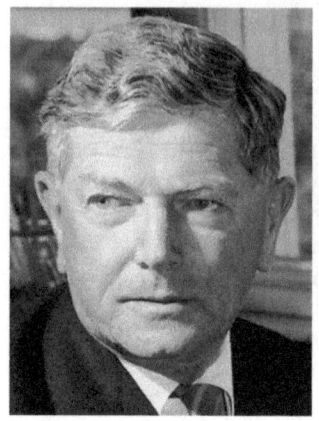

© gemeinfrei   unbekannt

Frank Macfarlane Burnet

und beschrieben hatten. Nun war die Basis dafür geschaffen, in den darauffolgenden Jahrzehnten Medikamente zu entwickeln, die es als Immunsuppressiva vermögen, die körpereigenen Abwehrreaktionen nach dem Empfang eines Spenderorgans zu unterdrücken. Auf diese medikamentöse Intervention sind für die ganze Dauer ihres künftigen Lebens bis heute alle Menschen angewiesen, denen ein Organ transplantiert wurde. Und es handelt sich um eine Therapieform, mit der es sich mittlerweile ohne zu große Beschränkungen der Lebensqualität durchaus bequem leben läßt.

Die mögliche Zukunft

Heutzutage ist es noch unmöglich, die 100 bis 200 Millionen Nervenbahnen miteinander zu verbinden, die bei der Transplantation eines Kopfes durchtrennt würden. Denkbar ist trotz alledem das Leben eines Kopftransplantierten, auch für den Preis einer unvermeidlichen Lähmung des ganzen Leibes. Man erwartet darum auch den Vollzug dieser bisher am Menschen noch nicht gewagten Operation für die kommenden Jahre. Freiwillige Patienten gibt es dafür offenbar schon.

Aber nicht nur derart spektakuläre Ereignisse stehen uns bevor. Bereits jetzt ist es mit ersten Eingriffen gelungen, die Immunabwehr auch ohne Medikamente auszutricksen. Das Verfahren ist im Versuchsstadium, noch nicht für die allgemeine Anwendung zugelassen; aber was noch nicht ist, wird möglicherweise bald schon soweit sein.

Intensiv wird daran geforscht, wie es gelingen kann, durch Zelltherapien im erkrankten Leib Organe zu heilen, die heutzutage noch ausgetauscht werden müßten, wenn man das Leben des betroffenen Menschen retten will. Auch technische Entwicklungen von künstlichen Organen lassen sich nicht nur denken, sondern sind auch so weit fortgeschritten, daß ein künstliches Herz mittlerweile wenigstens für eine gewisse Zeit die Funktion des eigenen Organs zu ersetzen vermag. Vieles ist denkbar und wird möglicherweise bald schon machbar sein, das lehrt die ganze Geschichte dieses noch recht jungen Zweiges der Humanmedizin. Aber wohin wird das alles führen?

Ecce homo

Der genetische Code des Menschen gilt als entschlüsselt, das Immunsystem als erforscht, und die Transplantation von Organen ist fast zur Routine geworden. Was ist für uns Heutige denn der Mensch überhaupt noch? Ist er, wie es die Posthumanisten glauben, mittlerweile biologisch an das Ende seiner Entwicklung gelangt? Stehen nun, angesichts des erworbenen Wissens und der erübten Techniken, Tor und Tür dafür offen, den Menschen zu etwas zu formen, was man sich einfach ausdenken kann? Wir stoßen an dieser Schwelle unweigerlich an Grenzen, die das bisher Gedachte und Gewohnte von etwas trennen, das zu schaffen nunmehr unserem freien Willen obliegt. Daß wir darüber debattieren, wann ein Mensch zu leben beginnt und wann er verstorben ist, lenkt unsere Aufmerksamkeit unweigerlich darauf, daß es um die Schwellen unseres Lebens herum offensichtlich noch weit mehr zu entdecken und zu entschlüsseln gibt, als man es uns gemeinhin glauben machen will.

Ob wir uns ausschließlich als leibliches oder auch seelisch-geistiges Wesen begreifen, hängt von unserer eigenen Entscheidung ab. Gleichwohl werden wir zu unterschiedlichen Sichtweisen auf die Welt und das Leben gelangen. Nicht alles, was – von den bekannten Tatsachen unserer irdischen Existenz aus abgeleitet – möglich ist, muß auch sinnvoll sein. Im Zentrum des Machbaren wird die individuelle Entscheidung ihren Platz haben müssen, das lehrt auch alles, wozu die Fragen rund um die Transplantationsmedizin führen. Darin liegt vielleicht sogar eine ihrer Bedeutungen auch für all diejenigen, die nicht verzweifelt um ihr Leben ringen. Ob wir nicht sterben oder einfach so lange leben wollen, wie es irgend möglich ist, kann und sollte jeden Menschen beschäftigen; denn die Auseinandersetzung und Entscheidung darüber verändert die Grundeinstellung zum Leben überhaupt. Und wenn wir über diese Frage nachgedacht haben, zu welchen Entscheidungen werden wir dann an den „points of no return" unseres eigenen Lebens geführt? Wenn die Transplantation die einzige Möglichkeit dafür ist, unser Leben zu retten, werden wir sie dann auch als Lösung akzeptieren? Werden wir um jeden weiteren Tag kämpfen, der uns auf diese Weise ermöglicht werden kann? Wer kann das wirklich wissen, außer all denjenigen, die diese Auseinandersetzung für sich real geführt haben oder führen? Vermutlich niemand sonst. Es kann schon morgen soweit sein, daß auch wir zu ihnen gehören. Und dann?

Kann sein, daß der Zweck manches Mittel zu heiligen vermag. Oder nicht? Die Transplantationsmedizin hat im Laufe ihrer Entwicklung manches möglich gemacht. Vieles davon verdient unser aller Aufmerksamkeit. Vor allem die Frage danach, was und wer der Mensch eigentlich ist. Die Antwort darauf mit allen Konsequenzen muß jeder Mensch für sich selbst finden. Eine Antwort, die für jede und jeden gilt, kann es nicht geben. Das vor allem lehrt – auch – die Transplantationsmedizin.

Die Beschaffung von Organen

Artikel von Peter Krause

Die Möglichkeit, Organe oder Gewebe von einem zum anderen Menschen zu transplantieren, erfordert, daß es eine Herkunft für diese Organe und Gewebe gibt. Was transplantiert wird, wurde vorher aus einem anderen menschlichen Leib explantiert. Aber wann und unter welchen Bedingungen kann und darf eine Organentnahme, eine sogenannte Explantation stattfinden?

Vor der Transplantation: Die Explantation

Der medizinische und technische Fortschritt hat es mittlerweile ermöglicht, daß einem Menschen Organe transplantiert werden. Dieser Bereich der sogenannten Transplantationsmedizin ist etwa 50 Jahre alt. Der Einstieg in das Thema beginnt eben mit der einfachen Feststellung, die allerdings in aller Klarheit auch gesehen und verstanden werden muß: Zu jeder Organtransplantation gehört, daß es eine Organspende gibt! Wo einem Menschen ein Organ gegeben werden kann, wurde einem anderen Menschen vorher eines entnommen. Transplantiert werden mittlerweile verschiedene Organe oder Gewebe, die lebenswichtig sein können (der empfangende Mensch kann nur durch eine Transplantation weiterleben), zum Erhalt oder zur Wiederherstellung der Lebensqualität beitragen (die Nierentransplantation z.B. ersetzt oder erspart die Dialyse; Hauttransplantationen helfen Verbrennungsopfern usw.) oder als Maßnahmen der plastischen oder kosmetischen Chirurgie gewünscht werden (z.B. Hautgewebe zur Unterspritzung von Lippen, Knochenteile zur Veränderung eines Körperteils usw.). Es können ganze Organe transplantiert werden oder auch nur Organteile, wie z.B. Herzklappen oder anderes Gewebe.

Die Organe und Gewebe, die transplantiert werden, können von Menschen stammen oder auch von Tieren. Es gibt drei mögliche Zeitpunkte für die Organ- bzw. Gewebeentnahme: im Leben (z.B. problemlose Gewebespenden wie Blut, Haut, Knochenmark oder auch eine Niere oder ein Teil der Leber), im Sterbeprozeß (nach dem festgestellten sogenannten Hirntod, der von vielen Medizinern und dem Gesetzgeber in Deutschland als der Individualtod des Menschen anerkannt wird) oder nach dem endgültigen und vollständigen Tod (dem sogenannten biologischen Tod). Nach dem gänzlichen Erlöschen der letzten Vitalfunktionen entnommene Organe können nach dem Verstreichen einer sehr kurzen Zeitspanne nicht mehr transplantiert werden. Sie sind mit dem ganzen menschlichen Leib endgültig verstorben. Aus diesem Grund müssen die Vitalfunktionen auch noch andauern oder dürfen nur sehr kurz erloschen sein, wenn Organe entnommen werden. Gewebeentnahmen wie Knochen, Herzbeutel, Hirnhaut usw. von biologisch toten Menschen sind dagegen durchaus möglich und werden zu Transplantationszwecken als solche auch vorgenommen.

Eine umstrittene Entnahmemöglichkeit, die in Deutschland als solche nicht genutzt und gesetzlich ausgeschlossen ist, ist die sogenannte „Non heart-beating donor", wobei der mehrminütige Herzstillstand mit dem Hirntod gleichgesetzt wird (z.B. durch die Institution Eurotransplant in ihrem Newsletter 148 vom September 1998). Dem wird von der deutschen Bundesärztekammer widersprochen. Bei einer „Non heart-beating donor", also der Organspende nach Herzstillstand, wird mit der Organentnahme in verschiedenen Ländern unterschiedlich lange gewartet. Nach Verstreichen von zehn Minuten könnte, der Empfehlung von Eurotransplant folgend, mit der Organentnahme begonnen werden, in Ländern wie den Niederlanden oder einigen Staaten der USA gelten wesentlich kürzere Wartezeiten, die man mit dem Begriff „No-touch period" bezeichnet.

Eine Organentnahme erfolgt im Operationssaal eines Krankenhauses in einem Rahmen und Ablauf, der einer großen Operation vergleichbar ist. In der Regel arbeiten dabei mehrere Teams zusammen, die fachlich für die Entnahme jeweils verschiedener Organe zuständig sind. Es können also auch mehrere Organe in einer Operation entnommen werden. Die Entnahme wird von Chirurgen vorgenommen, die in der Regel von den Transplantationszentren zum Entnahmekrankenhaus kommen. Diese Chirurgen sind Honorarkräfte im Dienst der Deutschen Stiftung Organtransplantation (DSO), einer Organisation, die in besonderer Weise in den ganzen Vorgang eingebunden ist und von der ein Koordinator am ganzen Prozeß mindestens vom Moment nach der Hirntodfeststellung an, gelegentlich auch schon davor, bis zur Aufbahrung des Leichnams nach der Explantation teilnimmt. Die Begleitung der Angehörigen des Verstorbenen nach der Explantation gehört ebenfalls zum Aufgabengebiet der DSO-Koordinatoren. Sie geben den Hinterbliebenen des Organspenders auch Nachricht darüber, daß und mit welchem Erfolg die Transplantation erfolgt ist.

Die entnommenen Organe werden zu den vorher festgelegten Transplantationszentren gebracht, um dort den Organempfängern eingesetzt zu werden. Die Verteilung der Organe wurde vorher durch die Eurotransplant eingeleitet, die, länderübergreifend, auch für die Organverteilung in Deutschland zuständig ist.

Am Anfang ist die Warteliste

In Deutschland werden Organentnahmen und -transplantationen mit der größtmöglichen Sorgfalt gehandhabt. Es gibt Gesetze und Organisationen, die, neutral und strengen Regularien folgend, für die Gewährleistung der ordnungsgemäßen Abläufe zuständig sind.

Wenn sich ein Mensch für den Empfang eines Organs entschieden hat, wird, nach umfangreichen Untersuchungen und Vorbereitungen, sein Name auf eine Warteliste gesetzt, die bei Eurotransplant geführt wird. Nun beginnt für den potentiellen Organempfänger das Warten auf die Transplantation.

Eurotransplant ist eine 1967 gegründete Stiftung mit Sitz in Leiden (Niederlande). Sie ist die Vermittlungsstelle für Organspenden in den Benelux-Ländern, Deutschland, Österreich, Slowenien und Kroatien. An der internationalen Zusammenarbeit dieser Länder sind alle Transplantationszentren, Gewebetypisierungslaboratorien und Krankenhäuser, in denen Organspenden durchgeführt werden (richtig wäre hier „in denen Transplantationen durchgeführt werden"; Anm. des Autors), *beteiligt.*

Vorrangiges Ziel von Eurotransplant ist die optimale Verfügbarkeit von Spenderorganen bzw. –geweben. Weitere Ziele sind u.a. die Förderung von Forschungen zur Verbesserung der Transplantationsergebnisse sowie die Erhöhung von verfügbaren Organen oder Geweben durch Werbung.
Quelle: Wikipedia.de

Der Eintrag auf dieser Warteliste umfaßt verschiedene Angaben, die eine medizinisch möglichst ideale und – bezogen z.B. auf die Wartezeit – gerechte Verteilung von zur Verfügung stehenden Organen gewährleistet. Der Eintrag auf der Warteliste kann auch mit verschiedenen Dringlichkeitsmerkmalen versehen werden, wenn sich der künftige Organempfänger in akuter Lebensgefahr befindet.

Die Erklärung zur Bereitschaft für eine Organspende

Neben den Lebendspenden ist es möglich, daß Personen ihre Bereitschaft zur Organspende ausdrücken, indem sie einen Organspendeausweis ausfüllen und mit sich führen. Eine solche Erklärung bedeutet, daß man damit einverstanden ist, daß nach der Feststellung des Hirntodes Organe aus dem eigenen Körper entnommen und anderen Menschen transplantiert werden. Sollte ein solcher Ausweis nicht vorhanden sein, können die nächsten Angehörigen darum gebeten werden, einer Organspende zuzustimmen, wenn sich der Hirntod eines Menschen abzeichnet oder aber bereits eingetreten ist. In Deutschland stammt die überwiegende Zahl der Organspenden von Menschen, deren Angehörige an deren Stelle und wegen der eingetretenen Verfügungsunfähigkeit der hirntoten Menschen dazu ihr Einverständnis erklärt haben. Nur unter der Voraussetzung einer solchen Zustimmung (durch einen Organspendeausweis oder durch die Angehörigen) dürfen in Deutschland Organe entnommen werden.

Der Hirntod

Die Entnahme von Organen erfordert es, daß dafür ein geeigneter Augenblick bestimmt wird. Für Deutschland gilt, daß – abgesehen von Lebendspenden, die das Leben des Spenders nicht gefährden (müssen) –, ein Mensch verstorben sein muß, bevor eine Explantation von Organen und Geweben stattfinden kann.

In Übereinstimmung mit der durch die Bundesärztekammer vertretenen Auffassung wurde (u.a. auch in Deutschland) gesetzlich geregelt, daß ein Mensch dann als tot gelten kann, wenn nach einem bestimmten, streng festgelegten Verfahren der sogenannte Hirntod diagnostiziert wurde. Diese Feststellung mit all seinen Konsequenzen wurde u.a. auch durch den Fortschritt nötig, den die Intensivmedizin mittlerweile gemacht hat und der es ermöglicht, die Vitalfunktionen eines menschlichen Leibes auch dann noch aufrechtzuerhalten, wenn sämtliche Hirnfunktionen bereits erloschen sind. Ein Leben allein durch Apparate und Medikamente aufrechtzuerhalten wird von vielen Menschen als unethisch empfunden.

Aber bedeutet „hirntot" auch wirklich tot? Wesentlich ist, daß der Hirntod als abstrakte Herleitung einen Moment beschreibt, dem gegenüber sich die meisten Mediziner insofern einig sind, als von diesem Augenblick der Sterbeprozeß mit großer Wahrscheinlichkeit unumkehrbar geworden ist. Ob es sich aber um einen Moment handelt, in dem ein Mensch tatsächlich als verstorben gelten kann, wird zunehmend in Frage gestellt.

„Einige künstlich beatmete Hirntote zeigen noch eine körperliche Integration: Sie halten ihre Homöostase (Selbstregulierung) durch zahlreiche (endokrine

und kardiovaskuläre) Funktionen aufrecht, regulieren selbstständig ihre Körpertemperatur, bekämpfen Infektionen (etwa durch Fieber) und Verletzungen, reagieren auf Schmerzreize mit Blutdruckanstieg, produzieren Exkremente und scheiden diese aus. Hirntote Kinder wachsen und können sogar ihre Geschlechtsentwicklung fortsetzen. Hirntote Schwangere können die Schwangerschaft über Monate aufrechterhalten und von gesunden Kindern entbunden werden; so wurden bis 2003 zehn erfolgreiche Schwangerschaften von Hirntoten dokumentiert. Die Annahme, daß nach dem Hirntod unmittelbar und notwendig der Herzstillstand und die körperliche Desintegration eintreten, ist durch etwa 175 dokumentierte Fälle (bis 1998) widerlegt worden, in denen zwischen Hirntod und Herzstillstand mindestens eine Woche und bis zu 14 Jahre lagen. Durch die Fälle „chronischen Hirntods" wird die Hypothese der engen kausalen und zeitlichen Relation von Hirntod und Tod des gesamten Organismus widerlegt."
Quelle: Sabine Müller, in: das-parlament.de

Von der Konsequenz der Todesfeststellung nach Hirntoddiagnostik betroffen ist alles, was rechtlich in diesem Zusammenhang relevant ist. Angesichts des Fortschritts der Medizin und ihrer Technik in den vergangenen Jahrzehnten war es für den Gesetzgeber nötig geworden, eine Aussage über den von ihm akzeptierten Todesmoment zu machen und festzuschreiben. Es wäre ohne diese juristische Festlegung strafbar, eine intensivmedizinische Betreuung eines Patienten einzustellen. Gleichzeitig wurde der straffreie Raum für die Explantation geschaffen, denn oberstes Gebot des Rechts ist es, die körperliche Unversehrtheit des Menschen zu wahren.

Die Hirntoddiagnostik erfolgt in Deutschland durch Ärzte, die sich darin auskennen und über die entsprechende Erfahrung verfügen müssen. Die Bundesärztekammer hat dafür Richtlinien herausgegeben, nach denen verfahren wird. Zunächst ist Bedingung, daß zwei dafür qualifizierte Ärzte den Hirntod des Patienten unabhängig voneinander feststellen müssen. Sie dürfen weder an der Entnahme der Organe noch an deren Transplantation beteiligt sein. Sie dürfen auch nicht der Weisung eines an der Transplantation beteiligten Arztes unterstehen.

Als klinische Symptome für den Ausfall der Hirnfunktion werden von der Bundesärztekammer benannt: Bewußtlosigkeit (Koma); Lichtstarre beider ohne Mydriatikum mittel- bis maximal weiten Pupillen; Fehlen des okulo-zephalen Reflexes; Fehlen des Kornealreflexes; Fehlen von Reaktionen auf Schmerzreize im Trigeminusbereich; Fehlen des Pharyngeal- und Trachealreflexes; Ausfall der Spontanatmung. Ziel der Hirntoddiagnostik ist es, möglichst zweifelsfrei (es kann auch hier keine absolute Sicherheit geben) festzustellen, daß alle Funktionen des Großhirns, des Kleinhirns und des Hirnstamms erloschen sind. Zugleich wird berücksichtigt, daß der Zustand des Patienten keine anderen Ursachen hat (Medikamente o.ä.). Besteht auch nur der geringste Zweifel am Ergebnis der Diagnose, wird weiter intensivmedizinisch alles getan, um das Leben des Patient nicht zu gefährden.

Nach zwölf bis 72 Stunden Beobachtungszeit werden die Untersuchungen wiederholt und ggf. durch Apparate unterstützt. Die beteiligten Ärzte protokollieren die Untersuchung nach einem festgelegten Verfahren. Erst nachdem der Hirntod nach den durch die Bundesärztekammer festgelegten Regeln diagnostiziert wurde, stellt der behandelnde Arzt die Todesbescheinigung aus.

Vor der Explantation

Bevor es in Deutschland zu einer Organentnahme kommen kann, müssen zwei Bedingungen erfüllt sein: Es muß erstens der Hirntod eines Menschen diagnostiziert worden sein und zweitens das Einverständnis zur Organspende vorliegen. Die Betreuung aller Vorgänge der Explantation obliegt der DSO. In der Praxis erfolgt die Meldung vom Vorhandensein eines potentiellen Organspenders in einer Klinik an die DSO entweder, wenn sich ein Hirntod abzeichnet, oder wenn er bereits diagnostiziert wurde. Dazu sind die Kliniken in einigen Bundesländern per Gesetz verpflichtet. Für den dadurch entstehenden Aufwand werden finanzielle Entschädigungen geleistet. Vom Augenblick der Meldung an ist ein Koordinator der DSO in alle Abläufe, auch vor Ort in der Entnahmeklinik, eingebunden. Als Entnahmeklinik kommen alle Krankenhäuser mit Intensivstation und Operationssaal in Betracht. Die Meldehäufigkeit an die DSO ist von Klinik zu Klinik verschieden, denn die Aufmerksamkeit, die dem Thema gewidmet wird, ist in den verschiedenen Kliniken unterschiedlich. In manchen Bundesländern (z.B. in Nordrhein-Westfalen oder Baden-Württemberg) gibt es Gesetze, die für jede Klinik einen Transplantationsbeauftragten vorschreiben. In der Regel sind das Ärzte aus den Bereichen der Anästhesie oder der Intensivmedizin.

Wenn für eine Organspende entschieden wurde, erfolgen zahlreiche Untersuchungen des künftigen Spenders. In diesem Augenblick wechselt der Arzt seine Rolle. Durch seinen Eid ist jeder Arzt dazu verpflichtet, alles für den Erhalt des Lebens seines ihm anvertrauten Menschen zu tun. Von dem Moment an, in dem ein Mensch zum künftigen Organspender geworden ist, werden alle ärztliche Kunst und alle medizinischen Möglichkeiten darauf verwendet, die Explantation zu einer erfolgreichen zu machen. Das bedeutet, daß das medizinische Personal im Sinne des Organempfängers handelt, nicht mehr im Sinne des Organspenders. Wesentlich ist, daß die intensivmedizinischen Maßnahmen nicht eingestellt werden, wie es der Fall wäre, wenn ein für hirntot erklärter Mensch nicht Organspender wird. Insofern wird sein Sterben in den meisten Fällen faktisch verlängert. Es schließen sich diverse Untersuchungen an, mit denen man einerseits schon jetzt möglichst viele Auskünfte zur Qualität der Organe erhalten will und die andererseits der Gewinnung von Daten dienen, die eine möglichst verträgliche Vergabe der Organe gewährleisten. Ebenso wird die Entnahme der Organe auch medikamentös eingeleitet (organprotektive Therapie).

Die für die Verteilung der Organe wichtigen Werte werden nach ihrer Ermittlung an Eurotransplant mitgeteilt. Durch das dortige EDV-System werden die Daten mit denen möglicher Empfänger verglichen, um eine möglichst große Verträglichkeit und Verteilungsgerechtigkeit zu gewährleisten. Eurotransplant nimmt Kontakt mit den ermittelten Transplantationszentren auf und bietet die Organe an. Nun wird in den Transplantationszentren entschieden, ob die angebotene Organspende angenommen werden soll und kann. Sind alle Vorbereitungen abgeschlossen, das Personal im Operationssaal bereit und die Entnahmeteams vor Ort, beginnt die Explantation.

Der Ablauf der Organentnahme

Nachdem der Organspender in den Operationssaal gebracht und auf dem Operationstisch gelagert wurde, beginnt die Vorbereitung der Organentnahme, an der in der Regel ein Anästhesie-Team der Entnahmeklinik, der Koordinator der DSO und die verschiedenen chirurgischen Entnahmeteams der Transplantationszentren beteiligt sind. Das OP-Personal assistiert beim nun folgenden Eingriff.

„Ziel der Operation ist es, die Spenderorgane und deren Gefäßversorgung so zu entnehmen und zu konservieren, daß sie technisch einwandfrei und mit sofort einsetzender Funktion transplantiert werden können. Da dieser Eingriff nicht der betroffenen Person, sondern der Behandlung Dritter (der Empfänger) dient, kann der ungewohnte Ablauf einer Organentnahme bzw. Mehrorganentnahme für das beteiligte Personal psychisch belastend sein. Im Gegensatz zum üblichen Verlauf, bei dem der Patient nach Beendigung

der Operation wieder auf die Station kommt, werden beim Organspender nach erfolgter Organexplantation alle Maßnahmen eingestellt. Die Organentnahme dauert maximal vier bis fünf Stunden und findet häufig abends oder nachts statt."
Quelle: Konsil der DSO zur Organentnahme

Zur Optimierung des chirurgischen Eingriffs werden durch den Anästhesisten Fentanyl in sehr hoher Dosierung (ein Medikament zur Stillung von starken bis sehr starken Schmerzen, dessen analgetische Wirkung 200mal stärker ist als die von Morphium), Pancuronium (langwirksames Muskelrelaxans) und, zur Optimierung der Organperfusion, Heparin verabreicht.

Für die meisten Menschen, die über eine Organentnahme nachdenken, stellt sich die Frage, ob der Organspender während der Explantation Schmerzen empfindet. Dazu aus Unterlagen der DSO:

„Während der Organentnahme ist die Durchführung einer Narkose zur Ausschaltung des Bewußtseins und der Schmerzreaktionen überflüssig, weil das primäre Zielorgan – das Gehirn und die betroffenen zentralen Rezeptoren – nachgewiesenermaßen irreversibel ausgefallen sind. Periphere Rezeptoren im Rückenmark sind allerdings in ihrer Funktion nicht beeinträchtigt und können zu Spontanbewegungen und zum Anstieg von Blutdruck und Herzfrequenz führen. Deshalb wird der Organspender zur Optimierung der chirurgischen Tätigkeit sowie zur Vermeidung dieser spinalen Reflexe relaxiert und ein Blutdruck- und Herzfrequenzanstieg durch entsprechende Medikamente (z.B. Opiate) behandelt."
Quelle: Konsil der DSO zur Organentnahme

Ein leitender Arzt der DSO äußert sich zur Frage danach, ob ein Organspender während der Entnahmeoperation Schmerzen empfindet, einer Pastorin gegenüber schriftlich wie folgt:

„Es ist in der Tat nicht zu belegen, daß eine für hirntot erklärte Person tatsächlich über keinerlei Wahrnehmungsvermögen, insbesondere Schmerzempfindlichkeit verfügt."
Prof. Dr. med. Werner Lauchert, geschäftsführender Arzt der DSO-Region Baden-Württemberg

Sieht man diese beiden Zitate nebeneinander, braucht man eigentlich keinen weiteren Kommentar, denn die Unsicherheit, die selbst auch von Fachleuten nicht geleugnet wird, tritt klar zutage. Es kann also bezweifelt werden, daß die offensichtlichen Reaktionen des Leibes des Organspenders Reaktionen sind, die vom Bewußtsein des Organspenders getrennt verlaufen, und vor allem: Niemand kann das mit letztendlicher Sicherheit ausschließen!

Das Anästhesie-Team kümmert sich um Beatmung und Blutkreislauf des Organspenders. Die Operation beginnt mit dem Einschnitt und der Öffnung des Bauchraums. Sollen auch Herz und/oder Lunge entnommen werden, wird das Brustbein durchtrennt und der Thorax „aufgeklappt". Nachdem nun die Operateure den Leib geöffnet und die Organe freipräpariert haben, wird die sogenannte Perfusion vorbereitet, indem dem Organspender u.a. Heparin verabreicht wird, das bei gewöhnlicher Verabreichung Thrombosen und Blutgerinnseln vorbeugen soll. Mit der Heparin-Gabe im Explantationsprozeß soll die Perfusion unterstützt werden, bei der das Blut des Organspenders zum großen Teil durch kühlende Konservierungsflüssigkeit ersetzt wird. Während nun die Perfusion durchgeführt wird, wird zusätzlich eiskalte Flüssigkeit in den geöffneten Leib geschüttet, um für eine weitere Kühlung der Organe zu sorgen. Durch diese Maßnahmen wird bewirkt, daß der Stoffwechsel maximal reduziert wird, was der Funktionserhaltung der Organe dient. Die Beatmung des Organspenders wird mit Beginn der Perfusion beendet, mit der etwa 40 bis 45 Minuten nach der Inzision (dem Einschnitt) begonnen wird. Soll die Lunge entnommen werden, wird sie nun manuell gebläht. Das Herz des Organspenders hört nun langsam auf zu schlagen.

„In der Folge kommt es zu einer Bradycardie (Herzrhythmusstörung, bei der der Herzschlag auf unter 60 Schläge je Minute abfällt; Anm. des Autors) und schließlich zur Asystolie (Stillstand von Herz und Kreislauf; Anm. des Autors). Es empfiehlt sich daher, die Monitorfunktionen zu deaktivieren (da die im OP Anwesenden ansonsten akustisch das eintretende Herzversagen mitverfolgen müßten; Anm. des Autors). Für das Anästhesie-Team, das zum ersten Mal eine Explantation betreut, kann dieser Moment irritierend wirken. Allen Beteiligten muß aber bewußt sein, daß der eingetretene Tod des Patienten im Vorfeld der Organentnahme sicher diagnostiziert wurde. Mit der Asystolie beginnt lediglich der bisher intensivmedizinisch verzögerte biologische Absterbeprozess des Körpers."
Quelle: Konsil der DSO zur Organentnahme

Die Organentnahme beginnt mit den thorakalen Organen (Herz und Lunge), danach werden die abdominellen Organe (Leber, Pankreas und Nieren) entnommen.

„Eine Zusammenarbeit mit interessierten Chirurgen oder Urologen des Hauses wird immer begrüßt und bietet den Beteiligten eine Vertiefung anatomischer Kenntnisse und spezieller Techniken."
Quelle: Konsil der DSO zur Organentnahme

Die Entnahmeteams untersuchen noch im Operationssaal die Qualität der Organe und geben Mitteilung darüber an die Transplantationszentren. Schließlich werden die Organe für den Transport verpackt und zu den Transplantationskliniken gebracht. Zuletzt werden ggf. die Augenhornhäute entfernt und die Augenhöhlen mit speziellen Prothesen versorgt, bevor das Anästhesie-Personal Tubus und Zugänge entfernt und das OP-Personal den Leib des Verstorbenen verschließt und verbindet.

„Für das engagierte Mitwirken der Pflegekräfte und der Ärzte des Krankenhauses bedankt sich der Koordinator mit einem Brief und informiert über die Ergebnisse der Transplantation. Auch bei den Angehörigen bedankt sich der Koordinator schriftlich. Er würdigt die Zustimmung zur Organentnahme und teilt mit, welche Organe transplantiert werden konnten. Die Organempfänger bleiben gemäß dem Transplantationsgesetz für die Familie des Spenders anonym. Diese kann sich jederzeit bei Fragen oder Problemen an die zuständige DSO-Organisationszentrale wenden."
Quelle: Konsil der DSO zur Organentnahme

Die Deutsche Stiftung Organtransplantation (DSO)

Artikel von Peter Krause

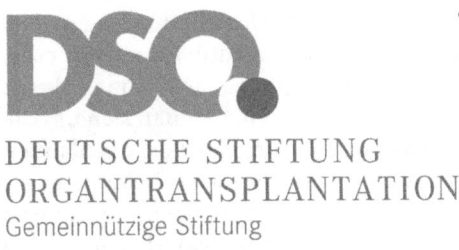

® Was eine Gesellschaft kulturell für sich errungen hat und wie sie damit im Sinne einer Ordnung ihres Zusammenlebens umgehen will, drückt sich in Rechtsnormen aus, die als Gesetze die Grundlage aller Rechtsprechung bilden. In Deutschland beruht der ganze Kanon der Gesetze auf dem Grundgesetz als der Verfassung der Deutschen. Ein bürgerliches Gesetzbuch, dessen Wurzeln bis zur Wende vom 19. zum 20. Jahrhundert zurückreichen, befaßt sich mit den grundsätzlichen Eckdaten für unser aller Zusammenleben. Da heißt es im ersten Paragraphen, daß die Rechtsfähigkeit des Menschen mit der Vollendung seiner Geburt beginnt. Was mit „Vollendung seiner Geburt" gemeint ist, ist soweit klar. Aber was ist der Mensch vorher? Wie verhält es sich mit seiner Würde und dem garantierten Recht auf körperliche Unversehrtheit vor der Geburt, also während der Schwangerschaft?

Bezeichnet wird im besagten Paragraphen des BGB die eine Schwelle des Lebens, die immer weiter erforscht wurde und wird. Aber es gibt auch die andere Schwelle des Lebens, die des Sterbens und des Todes, an der auch Eingriffe möglich und im Sinne der Transplantationsmedizin erforderlich sind. Seit nunmehr etwa 30 Jahren sind diesbezüglich Gesetze entstanden und Änderungen der bis dahin gültigen erfolgt, die in den justiziablen Regeln ausdrücken, was unsere Gegenwart mittlerweile geworden ist: eine Schwellenzeit, in der wir mit unserem menschlichen Handeln über die Grenzen des Lebens hinaus Fakten schaffen! In Fluß geraten ist dabei, was Definition des Gemeinten sein kann. Juristen haben viel zu tun. Es ist gar nicht einfach, in Rechtsprechungen gewonnene Erkenntnisse und verfaßte Gesetze mit dem Handeln von Menschen in Einklang zu bringen. Besonders dann nicht, wenn es um das Leben und Sterben von Menschen geht.

Die Spende von Organen, Geweben und Blut braucht Regeln

Die Transplantation von Organen setzt schlicht voraus, daß es solche Organe erst einmal gibt. Wenn menschliche Organe anderen Menschen transplantiert werden, wurden sie vorher einem anderen Menschen entnommen. Handelt es sich bei dem zu transplantierenden Organ z.B. um ein Herz, kann der Mensch, von dem es stammt, nicht weiterleben. Wann also und unter welchen Bedingungen darf man ein Herz aus dem Leib eines Menschen entnehmen, um es in den Leib eines anderen Menschen zu verpflanzen? Als man damit begann, solche Transplantationen auszuführen, hat man sich um die Bedingungen für die Organentnahme noch lange nicht die Gedanken gemacht wie heutzutage. Erst in der Folge der ersten, schon damals heftigen Reaktionen, die alle Facetten zwischen Zustimmung und vehementer Ablehnung zutage förderten, machte man sich daran, die entsprechenden Gesetze zu verfassen und in Kraft zu setzen.

In Deutschland wurde das seither so genannte „Transplantationsgesetz (TPG)" 1997 in Kraft gesetzt. Es regelt die Bedingungen, unter denen in Deutschland Organspenden und -transplantationen stattfinden dürfen. Zehn Jahre später folgte das „Gewebegesetz", und die Übertragung von Blut wird, obwohl das Blut auch als Organ bezeichnet werden kann, seit 1998 durch ein eigenes „Transfusionsgesetz" geregelt.

Für Organspenden gilt bislang noch die erweiterte Zustimmungslösung, nach der neben den medizinischen Bedingungen für jede Organentnahme die ausdrückliche Zustimmung des Organspenders oder seiner Angehörigen vorliegen muß. Um die Zahl der Organspenden zu erhöhen, wird seit 2007 über den Vorschlag diskutiert, die erweiterte Zustimmungslösung durch eine Widerspruchslösung zu ersetzen. Dann wäre jeder Mensch potentieller Organspender, es sei denn, er würde dem ausdrücklich widersprechen. Eine solche Lösung wird vom überwiegenden Teil der Deutschen abgelehnt.

Im Vorfeld der Gründung der DSO

Aber was nützen die besten Gesetze, wenn sie nicht wirklich umgesetzt werden? Der Staat braucht auch Einrichtungen, Institutionen, die sich der Aufgabe verschreiben, der korrekten Umsetzung von Gesetzen zu dienen. Sozusagen als Hilfsdienste für den Staat, der wir ja bekanntlich alle sind, bieten Handelskammern, Mietervereine oder andere Interessenverbände ihre Dienste dort an, wo es darum geht, gesetzliche Regelungen im alltäglichen Leben zu etablieren und lebendig zu erhalten. Eine solche Institution im Zusammenhang mit dem Transplantationsgesetz ist die „Deutsche Stiftung Organtransplantation", kurz „DSO", die sich – anders, als ihr Name es sagt – in Deutschland um die Spende von Organen kümmert und eben nicht um deren Verteilung und Transplantation. Und die Gewinnung von Spenderorganen, das zeigt die Erfahrung, ist auch der heiklere Teil des ganzen Vorgangs. Denn: Wann, wo und unter welchen Bedingungen dürfen Menschen Organe entnommen werden? Wie klar wird informiert, beraten und irgendwann gehandelt? Wie kommen Spenderorgane zu den Empfängern? Wie werden Vergütungen errechnet, refinanziert und ausgezahlt? Das sind nur einige der Fragen, die für die Handlungsfelder der DSO relevant sind. Aber sehen wir zuerst einmal darauf, was zur Gründung der DSO im Jahr 1984 geführt hat.

Nachdem das Verfahren der Dialyse und die Möglichkeit der Transplantation die Behandlung von Nierenerkrankungen wesentlich verbessert hatten, mußte es darum gehen, Betroffenen den einfachen Zugang zu derartigen Behandlungsmöglichkeiten zu schaffen. So wurde zu ebendiesem Zweck 1969 in Neu-Isenburg das „Kuratorium für Heimdialyse e.V." (KfH) gegründet (später umbenannt in „Kuratorium für Dialyse und Nierentransplantation e.V."). In diesem Verein, in dem überwiegend Nephrologen Mitglieder sind, wird bis heute ein bundesweites Netz von 200 Nierenzentren betrieben.

Mit der ersten Herztransplantation unter Menschen war die Möglichkeit der Verlängerung des Lebens durch das Verpflanzen von Organen endgültig in der auch öffentlichen Diskussion angekommen. Die 60er Jahre des vergangenen Jahrhunderts waren in vielfacher Hinsicht wilde Zeiten der Auflösung von Überkommenem und der Neufassung dessen, was die Zukunft bestimmen sollte. Einerseits fanden Durchbrüche auf den Feldern der Wissenschaft und Medizin statt, andererseits wurde die Frage nach dem Wesen des Menschen vehement aufgeworfen. Da gab es plötzlich Entwicklungen und Entdeckungen, die den Eingriff in das leibliche Wesen des Menschen ermöglichten wie nie zuvor. Andererseits begegnete die Öffentlichkeit dem gleichzeitig mit der Forderung nach Selbstbestimmung oder maßloser Ratlosigkeit. Aber auch der historische Hintergrund warf – besonders in Deutschland – noch immer Schatten auf die damals aktuellen Debatten über das medizinisch Machbare. Aber nun war sie einmal da, die Möglichkeit der Transplantation von Organen von Mensch zu Mensch. Die ethische Diskussion um das Thema an sich ist bis heute nicht verebbt – und wird es hoffentlich auch niemals sein!

Es ging im KfH um die Linderung des Leidens von Menschen; auch um den Erhalt des Lebens und seiner Qualität. Nachdem man im KfH seit 1976 auch die Organisationsstrukturen für Nierentransplantationen geschaffen hatte, wurden diese schließlich zur Grundlage dafür genommen, die DSO zu gründen. Die Absicht war, die gewonnenen Erfahrungen für das gesamte Gebiet der Organspenden, nicht nur für die von Nieren, zu verwenden. Eine zentrale Organisation sollte fortan, in der Rechtsform einer Stiftung, dafür sorgen, daß möglichst viele Organe für Transplantationszwecke zur Verfügung stehen. Eine heikle Aufgabe im Spagat zwischen Gesetzen und menschlichem Leid und Schicksal!

Stiftungsgründung

Als die DSO ihre Arbeit aufnahm, waren Transplantationen von Organen schon fast zur Routine geworden. Was nun dringend immer mehr benötigt wurde, waren die Spenderorgane. Die KfH hatte es in den vorangegangenen zehn Jahren erreicht, die Zahl der Nierentransplantationen in Deutschland zu verzehnfachen. Wie man das machen kann, darüber waren im KfH, in bezug auf die Öffentlichkeitsarbeit besonders seit 1979, mittlerweile reichlich Erfahrungen gesammelt worden, die nun auf die DSO übertragen wurden. Nun war, mehr als zehn Jahre vor dem Inkrafttreten des Transplantationsgesetzes, eine Organisation geschaffen worden, die sich seither konzentriert und gezielt ausschließlich um die Beschaffung von Organen kümmert. Im Jahr 2000 übernahm die DSO die gesetzlich vorgeschriebene Rolle einer Koordinierungsstelle für Organspenden in Deutschland.

„Die Entnahme von vermittlungspflichtigen Organen einschließlich der Vorbereitung von Entnahme, Vermittlung und Übertragung ist gemeinschaftliche Aufgabe der Transplantationszentren und der anderen Krankenhäuser in regionaler Zusammenarbeit. Zur Organisation dieser Aufgabe errichten oder beauftragen die Spitzenverbände der Krankenkassen gemeinsam, die Bundesärztekammer und die Deutsche Krankenhausgesellschaft oder die Bundesverbände der Krankenhausträger gemeinsam eine geeignete Einrichtung (Koordinierungsstelle). Sie muß aufgrund einer finanziell und organisatorisch eigenständigen Trägerschaft, der Zahl und Qualifikation ihrer Mitarbeiter, ihrer betrieblichen Organisation sowie ihrer sachlichen Ausstattung die Gewähr dafür bieten, daß die Maßnahmen nach Satz 1 in Zusammenarbeit mit den Transplantationszentren und den anderen Krankenhäusern nach den Vorschriften dieses Gesetzes durchgeführt werden. Die

Transplantationszentren müssen in der Koordinierungsstelle angemessen vertreten sein."

§11, Abs 1 TPG

Mittlerweile ist die DSO in einer zentralen, in Frankfurt am Main angesiedelten Hauptverwaltung und sieben über Deutschland verteilten regionalen Vertretungen organisiert und koordiniert die Zusammenarbeit der 1.400 deutschen Krankenhäuser und 50 Transplantationszentren im Zusammenhang mit der Spende von Organen.

Das konkrete Wirken der DSO beginnt dabei mit der Meldung potentieller Organspender an die Regionalbüros der DSO, zu der die Kliniken per Gesetz verpflichtet wurden. Daß darüber nicht datenschutzrechtlich gestritten wurde, ist bemerkenswert, denn gemeldet werden einfach alle für eine Organspende geeigneten Patienten, unabhängig vom Vorliegen eines Organspenderausweises.

„Die Transplantationszentren und die anderen Krankenhäuser sind verpflichtet, untereinander und mit der Koordinierungsstelle zusammenzuarbeiten. Die Krankenhäuser sind verpflichtet, den endgültigen, nicht behebbaren Ausfall der Gesamtfunktion des Großhirns, des Kleinhirns und des Hirnstamms von Patienten, die nach ärztlicher Beurteilung als Spender vermittlungspflichtiger Organe in Betracht kommen, dem zuständigen Transplantationszentrum mitzuteilen, das die Koordinierungsstelle unterrichtet. Das zuständige Transplantationszentrum klärt in Zusammenarbeit mit der Koordinierungsstelle, ob die Voraussetzungen für eine Organentnahme vorliegen. Hierzu erhebt das zuständige Transplantationszentrum die Personalien dieser Patienten und weitere für die Durchführung der Organentnahme und -vermittlung erforderliche personenbezogene Daten. Die Krankenhäuser sind verpflichtet, dem zuständigen Transplantationszentrum diese Daten zu übermitteln; dieses übermittelt die Daten an die Koordinierungsstelle."

§11, Abs 4 TPG

Wenn eine solche Meldung bei der DSO eingegangen ist, werden die regionalen Koordinatoren aktiv. Sie nehmen in den Entnahmekliniken vor Ort das Gespräch mit den Angehörigen auf, um bei einem Nichtvorliegen eines Organspenderausweises auf die Einwilligung zur Organentnahme hinzuwirken. Daß diese Gespräche in einer äußerst angespannten Situation stattfinden und nur ein kleines Zeitfenster dafür zur Verfügung steht, erfordert von den DSO-Koordinatoren ein großes Taktgefühl und Einfühlungsvermögen. 90 % der so durch MitarbeiterInnen der DSO mit Angehörigen geführten Gespräche enden mit der Einwilligung in die Organspende. Nur der geringste Teil der Menschen (zehn Prozent), denen Organe entnommen wurden und werden, hat noch zu Zeiten der uneingeschränkten Verfügungsfähigkeit selbst einen Organspenderausweis ausgefüllt und auf diese Weise in die Explantation nach Feststellung des Hirntodes eingewilligt.

Im Zentrum der Leitung des DSO sind der Stiftungsrat und der Vorstand angesiedelt. Sie sind die Lenkungsorgane für das in Deutschland im Sinne des TPG gewollt monopolistisch organisierte Beschaffen von menschlichen Organen zum Zwecke der Transplantation.

Stiftungsrat und Vorstand

Der Stiftungsrat setzt sich zur Zeit aus elf Personen zusammen, die aufgrund ihrer jeweiligen Fachkompetenz die Geschicke der DSO verwalten. Durch den Stiftungsrat wird der DSO-Vorstand bestellt. Drei der aktuellen Mitglieder im Stiftungsrat gehören zugleich der Deutschen Transplantationsgesellschaft e.V. an und sind zugleich, im Hauptberuf, in Kliniken tätig, in denen Transplantationen durchgeführt werden. Sie verfolgen also auch persönlich ein berufliches Interesse daran, Transplantationen in möglichst großer Zahl zu ermöglichen, denn jede Transplantation rettet nicht nur u.U. das Leben eines Menschen, sondern trägt auch zur Wertschöpfung der Kliniken bei. Business as usual!

„Die Deutsche Transplantationsgesellschaft e.V. (DTG) ist eine wissenschaftliche, fachübergreifende Gesellschaft, die sich zum Ziel gesetzt hat, die Transplantationsmedizin in Deutschland in organisatorischer, klinischer und wissenschaftlicher Hinsicht zu fördern. Sie hat einen wissenschaftlichen Beirat, der sich mit der Weiterentwicklung einzelner Transplantationsverfahren, der Immunologie, Gewebetypisierung und Xenotransplantation, beschäftigt. In die Deutsche Transplantationsgesellschaft integriert ist die Versammlung der Vertreter aller deutschen Transplantationsprogramme (VVTxP). Die Deutsche Transplantationsgesellschaft stellt die Verbindung her zur Deutschen Stiftung Organtransplantation (DSO) – verantwortliche für die Organspende –, zu Eurotransplant (ET) – verantwortliche für die Organvermittlung –, zur Bundesärztekammer und zu Patientenverbänden sowie zu vielen internationalen Fachgesellschaften."
Quelle: d-t-g-online.de

Es ist nicht leicht zu denken, daß die Förderung der Organspende allein im Sinne der auf eine Transplantation wartenden Patienten, also losgelöst von wirtschaftlichen Interessen der Kliniken, ist, für die diese Personen ansonsten verantwortlich zeichnen. Nötig ist demgemäß das Vertrauen, daß der tatsächliche Lobbyismus im Stiftungsrat der DSO vor allem zum Wohle der Patienten ausgeübt wird.

Der zur Zeit zweiköpfige Vorstand verantwortet die operative Leitung der DSO. Der Mediziner Prof. Dr. med. Rolf Kirste ist als Chirurg seit 1978 eng mit der Transplantationsmedizin befaßt, also ein langjährig erfahrener Arzt auf diesem Gebiet. Seit 1998 ist er wahrscheinlich auch darum Mitglied in der „Kommission Organtransplantation" der Bundesärztekammer.

Sein Kollege im Vorstand ist der promovierte Betriebswirt Thomas Beck, dem die kaufmännische Leitung der DSO obliegt. Sein Verständnis der Aufgaben der DSO faßte er einmal in einem Statement so zusammen:

Die Krankenhäuser nehmen in der Organspende eine Schlüsselposition ein. Im ersten Schritt m sen auf einer Intensivstation menschliche Spender erkannt und der DSO als Koordinierungsstelle mitgeteilt werden. Aufgrund der Arbeitsdichte in den Krankenhäusern – insbesondere auf den Intensivstationen – bleibt die mit Aufwand verbundene Organspende immer wieder auf der Strecke. Daher gilt es zu handeln, um die Voraussetzungen f eine effektive Zusammenarbeit zwischen den betreffenden Krankenhäusern und der DSO zu verbessern und er klarere Zuständigkeiten mehr Verbindlichkeit in das System zu bringen.
Quelle: tk.de/centaurus/servlet/contentblob/198740/Datei/4777/TK-Pressemappe.pdf

Knarren im Gebälk

Wohl in kaum einer Organisation, auch nicht in der DSO, läuft immer alles ohne Reibung. So schreckte jüngst ein anonymer Brief an das Gesundheitsministerium des Bundes auf: In der DSO werde Geld verschwendet, und der Umgang mit der Mitarbeiterschaft gleiche Methoden, die denen der Scientology vergleichbar sind. *„Schon mehrfach in der Vergangenheit waren Vorwürfe wie diese geäußert worden. Darunter auch, daß die DSO, obwohl aus Mitteln der Krankenversicherten finanziert, ihre Geschäftsberichte nicht veröffentliche und nicht einmal ihren Mitarbeitern zugänglich mache."* (Quelle: sueddeutsche.de) Den Vorwurf, man würde die Geschäftszahlen nicht veröffentlichen, hat die DSO im Zusammenhang mit den Recherchen für dieses Buch allerdings entkräftet. Im später folgenden Kapitel über „Transplantationsmedizin und Ökonomie" kann, erstmals für die breite Öffentlichkeit zugänglich, ebenso nachgelesen werden, mit welchen Einnahmen und Ausgaben die DSO ihren Haushalt bestreitet, wie auch Informationen über die vertraglichen Grundlagen für die monetären Zuflüsse. Die Zusammenschau mit den Gesamtkosten des Transplantationsgeschehens legt ebenfalls nicht nahe, daß bei der DSO nicht sachgerecht und mit zu hohen Einzelaufwendungen gehaushaltet würde.

„In einem anonymen Schreiben, versendet von einer inzwischen gelöschten E-Mail-Adresse, wurden vor wenigen Tagen schwere Vorwürfe gegen den Vorstand der Deutschen Stiftung Organtransplantation erhoben, insbesondere wurden angebliche ‚Vetternwirtschaft und Selbstbedienungsmentalität' des Vorstands beklagt.

Der Stiftungsrat der Deutschen Stiftung Organtransplantation hat sich in einer Sitzung am 13. Oktober 2011 ausführlich mit den in diesem Schreiben geäußerten Vorwürfen auseinandergesetzt. Ein ursächlicher Zusammenhang zwischen diesen Vorwürfen und dem Rückgang der Organspendezahlen während der letzten 9 Monate war nicht erkennbar. Dennoch nimmt der Stiftungsrat die anonymen Klagen ernst. Obgleich regelmäßige externe Wirtschaftsprüfungen erfolgen, auch im Hinblick auf Beschaffungs-, Dienstreise- und andere Regelungen des Vorstands, hat der Stiftungsrat beschlossen, eine Überprüfung der Vorwürfe gegenüber dem Vorstand durch einen weiteren externen unabhängigen Wirtschaftsprüfer zu veranlassen.

In mehrstündigen intensiven Gesprächen mit mehreren Mitarbeitern der Hauptverwaltung der DSO ohne Anwesenheit des Vorstands hat sich der Stiftungsrat darüber hinaus detailliert über die Führungskultur in dem sensiblen Bereich der Organspende informiert. Zur Verbesserung der innerbetrieblichen Kommunikation, sowohl im Bereich der Hauptverwaltung als auch zwischen Hauptverwaltung und den Regionen der DSO, strebt der Vorstand einen extern moderierten Prozeß an, der baldmöglichst alle Beteiligten zueinander führen soll.

Der Stiftungsrat der DSO wird darüber hinaus die zuständige Stiftungsaufsicht, vertreten durch den Regierungspräsidenten des Regierungspräsidiums Darmstadt, bei deren Aufgaben bestmöglich unterstützen und das weitere Vorgehen abstimmen."
Quelle: Presseerklärung vom Stiftungsrat der DSO vom 14.10.2011

Natürlich ist es von großer Bedeutung – besonders für eine Organisation wie die DSO, die sich mit einem so heiklen Thema wie der Organspende beschäftigt und mit Mitteln der gesetzlichen Krankenkassen finanziert wird –, größtmögliche Transparenz an den Tag zu legen. Daß die anonyme Beschwerde aus den Reihen der DSO-Mitarbeiterschaft in diesem Sinne erste positive Folgen für den Umgang mit dem Geschäftsbericht hatte, ist das eine. Etwas anderes ist der Umgang mit Mitarbeitern, der im besagten Schreiben ebenfalls beklagt wird. Der Fall einer fristlos gekündigten Krankenschwester, die als DSO-Koordinatorin in Nordrhein-Westfalen gearbeitet hatte, sorgte Ende 2011 ebenfalls für Schlagzeilen. Wie die *Süddeutsche Zeitung* seinerzeit berichtete, hatte die Mitarbeiterin offengelegt, daß bei der Hirntodfeststellung vor einer letztlich durchgeführten Organentnahme nicht korrekt vorgegangen worden sei. Ein schwerer Vorwurf, der allerdings von der DSO entkräftet werden konnte. Warum aber wurde dieser offensichtlich ganz im Sinne der DSO-Ansprüche engagierten Mitarbeiterin daraufhin fristlos gekündigt? Es wäre Ausdruck von vertrauenweckender Qualität, wenn die DSO jede Kritik, besonders die aus den eigenen Reihen, mit der gebotenen Souveränität zulassen und verarbeiten würde. Das Mißtrauen der breiten Bevölkerung der Organspende gegenüber ist ohnehin schon sehr ausgeprägt.

Organentnahmen in anthroposophischen Kliniken

von Peter Krause

Jedes irdische Leben geht irgendwann durch den Tod. Simpel! Und: Das weiß doch jeder. Aber es gehört auch zu den größten Ängsten, die uns Menschen begleiten, daß die jahrzehntelang gewohnte Seins- und Lebensform irgendwann an ihr Ende kommen wird. Ist es dann vorbei? Oder geht es anders, woanders, weiter? Für das anthroposophische Welt- und Menschenbild gibt es ein Ende des Leiblichen. Was in Raum und Zeit als Leib eines Lebewesens erscheint, wird den Naturprozessen folgend einmal vergehen, wenn die Zeit dafür gekommen ist. Aber Leben in einem irdischen Leib, das ist aus anthroposophischer Sicht nur dann und dort möglich, wo sich ein seelisch-geistiger Wesenskern in einem sinnlich sicht- und erfahrbaren Leib verkörperte. Dieser Wesenskern ist es, der das Vergängliche überdauert, dem der Leib durch den Tod einmal unterworfen sein wird.

Diese Sichtweise ist nicht neu. Sie gehört zum Urbestand der Religionen und seit Menschengedenken zu dem, was gewußt wird. Unsere Kultur wurde und wird dadurch prinzipiell und allgemein ebenso beeinflußt wie individuelle Erwägungen und Entscheidungen. In dem, wie sich die Naturwissenschaft bis dato entwickelt hat, wie daraus philosophische und schließlich ethische Folgerungen vollzogen wurden, hat sich zunächst ein neuer Mainstream breitgemacht, der den alleinigen Glauben an das Meß-, Wieg- und Zählbare zur neuen Religion stilisierte. Daß damit aber nur ein kleiner Ausschnitt dessen erfaßt wird und erfaßt werden kann, was wir als Lebenswirklichkeit tagtäglich erfahren, ist ebenso klar und wird immer mehr auch als solches erkannt. Das Wissen um die „Überleiblichkeit" eines geistig-seelischen Wesenskerns ist in jedem Menschen latent vorhanden, auch wenn ihm genügend Anlässe dafür geboten werden, sich das auszureden.

Seit ein paar Jahrzehnten ist von einem kontinuierlichen Bewußtsein des Menschen, das den Tod seines Leibes überdauert, nicht mehr nur unter Anthroposophen die Rede. Im Werk Rudolf Steiners finden sich zahlreiche Hinweise, Beschreibungen, Denk- und Beobachtungsanstöße dafür, sich ein eigenes, sicheres Bild von dem zu machen, was nun auch außerhalb der anthroposophischen Kreise in wissenschaftlichen Diskursen und Publikationen präsentiert wird: Das Überdauern des Bewußtseins über den leiblichen Tod hinaus kann erfahren und erforscht werden! Der Anfang einer systematischen Erforschung und Beschreibung in den Sprachen unserer Zeit ist dafür längst gemacht, eine angemessene Gewichtung in der öffentlichen Wahrnehmung zwar noch nicht erreicht, aber genügend Informatives gegeben, um die Resultate in das eigene Erwägen aufzunehmen, um die latenten Fragen und Empfindungen für sich selbst klären zu können.

Dem fühlt sich die Anthroposophie verpflichtet. Für sie ist der Mensch kein zufälliges Produkt der Evolution, die sich und ihn nur im Irdisch-Leiblichen zur Erscheinung bringt. Der Mensch ist ein ewig lebendes Wesen, sein Bewußtsein ist mehr als sein Gehirn und all das an Lebensäußerungen, was der Schaltzentrale in unserem Kopf sonst noch zugeschrieben wird. In diesem Kontext sind Sterben und Tod die Stationen eines Prozesses, der ein geistig-seelisches Wesen aus dem Leib heraus in eine andere Seinsform führt.

Aus dem Geist der Anthroposophie heraus sind viele praktische Betätigungsfelder hervorgegangen. Die von dort ausgehenden innovativen Impulse werden in weiten Bevölkerungskreisen als solche geschätzt. Qualität entsteht für Anthroposophen da, wo mit dem Mehr an Leben gerechnet wird, das dort verankert ist, wo Zeit und Raum nur eine von vielen Rollen, aber nicht die hauptsächlichen spielen. Besonders interessant sind die Ergebnisse der Anthroposophie auch auf dem Gebiet der Medizin. Konsequent sind mit den Jahren auch eigene Kliniken entstanden, in denen es in vielem anders zugeht als anderswo. Wenn nun von einem ewig lebenden Wesenskern des Menschen ausgegangen wird, wenn kein Zweifel daran besteht, daß das menschliche Bewußtsein den Ausfall des Gehirns und schließlich das Vergehen der irdischen Leiblichkeit überdauert, wie hält man es dann mit der Transplantationsmedizin? Finden Organentnahmen statt, und wenn ja, steht das nicht im Widerspruch zu den Grundüberzeugungen der Anthroposophie und ihrer Medizin?

Medizin an der Grenze zwischen Leben und Tod

In der Filderklinik, einer anthroposophisch geführten Klinik in der Nähe von Stuttgart, finden, ebenso wie in allen anderen anthroposophisch geführten Krankenhäusern auch, Organentnahmen statt. Und diese Klinik wurde u.a. auch deswegen bekannt, weil dort, vor mehr als zwanzig Jahren, das Kind einer hirntoten Frau entbunden wurde. Der Vater des Kindes sah und sieht es so, daß seine Frau eben nicht tot war, obwohl die Vitalfunktionen des Leibes nur durch intensivmedizinische Maßnahmen aufrechterhalten werden konnten.

Paolo Bavastro, Internist, war damals noch an der Filderklinik beschäftigt und ebenso direkt involviert wie der Oberarzt der Abteilung für Anästhesie, Johannes Meyer. Sie entschieden mit, was später, als auch in Erlangen das Leben einer hirntoten Schwangeren intensivmedizinisch für einige Wochen erhalten wurde, in vielen Medien breit und leidenschaftlich diskutiert wurde: Das Leben der Mutter sollte so lange erhalten werden, bis das Kind entbunden werden konnte. Paolo Bavastro sagt bis heute: *„Hirntod ist nicht gleich Tod."* Wenige Jahre nach der spektakulären Entbindung eines gesunden Jungen aus dem Leib seiner für hirntot erklärten Mutter trat in Deutschland das Transplantationsgesetz in Kraft, nach dem ein Mensch nach dem Erlöschen aller Hirnfunktionen als verstorben gilt. Für Paolo Bavastro ist das nicht wahr, auch Johannes Meyer sieht das bis heute nicht so: Der Leib eines für hirntot erklärten Menschen kann eben sogar wichtige Funktionen aufrechterhalten, die – das zeigt das Beispiel der erhaltenen Schwangerschaft von Gabriele Siegel – sogar für das Werden eines gesunden Kindes ausreichen. Und mittlerweile sind zahlreiche Kinder auf diese einst so spektakuläre Weise zur Welt gekommen.

Wie geht Johannes Meyer, der zugleich der Transplantationsbeauftragte der Filderklinik ist, mit der Praxis der Organspenden um, die in seinem Haus durchgeführt werden, nachdem er der DSO für Organspenden geeignete Patienten gemeldet hat? Für ihn ist klar, daß ein Mensch noch nicht gestorben ist, wenn die Organentnahme stattfindet, nachdem der Hirntod diagnostiziert wurde. Darum plädiert er auch dafür, daß die Patienten vor der Explantation eine Narkose bekommen, wie vor jeder anderen großen Operation.

„Eine Untersuchung von Hans-Joachim Gramm et al. hat gezeigt, daß bei zwei von 30 als hirntot diagnostizierten Organspendern die Konzentrationen der Botenstoffe Noradrenalin, Dopamin und Adrenalin sowie Blutdruck und Herzfrequenz bei der Organentnahme sprunghaft anstiegen. Ob es sich dabei um Rückenmarksreflexaktivität handelte, wie die Autoren vermuten, oder um Schmerzreaktionen, ist unklar. Vor diesem Hintergrund wurde bereits im Jahr 2000 eine Vollnarkose für hirnstammtote Organspender gefordert, allein schon um das Unbehagen für das Operationspersonal zu reduzieren. Schmerz- und Beruhigungsmittel seien neben Arzneimitteln zur Entspannung der Muskeln notwendig, da bei hirnstammtoten Patienten häufig noch höhere Hirn- und Rückenmarksfunktionen feststellbar seien, und da dramatische Veränderungen des Blutflusses während der Operationen

auftreten könnten. In der Schweiz ist Vollnarkose für hirntote Patienten zur
Organentnahme vorgeschrieben – in Deutschland nicht."
Quelle: Sabine Müller, in: das-parlament.de

Eine Vollnarkose für Organspender? Das ist längst nicht üblich in
anderen Kliniken, in denen Organentnahmen stattfinden. Aber für
Johannes Meyer ist klar, daß bei der Explantation auch Schmerzre-
zeptoren angesprochen werden, die im Rückenmark lokalisiert sind
und die auch dann noch funktionieren, wenn das Gehirn seine Arbeit
längst eingestellt hat. Das Bewußtsein des Organspenders nimmt daran Anteil, dessen ist er sich sicher, auch wenn von diversen Medizinern
anderes behauptet wird.

„In der niederländischen Studie verglichen wir die aufgenommenen Daten
von 62 Patienten mit einer NTE (Nahtoderfahrung) mit den Daten von
282 Patienten ohne NTE. Zu unserer großen Überraschung konnten wir kei-
nen signifikanten Unterschied in den medizinischen, pharmakologischen oder
psychologischen Faktoren feststellen, der die Ursache oder den Inhalt einer
NTE hätte erklären können. Wir waren insbesondere überrascht, daß wir
keine medizinische Erklärung für das Auftreten einer NTE fanden. Wenn eine
physiologische Erklärung wie Sauerstoffmangel zuträfe, würde man erwarten,
daß alle Patienten in unserer Studie von einer NTE berichtet hätten. (…)
Nach einer NTE sind Menschen davon überzeugt, daß unser Bewußtsein
nach dem physischen Tod weiter besteht. Aber wir sollten einräumen, daß
Forschungen über Nahtoderfahrungen uns keinen unwiderlegbaren Beweis
für diese Schlußfolgerung liefern können, weil Menschen mit einer NTE nicht
ganz gestorben sind, aber sie alle waren dem Tod sehr nahe, ohne ein funktio-
nierendes Gehirn. Jedoch ist es wissenschaftlich erwiesen, daß während einer
Nahtoderfahrung ein gesteigertes Bewußtsein erfahren wird, unabhängig von
der Gehirnfunktion."
Pim van Lommel, Kardiologe (Quelle: pimvanlommel.nl)

Es handelt sich beim Hirntod um eine Schwelle, hinter der das Sterben unaufhaltsam geworden, aber eben noch nicht vollendet ist, so
Johannes Meyer. Trotzdem steht er zur Organentnahme und erkennt
die Möglichkeiten der Transplantationsmedizin an, nahezu verlorene
Leben zu retten. Was sterbende Menschen während und durch die
Explantation erleben, das, so Meyer, wird auch beinhalten, daß mit
der Organspende etwas sehr Wichtiges für einen anderen Menschen
getan werden kann.

Ärzte sollen mit aller Kraft den ihnen anvertrauten Menschen dienen und den jeweiligen individuellen Willen respektieren. Johannes Meyer ist darum erleichtert, daß die politische Diskussion der Organspende in Deutschland in die Richtung einer Regelung läuft, nach der jeder Mensch sich zu erklären habe, wie er persönlich zu einer Organspende steht. Für ihn selbst ist die Entscheidung klar, er hat darum selbst auch einen Organspenderausweis. Zu groß ist das Leid, mit dem er als Notarzt immer wieder konfrontiert wird und das mit Organspenden gelindert werden kann.

Die hilfreiche Tat wird ihre Nachwirkungen haben

Fabrizio Esposito ist leitender Oberarzt der Intensivmedizin am Berliner Gemeinschaftskrankenhaus Havelhöhe. Schon in seiner vorangegangenen Tätigkeit als Arzt an der Charité hat er sich als Internist um die Vorbereitungen für Explantationen und Transplantationen gekümmert. Seine ärztliche Kompetenz und Erfahrung bringt er heute in seine Arbeit in der anthroposophischen Klinik ein, auch als Transplantationsbeauftragter. In dieser Funktion ist er zuständig für die Meldung potentieller Organspender an die DSO. Allerdings, so sagt er in unserem Gespräch, gibt es allein wegen der Lage der Klinik nicht so viele Organspender wie in Herdecke oder in Filderstadt, denn die Autobahn führt nicht so nah an der Klinik vorbei.

Daß Organspenden und Transplantationen sinnvoll sind, steht für Fabrizio Esposito außer Frage. Sie sind eine der Optionen, die Leben retten können, und die Organspende ist für ihn ein großes Geschenk, das Menschen einander machen können. Es ist für ihn persönlich und als Arzt klar, daß es ein Bewußtsein des Menschen gibt, das seinen Leib überdauert. Das Sterben ist ein Prozeß, der im Moment des Hirntodes an eine bestimmte, unumkehrbare Etappe gelangt ist. Wenn dann Explantationen stattfinden, sollte eine Narkose durchgeführt werden, nicht nur ein, wenn auch starkes und hochdosiertes, Schmerzmittel verabreicht werden, denn er geht davon aus, daß die Organspender trotz des Hirntodes an den Schmerzerfahrungen der Organentnahme bewußten Anteil nehmen könnten. Die während Organentnahmen gemachten Erfahrungen seiner Kollegen aus der Anästhesie und Chirurgie veranlassen ihn dazu, daß so zu sehen. In den Etappen des Sterbens ist der Augenblick der Perfusion, unmittelbar vor dem Beginn der Organentnahme, wenn das Herz des Organspenders im Operationssaal zum Stillstand gebracht wird, der letzte Augenblick im irdischen Sterbeprozeß, in dem auch die letzten Vitalfunktionen erlöschen und sich die endgültige Trennung des Menschen von seinem Leib vollzieht. Glaubt Fabrizio Esposito an ein Leben nach dem Tod? Das bejaht er; ebenso, so fügt er hinzu, geht er davon aus, daß wir Menschen in wiederholten Erdenleben unsere Wege durch Zeit und Raum erwandern. Die Organspende, so sagt er, wird als hilfreiche Tat darin ihre Nachwirkungen haben.

Auch in Herdecke haben wir nachgefragt, und der ärztliche Direktor am dortigen Gemeinschaftskrankenhaus, Dr. med. Stefan Schmidt-Troschke, war ebenfalls sofort gern bereit zu einem Interview, das wir hier wiedergeben:

Das Hirntodkonzept ist ein Hilfskonstrukt

Peter Krause: Im Gemeinschaftskrankenhaus in Herdecke, deren ärztlicher Direktor Sie sind, werden, ebenso wie auch in den anderen anthroposophischen Kliniken, Organentnahmen durchgeführt. Das ist für Menschen mit anthroposophischem Hintergrund deswegen interessant, weil ja vorher über den Tod eines Menschen entschieden wurde, indem man die sogenannte Hirntoddiagnostik durchgeführt und im Ergebnis als solche anerkannt hat. Gemäß den Richtlinien der Bundesärztekammer und gemäß dem in Deutschland geltenden Recht gilt ein für hirntot erklärter Mensch als tot. Stimmen Sie dieser Auffassung zu? Ist ein hirntoter Mensch tatsächlich tot?

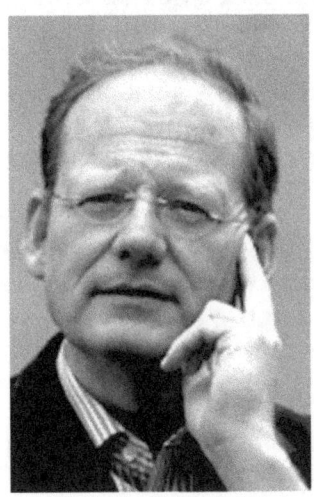

Dr. med. Stefan Schmidt-Troschke: Ich habe die Diskussion darüber schon vor fast drei Jahren in unserer leitenden Ärzteschaft angeregt. Wir sind allerdings bislang noch nicht zu einem Abschluß unseres Diskurses gekommen. Wir sind nicht nur ein Krankenhaus der Grund- und Regel-, sondern auch der Maximalversorgung. Wegen unserer Neurochirurgie werden wir von Hubschraubern angeflogen, wenn es um polytraumatisierte Patienten geht, die also z.B. ein Schädel-Hirn-Trauma erlitten haben. Dadurch ist die Wahrscheinlichkeit deutlich höher, daß wir hin und wieder einen Patienten haben, der einen Hirntod erleidet.

© Gemeinschaftskrankenhaus Herdecke

Stefan Schmidt-Troschke

Solche Kliniken, wie wir es sind, werden in Nordrhein-Westfalen besonders gelistet. Die Landesregierung fördert das sehr, um zur Erhöhung der Organspenden beizutragen, weshalb wir als Klinik kontinuierlich auch einem entsprechenden Monitoring unterzogen werden.

P.K.: Sie haben in Ihrem Haus einen Transplantationsbeauftragten, der im entscheidenden Moment eine Meldung an die DSO vornimmt, wenn ein möglicherweise geeigneter Organspender unter Ihren Patienten ist. Das entspricht den rechtlichen Rahmenbedingungen, denen Sie unterworfen sind. Aber was sagen Sie persönlich einem Menschen, der Sie danach fragt, ob mit dem Hirntod tatsächlich der Tod eingetreten ist? Aus der Anthroposophie geht hervor, daß der Tod eines Menschen nicht ein losgelöster Augenblick, sondern vielmehr ein prozessuales Ereignis ist, in dem für den Sterbenden bzw. auch für den Verstorbenen sehr wichtige Dinge stattfinden und Erfahrungen gemacht werden, die seinen Übergang in die geistige Welt begleiten. Was geschieht, wenn in diesem Prozeß eine Organentnahme stattfindet?

S. Schmidt-Troschke: Gestern erst fragte mich einer meiner Kollegen danach, was ich vom Hirntodkonzept halte ...

P.K.: Und was haben Sie ihm geantwortet?

S. Schmidt-Troschke: Wenn wir vom Hirntodkonzept auf den Gesamttod des Menschen schließen, halte ich das nicht für akzeptabel. Hirntod ist nicht gleich Tod! Als Anthroposoph sehe ich das Hirntodkonzept als Hilfskonstrukt, von dem in unserer modernen Zivilgesellschaft bestimmte Handlungsoptionen abgeleitet werden, die dadurch allgemein ethisch akzeptabel werden.

„Es bleibt allerdings zu bezweifeln, ob ein nur auf das Erlöschen der Hirnstammfunktionen reduziertes Todeskriterium dauerhaft haltbar sein wird."
Aus „Der Hirntod als der Tod des Menschen", Buchveröffentlichung der DSO, Mai 2001

„Wenn wir den Schlußfolgerungen verschiedener prospektiver Studien zur NTE folgen, ist der Tod vermutlich nur das Ende unserer physischen Existenz. So kann man der Schlußfolgerung nicht aus dem Weg gehen, daß endloses Bewußtsein unabhängig vom Körper existiert und immer existieren wird. Deshalb sollten wir in der Tat ernsthaft die Möglichkeit in Erwägung ziehen, daß der Tod, genauso wie die Geburt, nur ein Übergang von einem Bewußtseinszustand zu einem anderen sein kann, und daß der Körper während des Lebens wie eine Schnittstelle oder ein Resonanzort fungiert."
Pim van Lommel, Kardiologe (Quelle: pimvanlommel.nl)

Die organbezogenen Lebensvorgänge laufen weiter. Wir haben für hirntot erklärte Patienten, deren Organfunktionen weiterlaufen, obwohl sie dafür von außen unterstützt werden müssen. Hinzu kommt, daß das für tot erklärte Gehirn auch dann noch lebende Materie enthält. Die Begrifflichkeit Hirntod bezieht sich also allein auf die Funktion des Gehirns, nicht auf den eigentlichen Organtod.

P.K.: Sie beschreiben jetzt die medizinisch-biologische Seite. Es ist doch so, daß auch im Gemeinschaftskrankenhaus die Diagnostik des Hirntodes durchgeführt wird, was dazu führt, daß ein Patient möglicherweise zum Organspender wird.

S. Schmidt-Troschke: Das setzt voraus, daß ich, wenn eine eindeutige Willensbekundung des Patienten oder seiner Angehörigen vorliegt, mit allem offen umgehe. Dazu gehört, daß ich meine Auffassung vom Hirntod in diesem Prozeß auch thematisiere. Ich muß wahrhaftig sagen, daß es sich beim Patienten um einen zwar sterbenden, aber noch lebenden Organismus handelt. Nun kommt zum Tragen, daß der Patient möglicherweise verfügt hat, daß in einer solchen Situation eine Explantation stattfinden darf. Darüber kann ich mich nicht hinwegsetzen.

Wir brauchen eine maximale Dialogsituation

Jetzt kann man noch darüber mutmaßen, ob der betreffende Mensch gewußt hat, was auf ihn zukommt, als er sich für die Organspende entschieden hat. Das kann man problematisieren, wenn es von den Angehörigen gewünscht wird. Grundsätzlich würde ich immer in eine maximale Dialogsituation gehen und Fragen an die Angehörigen richten, aber keinesfalls manipulativ. Wenn dann nach sorgfältigem Erwägen der Wille des Patienten so zu sein scheint, daß eine Explantation erfolgen soll, dann treffen wir als Klinik zumindest die organisatorischen Voraussetzungen dafür, daß das auch geschehen kann.

P.K.: Nun gehört auch noch die andere Seite dazu. Es gibt einen möglichen Organempfänger, der für sich entschieden hat, eine Transplantation durchführen zu lassen. Auch demgegenüber könnte man fragen, warum diese Entscheidung so getroffen wurde. Mich interessiert, wie Sie aus der Sicht der anthroposophischen Medizin Transplantationen als Teil des medizinischen Angebotes sehen.

S. Schmidt-Troschke: Ich erinnere mich an eine junge Patientin – ich komme als Arzt aus der Pädiatrie –, die wir einer Transplantation zugeführt haben. Daran habe ich mitgewirkt, indem ich dazu geraten habe. Ich persönlich bin davon überzeugt, daß es heutzutage auch zur ärztlichen Ethik gehört, alle Optionen zu benennen, die es für einen Patienten gibt. Dazu gehört auch die Transplantation.

P.K.: Sie würden allerdings auch niemals etwas empfehlen, von dessen Bedeutung Sie als Arzt nicht überzeugt sind.

S. Schmidt-Troschke: Das eine sind die Optionen, und etwas anderes ist, wie ich es selbst sehen würde. Danach fragen Patienten auch.

P.K.: Und würde Stefan Schmidt-Troschke sich ein Organ transplantieren lassen?

S. Schmidt-Troschke: Ich bin nie in einer solch existentiellen Situation gewesen, darüber für mich selbst entscheiden zu müssen. Ich weiß nicht, wie ich mich in einer solchen Situation entscheiden würde, glaube aber, daß sich eine Entscheidung erst aus einer aktuellen Konstellation ergeben müßte. Das würde ich einem Patienten genauso sagen wie jetzt Ihnen. Es kann für diese Frage keine abstrakten Lösungen geben.

P.K.: Halten wir jetzt jedenfalls einmal fest, daß Sie als Arzt eine Transplantation u.U. für ein probates Mittel halten. Müßten Sie dann nicht konsequenterweise als Gemeinschaftskrankenhaus in Herdecke, als anthroposophische Ärzteschaft oder auch Sie als Person einen artikulierten Standpunkt zur Organspende und zur Transplantation nach außen vertreten? Wenn man die Transplantation als Option gutheißt, schließt das meiner Meinung nach ein, daß man die Organspende befürwortet. Es ließe sich doch durchaus denken, daß die Klinik, deren ärztlicher Direktor Sie sind, offensiv über Organspende und Transplantation informiert. Oder sehen Sie das anders?

S. Schmidt-Troschke: Sie haben vollkommen recht. Es ist auch genau mein Bestreben, einen gemeinsamen, konzertierten Standpunkt haben zu können. Der Arzt ist in der Ausübung seines Berufs allerdings auch immer nur sich selbst und seinem Gewissen gegenüber verpflichtet. In den Bereichen der Anästhesie und Intensivmedizin, in denen diese Patienten sind, die zu möglichen Organspendern werden können, haben wir hier in unserer Klinik keine Anthroposophen. Nur etwa die Hälfte aller leitenden Ärzte in unserer Klinik sind Anthroposophen.

P.K.: Gleichwohl werden Sie als anthroposophisches Krankenhaus wahrgenommen und treten werblich auch so auf. Man würde doch wünschen, daß mit dieser Marke „Anthroposophische Klinik" auch für den Bereich der Transplantationsmedizin eine gewisse Eindeutigkeit vertreten wird.

S. Schmidt-Troschke: Auch darin stimme ich Ihnen zu. Es ist aber mit das Schlimmste, was passieren kann, wenn man uns ideologische Enge vorwerfen würde. Trotzdem müssen wir eine klare Stellungnahme zur Organspende vornehmen. Diese Stellungnahme würde nach meinem Dafürhalten beinhalten, daß der Hirntod nicht mit dem Tod gleichzusetzen ist. Das muß meiner Ansicht nach wesentliche Grundlage für unsere Stellungnahme sein. Weiter sollte zugleich ausgedrückt werden, daß eine Organentnahme, dem artikulierten oder mutmaßlichen Willen des Verstorbenen entsprechend, stattfinden kann.

Speziell zu den Gesichtspunkten, die sich im Zusammenhang mit Organspenden und -transplantationen vor dem Hintergrund der Anthroposophie ergeben, wird noch in diesem Jahr im FLENSBURGER HEFTE VERLAG ein zweites Buch folgen. Wenn Sie über das Erscheinen rechtzeitig informiert werden möchten, teilen Sie uns das bitte per E-Mail mit: info@flensburgerhefte.de

---

Transplantationsmedizin und Ökonomie

Artikel von Peter Krause

Es sind vor allem zwei Fragestellungen, die mit der Transplantationsmedizin in der öffentlichen Wahrnehmung und Darstellung verbunden werden. Die eine ist die nach dem Todeszeitpunkt – also danach, ob ein Mensch, der für hirntot erklärt wurde, auch tatsächlich tot ist –, und die andere ist die, ob und wie mit Organspenden ein Business betrieben wird. Kommerzielle Organspenden sind in Deutschland per Gesetz verboten. Aber das bedeutet noch lange nicht, daß in diesem Teilbereich der Transplantationsmedizin nicht Leistungen gegen Geld erbracht, folglich auch Vergütungen geleistet werden. Was sich zunächst ausnimmt wie eine Spitzfindigkeit, wird allerdings wesentlich, wenn man etwas genauer hinsieht.

Anzahl der Organtransplantationen in Deutschland

Organe	2000*	2010*	% 2010 zu 2000
Alle Organe	3.135	4.205	134,1
Niere	1.851	2.250	121,6
Herz	370	385	104,1
Leber	589	1.114	189,1
Lunge	123	290	235,8
Pankreas	202	155	76,7
Dünndarm	—	11	100

*Quelle: Bundesamt für Statistik

Der überwiegende Teil der Menschen – das zeigen Befragungen, auch unsere eigene – folgt seinem ängstlichen Empfinden, wenn die Menschen in ihrer ablehnenden Haltung der Organspende gegenüber befürchten, daß mit den gespendeten Organen ein Handel betrieben wird. Dabei denkt man zunächst an den vom Gesetzgeber für

Deutschland ausgeschlossenen und unter Strafe gestellten Fall, daß eine Niere z.B. ausgepreist und danach von einem zahlungskräftigen Kunden erworben werden kann. Das Verbot des Organhandels ist das eine. Etwas anderes ist die Praxis der Transplantationsmedizin, in der genau wie in anderen Bereichen der Ökonomie gehandelt wird, indem Leistung und Vergütung zusammengenommen eine geschäftliche Tätigkeit begründen.

Um zu verdeutlichen, worum es geht, möchte ich wiederum ein Bild verwenden, was einem ökonomischen Laien zum Verständnis des Sachverhalts verhelfen kann. Stellen Sie sich ein Sinfonieorchester vor. Für das Konzert, das Sie erleben, werden Vergütungen geleistet. Die Künstlerinnen und Künstler werden für ihren Einsatz bezahlt, die Unterhaltung des Konzertsaals ebenso vergütet wie die Leistung aller Beteiligten, auch hinter der Bühne. Nur die Musik selbst ist kostenlos. So ähnlich verhält es sich auch mit der Organspende im Verhältnis zur Transplantationsmedizin. Nein, nicht ganz; denn diejenigen Personen und Einrichtungen, die eine Leistung zur Organspende erbringen, werden ebenfalls vergütet, nur der Organspender oder dessen Angehörige nicht. Das Geschenk eines Organs ist demnach immer eines an zwei Parteien, nämlich an den Menschen, der damit weiterleben kann, und an all diejenigen, die nur unter der Voraussetzung dieses Geschenks teilweise sehr viel Geld verdienen.

Hinzu kommt, daß es sich bei der Organspende nur um einen Teilbereich der Transplantationsmedizin handelt. Das bedeutet, daß mit dem Begriff „Organspende" nicht „Transplantation" gemeint ist, schon gar nicht „Folgebehandlungen nach einer Transplantation", die nach eigenen Regeln vergütet werden. Der Laie unterscheidet so nicht, und es wird ihm dies durch die offiziellen Informationen auch nicht nahegelegt. Tatsächlich ist die Transplantationsmedizin ein Milliardengeschäft, an dem – wie überall im medizinischen Leistungsbereich und auch in allen anderen Bereichen der Ökonomie – einige Personen, Institutionen und Firmen kräftig verdienen.

Um meinen eigenen Standpunkt in dieser Sache deutlich hervorzuheben: Es ist prinzipiell vorstellbar, daß auch mit der Transplantationsmedizin nach wirtschaftlichen Gesichtspunkten umgegangen wird. Das ist sogar sinnvoll, wenn man bedenkt, daß die anfallenden Vergütungen aus dem Solidarsystem geleistet werden. Zu kritisieren ist aber, daß mehr oder weniger gezielt der Eindruck erweckt wird, als würde aus reiner Menschenliebe, quasi gemeinnützig, gehandelt, denn das stimmt so nicht. Um die Bereitschaft zur Organspende kann, so meine ich, nur bei offener Nennung aller Fakten, auch der monetär beschreibbaren, seriös geworben werden.

Die folgenden Ausführungen sind das Ergebnis ausführlicher Recherchen. Dafür konnten u.a. Zahlen der Deutschen Stiftung Organtransplantation verwendet werden, die von dort für dieses Buch, dankenswerterweise, erstmalig zur öffentlichen Verwendung bereitgestellt wurden.

Eine Organspende kostet Geld

Eine interessante Frage ist diejenige nach den tatsächlichen Kosten einer Organtransplantation. Hier kommen zum einen die Kosten in Betracht, die den Kliniken entstehen. Um eine Vergütung vornehmen zu können, werden auch für Transplantationen sogenannte „Diagnosebezogene Fallgruppen (Diagnosis Related Groups, kurz DRGs)" gebildet. Die auf einen jeweiligen Patienten bezogenen Fallgruppen werden vom Leistungsträger an den Kostenträger übermittelt, der darauf basierend die Vergütung vornimmt. In Deutschland wurde das 2003 eingeführte DRG-System in ein Fallpauschalensystem umgestaltet, mit dem, wie der Name schon sagt, Leistungen per Fall vergütet werden und nicht gemäß einer Ermittlung des tatsächlich geleisteten Aufwands. Trotzdem, so der AOK-Bundesverband in einer Stellungnahme an uns, bilden diese so ausweisbaren Zahlen auch die Höhe der tatsächlichen Aufwendungen ab, da die Ermittlung der Fallpauschalen die geleisteten Aufwendungen (mittleres Ist-Kosten-Niveau) berücksichtigt. Das DRG-System berücksichtigt die Eigenheiten der Transplantationsmedizin auch insofern, als es zusätzlich zur einfachen Fallpauschale auch noch eine weitere, ergänzende gibt, die die besonderen Evaluierungsaufwendungen vor einer Transplantation berücksichtigt. Ebenso werden alle Komplikationen besonders bewertet und folglich auch vergütet. Im übrigen stellt die AOK in der an uns gerichteten Stellungnahme für die Transplantationszentren fest: *„Die Gewinnsituation der Kliniken weist nicht darauf hin, daß insbesondere die Erbringung der Transplantationsleistungen ein wirtschaftliches Risiko darstellt."*

Gesetzliche Krankenkassen (in Mrd. Euro)

Einnahmen und Ausgaben	2010
Einnahmen insgesamt	175,6
Ausgaben insgesamt	175,99
darunter Leistungen insgesamt	164,96
darunter Netto-Verwaltungskosten	9,51
Überschuß der Einnahmen	-0,39

Quelle: Gesundheitsberichterstattung des Bundes

Die jährlichen Einnahmen und Ausgaben der DSO

Am 24. Januar 2011 haben die Deutsche Stiftung Organtransplantation (DSO), die Deutsche Krankenhausgesellschaft, die Bundesärztekammer und der Spitzenverband der gesetzlichen Krankenkassen in ihren Verhandlungen um die für 2011 vorgesehenen Vergütungen der Leistungen der DSO im Zusammenhang mit der Gewinnung von Organspenden (die Transplantationen selbst sind ein eigener, separat vergüteter Leistungsbereich) folgende Ergebnisse erzielt (der von allen Verhandlungsparteien unterzeichnete Vertrag liegt uns in Kopie vor): Es wurden 4.270 Transplantationen angenommen (Ist-2011: 3.917 Organe gespendet, 4.054 Menschen erhielten aus dem Eurotransplant-Bereich ein Organ. Quelle: Aerztezeitung.de vom 12.01.2012).

Die DSO erhielt, die Vereinbarung vom 24.01. zugrunde gelegt, im Jahr 2011 für die Bereitstellung jedes postmortal gespendeten Organs zur Transplantation eine Organisationspauschale von je 7.700 Euro. Da man die geplante Zahl der Organspenden nicht erreicht hat, besteht ein Anspruch auf eine Erstattung von 25 % der dadurch fehlenden Erlöse (auch das wurde vereinbart), was einer Summe von 641.025 Euro entspricht. Es ergibt sich bis hierhin also ein Gesamterlös der DSO für das Jahr 2011 von 30.801.925 Euro (Ist 2010: 33.483.900 Euro).

Weiterhin wurden in besagter Vereinbarung die an die Entnahmekliniken (Spenderkrankenhäuser) zu leistenden Aufwandserstattungen festgelegt. Als Summe aus den zugrunde gelegten Planzahlen ergab sich ein Betrag von 4.860.157 Euro. Dieser Betrag wird zusätzlich zur Organisationspauschale gezahlt (Ist 2010: 4.676.400 Euro). Um einigermaßen treffsicher kalkulieren zu können, wurde in die Aufwandserstattung an Krankenhäuser eine Pauschale von 250.000 Euro eingerechnet, die allein der Vergütung der durch die Kalkulation entstehenden Kosten gewidmet ist.

Als Zahlbetrag je transplantiertem Organ wurden gemäß der getroffenen Einzelvereinbarungen für die Erlösrechnung der DSO 8.765 Euro (ohne eigenständigen Flugtransport) bzw. 15.496 Euro (mit eigenständigem Flugtransport; man rechnete für das Planjahr 2011 mit insgesamt 970 für Organtransporte notwendigen Flügen) ausgewiesen (Ist 2010: 5.815.500 Euro Erlöse aus Flugtransportpauschale). Gemäß der in besagter Vereinbarung zugrunde gelegten Zahlen und Annahmen ergeben sich demnach Kosten von durchschnittlich etwa 10.000 Euro je gewonnenem Organ, also noch vor und unabhängig von den Kosten der darauffolgenden Transplantation.

Von den im Jahr 2010 der DSO insgesamt zur Verfügung stehenden 46.245.900 Euro wurden 20.186.300 Euro für Personalkosten (inkl. Fremdpersonal) verwendet.

Die gesetzlichen Krankenkassen und die Kosten einer Transplantation

Das Geld, das verwendet wird, um die Kosten des medizinischen Leistungsbereichs zu decken, wird von uns allen aufgebracht, indem wir Beiträge zur gesetzlichen oder privaten Krankenversicherung leisten. Die Einnahmen der Krankenkassen werden dazu verwendet, um all jene Leistungen und Medikamente zu vergüten, die für den Erhalt oder die Wiederherstellung der Gesundheit nötig sind. Zu solchen Leistungen gehören auch die Transplantationen und alle ihr vorangehenden und folgenden Behandlungen, wozu auch die Medikamente gehören.

Wie wir bereits sahen, werden die Kosten der Transplantationen nach Fallpauschalen, den sogenannten DRGs, abgerechnet. Das führt dazu, daß direkte Geldströme vom Kostenträger (der Krankenkasse) zum Erbringer der Leistung (dem Transplantationszentrum) stattfinden. Eine Leistung, die erbracht wurde, wird vergütet. Durch eine Transplantation wird aber auch über den Erhalt oder die Verbesserung der Qualität des Lebens hinaus etwas für den Patienten erreicht, was auch Folgen hat, die in Geldwerten bemessen werden könnten: Ein Mensch, dem eine Niere transplantiert wurde, braucht keine Dialyse mehr, oder ein vorher Schwerkranker ist nach der Transplantation möglicherweise wieder arbeitsfähig. Im großen und ganzen beurteilt man eine Transplantation darum auch so, daß mit ihrer Hilfe Einspareffekte eintreten können, die sich allerdings nur schwer beziffern lassen. Die AOK hat uns auf Anfrage auf drei Studien hingewiesen, die – allerdings nicht in Deutschland durchgeführt – den ökonomischen Wert von z.B. Nierentransplantationen belegen: *„In diesen Studien schneidet die Nierentransplantation im Vergleich zur Dialyse im Bezug auf die Relation zwischen den Therapiekosten und dem Nutzen für die Patienten besser ab."*

So gravierend jeder Einzelfall eines Menschen auch ist, der auf die Transplantation eines oder mehrerer Organe wartet, so ist die Gesamtzahl der betroffenen Menschen dennoch kleiner, als man angesichts der Aufmerksamkeit, die für das Thema gefordert wird und die es auch verdient, vermuten würde. Etwa 12.000 Menschen warten in Deutschland auf ein Spenderorgan.

Organbedarf aktiv** gemeldeter deutscher Patienten der Warteliste bei Eurotransplant 2010 – jeweils zum Stichtag 31.12.

	Gesamte Aktive	Altanmel-dungen	Neu-anmel-dungen	Organbedarf entfallen wegen Tod des Patienten auf der Warteliste
Herz	981	265	716	192
Leber	2.161	315	1.846	459
Lunge	642	226	416	102
Pankreas	304	117	187	25
Niere	7.869	4.732	3.137	362
Gesamt-bedarf	**11.957**	**5.655**	**6.302**	**1.140**

**Über den Organbedarf aktiv gemeldeter Patienten hinaus gibt es weiteren Bedarf. Die entsprechenden Patienten sind jedoch vorübergehend nicht transplantierbar, weil sie z.B. eine Infektion haben und daher „inaktiv" gemeldet sind.

Quelle: Eurotransplant, März 2011

Wenn man die Gesamtaufwendungen der Krankenkassen für die Gewinnung (zunächst Zahlung an die DSO und danach folgende Weiterreichung an die Leistungserbringer durch die DSO), die Transplantation und die Kosten für alle folgenden Behandlungen (inklusive der Immunsuppression) ermitteln will, wird man allenfalls zu ungefähren Zahlen gelangen. Allein die Aufwendungen für Folgebehandlungen sind zu differenziert und gehen in den allgemeinen Kostenstrom ein, der für den medizinischen Leistungsbereich anzusetzen ist.

Ungefähre Kosten je Organentnahme und Transplantation

Organe	Kosten der Entnahme je Organ (circa)**	Kosten je Transplantation je Organ***	Entnahme plus Transplantation je Organ	Entnahme plus Transplantation je Organ in Summe für 2010
Alle Organe				398,3 Mio.
Niere	10.000	50.000	60.000	135 Mio.
Herz	10.000	150.000	160.000	61,6 Mio.
Leber	10.000	120.000	130.000	144,8 Mio.
Lunge	10.000	150.000	160.000	46,4 Mio.
Pankreas	10.000	50.000	60.000	9,3 Mio.
Dünndarm	10.000	100.000	110.000	1,2 Mio.

**Schätzung aufgrund eigener Recherchen

***Durchschnittlich unterster Wert in Euro. Ermittelt aus Angaben der AOK (Basis 2008 und 2009), des Bundesamtes für Gesundheit in der Schweiz und weiterer eigener Recherchen. Ohne Fälle gemäß DRG A18 (Transplantationen mit besonders langer Beatmung).

Ich schätze, daß man den gesamten Kostenblock „Transplantationsmedizin inklusive der Folgebehandlungen" für Deutschland auf unterstem Niveau mit mindestens 1 Mrd. Euro pro Jahr ansetzen kann, die von den gesetzlichen Krankenkassen, also irgendwie durch jeden von uns, erbracht werden. Das bedeutet, daß für jeden Menschen, dem ein Organ transplantiert wurde, durchschnittlich mindestens 25.000 Euro pro Jahr aufgewendet werden, wenn man alle Kosten linear auf eine durchschnittliche Funktionszeit der transplantierten Organe von zehn Jahren umlegen würde. Dabei handelt es sich, wie gesagt, um eine

Schätzung der Kosten auf unterstem Niveau, bei der die Kosten einer evtl. Retransplantation und deren Folgen unberücksichtigt geblieben sind. Zum Vergleich: Alle Aufwendungen, die von den gesetzlichen Krankenkassen für Schwangerschaft und Geburt jährlich vergütet werden, belaufen sich in Summe ebenfalls auf rund 1 Mrd. Euro pro Jahr. Es stehen sich demnach etwa eine Million Geburten und etwa 4.000 Organtransplantationen bei gleichen Kosten gegenüber.

Gewebespenden – ein eigener Bereich

Neben den Organspenden gibt es auch Gewebespenden, für die seit 2007 eine eigene Gesetzgebung gilt. Anders als bei Organspenden ist eine kommerzielle Handhabung – also ein Handel, der auch mit der Absicht betrieben wird, Gewinne zu erzielen – in Deutschland erlaubt. Die *Ärzte-Zeitung* brachte es am 16.01.2009 auf den Punkt: *„Aus dem Nebeneinander an Vorschriften ergeben sich besonders bei der Aufklärungspflicht unzumutbare Härten. Denn ein potentieller Doppelspender muß sich u.a. damit auseinandersetzen, daß seine altruistische Organspende zwar unentgeltlich und nach den strengen Kriterien des Transplantationsgesetzes weitergegeben wird, sein ebenfalls gespendetes Gewebe u.U. aber kommerziell weiterverarbeitet wird. Will er das? Und wenn ja, was darf mit seinem Gewebe geschehen? Darf es nur für therapeutische Zwecke genutzt werden oder auch für Forschung und Entwicklung?"* Auch hier kann konstatiert werden, daß das Nebeneinander zweier unterschiedlicher Gesetzgebungen dazu geeignet ist, für Laien Verwirrung zu stiften. Ebenfalls löst die auch für kommerzielles Handeln offene Gesetzgebung Entwicklungen aus, die für den Umgang mit menschlichen Organen Folgen haben könnten, denn jedes Gesetz kann irgendwann auch geändert werden. So ließe sich vorstellen, daß in Zukunft auch der Organhandel in Deutschland erlaubt würde. Die einen läßt diese Vorstellung erschauern, andere würden sich freuen!

Monster Mensch

Artikel von Wolfgang Weirauch

Stellen Sie sich vor, Sie brauchen und wünschen eine neue Lunge, fliegen in ein fernes Land, Ihnen wird diese Lunge implantiert – und dann erfahren Sie, daß extra für Sie ein jüngerer Mann umgebracht worden ist. Wie fühlen Sie sich dann?

Oder stellen Sie sich vor, daß Sie Arzt sind, einen lebenden Menschen für eine Organexplantation aus einem Gefängnis oder einem Gefangenenlager auswählen, seine Organe entnehmen, ihn notdürftig wieder zuflicken und, so er denn noch lebt, in die Wüste schicken, wo er elendig verschmachtet.

Makaber?

Natürlich! Aber Realität!

Wollen Sie so etwas nicht lesen? Absolut verständlich! Aber es muß geschildert werden, denn es ist unsere Welt, es sind Menschen, die unter uns leben, die so etwas durchführen. Deshalb können wir die Augen nicht vor diesem schrecklichen Kapitel verschließen.

Dieser Artikel handelt von den schwärzesten Praktiken, zu denen Menschen momentan fähig sind. Er handelt von den dunklen Praktiken der Organ- und Gewebeentnahme und hat nichts mit den Praktiken in der EU, speziell in Deutschland, zu tun. Das möchte ich ausdrücklich betonen.

Tod in der Wüste

Am 18.11.2011 schockte ein CNN-Bericht diejenigen, die diesen Beitrag von Frederik Pleitgen sahen. Auch n-tv und Weltonline (http://www.welt.de/politik/ausland/article13723382/Das-blutige-Geschaeft-mit-Organen-in-der-Sinai-Wueste.html) berichteten darüber. Worum geht es?

Viele Tausende Menschen versuchen jährlich, aus Afrika nach Norden zu gelangen. Zahlreiche unter ihnen – vor allem aus dem Sudan, aber auch aus Äthiopien und Eritrea – lassen sich von Schleusern über die Grenze nach Israel bringen. Für viele ist der weitgehend rechtlose Raum von Sinai, kurz vor der israelischen Grenze, Endstation. Dort gibt es skrupellose Beduinenbanden – selbstverständlich nur eine Minderheit der dort lebenden Beduinen –, die die Flüchtlinge überfallen und vorgeben, diese nur gegen ein Lösegeld von ca. 2000 $ wieder freizulassen. Natürlich kann diese Summe niemand aufbringen, denn diese Ärmsten der Armen haben bereits sämtliche eigenen Ersparnisse und die ihrer Familie an die Schleuser vergeben. Alternativ, so der entscheidende Vorschlag, um den es bei diesem Überfall eigentlich geht, wäre es möglich, statt des Lösegeldes auch einige Organe von sich abzugeben.

Und dann kommen sie – mobile Ärzte aus Kairo, die mit den Beduinen gemeinsame Sache machen. Diese Ärzte betäuben die Menschen, schneiden sie auf, entnehmen ihnen die gewünschten Organe und Gewebe, nähen sie wieder zu und entlassen sie – so sie noch leben – in die Wüste, wo sie in der heißen Sonne im Sand verrecken. So äußert sich Dr. Fakhri Saleh, der frühere Chef der Rechtsmedizin in Kairo, in diesem CNN-Bericht.

Diese grauenhaften Vorgänge erfolgen meist in Al-Mahdia, 5 km vor der israelischen Grenze, dem gefährlichsten Ort Ägyptens. Ein Beduinenführer berichtet in dem CNN-Film, daß die Beduinenbanden die Flüchtlinge überfallen, die Frauen vergewaltigen, und daß Tausende durch Stromstöße, Infarkte oder Organraub sterben bzw. ermordet werden.

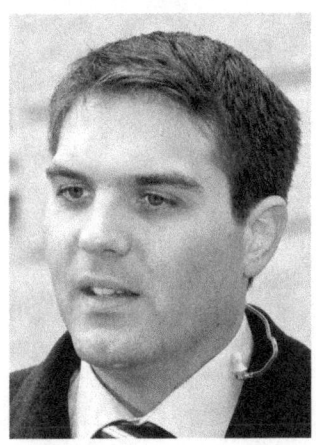

Christian Jansky

Frederik Pleitgen

Frederik Pleitgen hat die Orte besucht, er hat Dr. Saleh Bilder von den Leichen gezeigt, und er hat anhand der Bilder und der Operationswunden bestätigt, daß die Menschen kurz vor dem Tod operiert worden sein müssen. – Die Justiz in Ägypten weiß um diese Vorgänge, aber da das Land momentan im Umbruch ist, wird hier nicht strafrechtlich durchgegriffen. Außerdem ist es ein äußerst lukratives Geschäft, denn z.B. arabische Transplantationspatienten zahlen zwischen 100.000 und 500.000 $ für eine OP, und der Gewinn, den man beispielsweise mit einer implantierten Niere machen kann, liegt bei etwa 50.000 bis 70.000 $, so Alfred Rosenberg, stellvertretender Leiter bei Dikla, einem Tochterunternehmen der größten israelischen Krankenversicherung.

Organspende oder Hungertod

Jeden Tag verhungern weltweit 100.000 Menschen. Sie verhungern unmittelbar oder sterben an den Krankheiten, die aus dem Hunger resultieren. Ungefähr eine Milliarde Menschen hungert derzeit, und ca. eine weitere Milliarde leidet an Mangelernährung. Aus dieser unerträglichen Notsituation entspringt ein Geschäft mit den Ärmsten der Armen, das uns Wohlstandsbürger auf den ersten Blick sprachlos machen kann. So ist es vielerorts üblich, z.B. eine Niere an einen wohlhabenden Menschen aus Europa, den USA oder den arabischen Staaten zu verkaufen. Freiwillig! Dieses Geschäft läuft mitunter nach dem Motto ab: Besser mit einer Niere einigermaßen leben, als mit zwei Nieren das ganze Leben zu hungern.

In Indonesien bieten diese armen Menschen ihre Organe oftmals sogar über das Internet an. Aber sie bekommen für ihre Verhältnisse sehr viel Geld, können damit z.B. Schulden bezahlen, sich das Schulgeld für ihre Kinder leisten oder einen kleinen Betrieb eröffnen.

Auf den ersten Blick fällt einem dazu nichts ein, aber es wird deutlich, wie pervers und ungerecht unsere Welt ist.

Organmafia

Aber nicht jede Organ- oder Gewebespende erfolgt auf diese freiwillige Weise – auch wenn dieser Begriff unpassend ist. Längst gibt es eine sogenannte Organmafia, Broker, die weltweit Verbindungen zwischen den Menschen herstellen, die Organe brauchen, und denjenigen, die mehr oder weniger unfreiwillig Organe oder Gewebe liefern. So werden z.B. in Europa Arme aus Moldawien unter falschen Versprechungen nach Israel oder in die Türkei gelockt, damit ihnen dort Organe entnommen werden, so Dr. med. Günter Kirste, Medizinischer Vorstand der Deutschen Stiftung Organtransplantation (DSO), in einem Interview am 25.1.2009. (http://nachrichten.t-online.de/organ-handel-in-europa-patienten-kommen-mit-komplikationen-zurueck-/id_15868408/index)

Da das medizinische Niveau in vielen Ländern sehr niedrig ist, ergeben sich nicht nur für die Spender, sondern auch für die Empfänger, die aus einem außereuropäischen Land mit einer neuen Niere zurückkommen, erhebliche Komplikationen, denn viele Organspender haben Hepatitis oder gar den HI-Virus.

Der Organhandel ist laut Transplantationsgesetz verboten und wird auch bestraft. Auch der Kauf von Organen ist verboten, wird aber nicht strafrechtlich verfolgt. Die WHO hat am 29.04.2008 Richtlinien gegen den Organhandel erlassen, und man strebt eine weltweite Ächtung an. Aber das ist noch ein mühsamer Weg.

Immerhin gibt es in Indien seit 1994 ein strenges Transplantationsgesetz, der Organhandel ist verboten, und es gilt die Hirntod-Definition. Spender sind nunmehr meist Verwandte oder nahe Freunde. Vorher war Indien der größte Lieferant von kommerziellen Nieren, allerdings von Lebendspendern. Man verkaufte die Nieren an reiche Ausländer, um etwa die Ausbildung der Kinder bezahlen zu können. Da ca. 80 % der Inder Hindus sind, gilt bei ihnen, daß der Vater die Tochter geordnet unter die Haube zu bringen habe, und für die notwendige Mitgift ist bzw. war oft nur das Geld aus einer Organspende der einzige Ausweg.

Aber es gibt immer noch genügend Länder, aus denen auf illegalen und brutalen Wegen Organe vermittelt werden, z.B. Mosambik, Haiti, Kolumbien oder Bangladesch. Die illegalen Organverkäufe nehmen sogar zu, und hier tragen die Ärmsten der Armen ihre Haut buchstäblich zu Markte, und oft erhalten sie nicht einmal die kleine Summe, die man ihnen versprochen hat, eine medizinische Beratung oder Nachsorge kommt ohnehin selten vor.

Fälle von Kindesentführungen und Morde sind auch Praxis. Aus Mosambik kam 2004 von den Schwestern des Klausurklosters *Mater Dei* in Nampula ein Hilfeschrei an ihr eigenes Generalsekretariat in Rom, daß man immer wieder verstümmelte Leichen von Kindern in der Nähe des Klosters finde. Es würden Hunderte Kinder und Jugendliche entführt, und es gebe keinerlei Reaktion der staatlichen Behörden. Auch die Human Rights-Organisation in Nampula kommt zu demselben Ergebnis, daß Kinder in großer Zahl entführt und getötet werden und daß man ihnen die Organe entnimmt. Inwieweit die Organe zum Organhandel oder für Hexenkulte verwendet werden, ist unbekannt. – Daß es bei allen diesen Vorgängen meist keine exakten Beweise gibt, erschwert sichere Aussagen erheblich.

Dunkle Geschäfte im Kosovo

Frontal 21 (ZDF) deckte im Mai 2011 den Fall eines Mannes aus Nordrhein-Westfalen auf, der für 81.892,01 € eine Niere von einer 50jährigen Osteuropäerin gekauft hatte, von einem Israeli vermittelt, im Kosovo bei Priština in der Medicus-Klinik transplantiert. Ein deutscher Urologe soll sogar Teilhaber dieser Klinik sein. 2008 soll es 19 weitere illegale Organentnahmen in dieser Klinik gegeben haben, gedeckt durch fal-

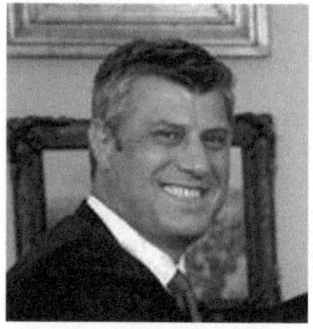

Eric Draper, White House

Hashim Thaçi

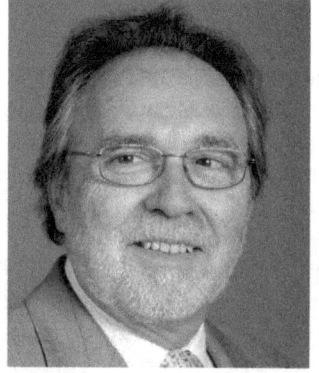

unbekannt

Dick Marty

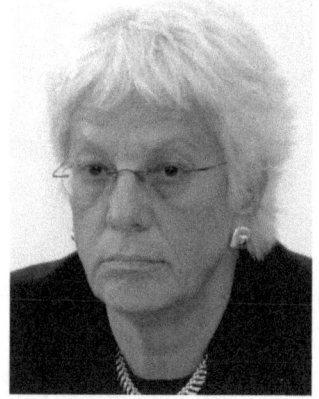

Evstafiev

Carla del Ponte

sche Lizenzen aus dem kosovarischen Gesundheitsministerium.

Und hier kommt auch Hashim Thaçi, der Ministerpräsident Kosovos, ins Spiel, dem man vorwirft, Ende der 90er Jahre in den Organhandel und in Auftragsmorde verwickelt gewesen zu sein. Der Europarats-Abgeordnete Dick Marty aus dem Tessin erhob Vorwürfe, daß die UCK nach dem Kosovo-Krieg 1998 und 1999 Serben und Kosovo-Albanern in geheimen Gefängnissen Organe entnommen und anschließend auf dem Schwarzmarkt verkauft hätten. Thaçis Partei PDK hat diese Vorwürfe allerdings zurückgewiesen. Auch die frühere Chefanklägerin des Internationalen Strafgerichtshofs, Carla del Ponte, hatte schon 2008 auf diese Vorwürfe hingewiesen, aber man hatte ihr daraufhin einen Maulkorb verhängt.

Tutogen

Tutogen ist eine Pharmafirma aus dem oberfränkischen Neunkirchen und eine Tochterfirma der US-Firma Tutogen Medical Inc. Gegenüber Tutogen besteht der schwere Vorwurf des Handels mit ukrainischen Leichenteilen und der Störung der Totenruhe. Der Vorwurf besagt, daß man im großen Stil Leichen von Ukrainern ausgenommen und die Explantate als Ersatzteile in die USA verkauft habe. Tutogen weist alle Vorwürfe zurück mit dem Hinweis, man sei lediglich auf die Aufbereitung und den Vertrieb von Gewebetransplantaten spezialisiert.

Hintergrund ist, daß der US-Zahnarzt Michael Mastromarino wegen

Drogenbesitzes 2001 seine Lizenz verlor und mit dem Handel von Leichenteilen ein neues und für ihn sehr lukratives Geschäftsfeld eröffnete. Er kaufte bei Bestattern Leichen, vor allem Alte und an Krebs Verstorbene, fälschte Blutproben und täuschte Einwilligungserklärungen der Angehörigen zur Verwendung der Leichen vor. Seine von ihm gegründete Firma verkaufte die Leichenteile an fünf Firmen, u.a. an Tutogen Medical Inc. Diese Leichenteile, z.B. Knochen, wurden dann zu medizinischen Produkten weiterverarbeitet. Michael Mastromarino wurde 2008 verhaftet, aber Tutogen behauptet, nichts von seinen Praktiken gewußt zu haben.

Michael Mastromarino hat allein in fünf Jahren 1077 Leichen ausgeschlachtet. Laut *Spiegel* betreibt Tutogen weiterhin Handel mit Leichenteilen. Allein im Geschäftsjahr 2000/01 sollen 1152 Leichen aus der Ukraine verwendet worden sein, und auch aktuell soll die Zahl nicht geringer sein.

Die Angehörigen von verstorbenen Ukrainern werden nicht über die Praktiken aufgeklärt, oft sogar unter Druck gesetzt, die Leichen freizugeben. Bekannt wurde der Fall der Mutter eines Jugendlichen, der Selbstmord begangen hatte. Die Mutter wurde zu einer Unterschrift für eine Autopsie genötigt, nicht wissend, daß von ihrem Sohn in Folge Sehnen, Muskeln und Knochen entnommen und in Deutschland weiterverarbeitet wurden.

In der Ukraine gibt es 21 Entnahmestellen. Hintergrund ist natürlich das Geschäft, denn eine Leiche bringt etwa 250.000 $. Diese Praktiken sind zwar auch in der Ukraine illegal, und die Polizei ermittelte bereits in Hunderten Fällen. Tutogen arbeitet trotzdem mit diesen Entnahmestellen zusammen, beruft sich aber auf das Arzneimittelgesetz.

Seit 2007 können Deutsche bestraft werden, wenn sie mit Leichenteilen Handel treiben, also gegen das Organ- und Gewebehandelsverbot verstoßen, selbst wenn diese Tat mit ihrer Hilfe im Ausland durchgeführt wird. Laut *Spiegel* verstößt Tutogen trotzdem gegen dieses Gesetz; der Beweis ist aber schwer zu erbringen, und die Staatsanwaltschaft hat am 31.08.2009 auf ein Verfahren gegen Tutogen verzichtet.

China

In China ist alles anders. Zwar gibt es unter den Chinesen eine kulturelle Abneigung gegen Organspenden, auch gibt es nur sehr wenige Lebendspenden und Organ- und Gewebespenden von Hirntoten, ferner wird nicht öffentlich für Organspenden geworben.

Aber: Man hat genügend Organe.

In China gibt es auch keine Wartezeiten. Während die Wartezeiten für eine Niere in den meisten Ländern oft in Jahren gezählt
werden müssen, werben die Webseiten der chinesischen Krankenhäuser, Transplantationszentren und des Internationalen Chinesischen
Transplantation-Betreuungszentrums ganz offiziell damit, daß man
genügend Organe habe und daß es nur eine oder zwei Wochen dauere,
bis man für jedwedes Organ und Gewebe einen passenden Spender
gefunden hätte. Auf diesen Webseiten wird auch um die ausländischen
Freunde geworben und in Aussicht gestellt, daß auch die weichen
inneren Organe – wie Gehirn, Lunge und Herz – sofort gefunden
werden könnten.

Die Transplantation von Organen und Geweben ist in China also
ein boomendes Geschäft.

1999 gab es in China 22 Zentren für Lebertransplantationen, 2006
bereits 500. Für Nierentransplantationen stieg die Zahl der Zentren
von 2001 bis 2005 von 106 auf 368 Zentren.

1980 entzog die Partei dem Gesundheitssektor finanzielle Mittel. Da
die staatlichen Zuwendungen oft nicht einmal für die Personalkosten
reichten, waren die Krankenhäuser notgedrungen gezwungen, sich
neue Wege zur Kostendeckung zu suchen. Auch das Militär fungiert
seit den 8oer Jahren als teilprivates Unternehmen und darf Geldquel-
len erschließen, um eigene Finanzierungslücken zu schließen. Aus dieser Situation entstand eine Symbiose aus Militär und Krankenhäusern.
Viele Transplantationszentren und Krankenhäuser sind militärische
Einrichtungen. Die Haupteinnahmequelle für das Militär wurden die
Einnahmen aus den Gewinnen der Transplantationzentren.

Woher stammen die zahlreichen bisher transplantierten Organe,
vor allem aber die, die man in Zukunft für die Transplantationen
eingeplant hat?

Eine Quelle sind die zum Tode verurteilten Strafgefangenen. Jedes Jahr führt China mindestens 1600 Hinrichtungen durch, und es
wird mittlerweile ganz offen damit geworben, daß die Organe dieser
Hingerichteten für die Transplantationen verwendet werden. 2006
gab der stellvertretende Gesundheitsminister Huang Jiefu auf einem
chinesischen Gesundheitskongreß zu, daß die meisten Organe von
exekutierten Gefangenen stammen.

Aber – es gibt viel mehr Organ- und Gewebetransplantationen, als
von diesen Hingerichteten stammen können.

Falun Gong

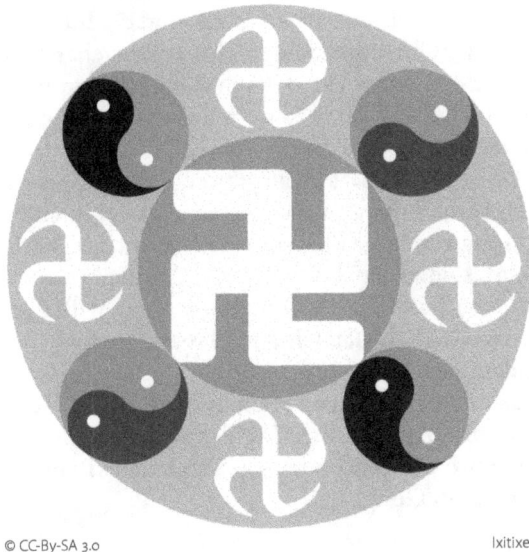

Ixitixel

Falun-Gong-Logo

Und hier gibt es einen weiteren entsetzlichen Vorwurf: daß die größte Zahl aller weiteren Organe und Gewebe von den Falun Gong-Praktizierenden, die für den jeweiligen Bedarf gefangengehalten werden, entnommen werden.

Dieser Vorwurf wurde von der NGO „Koalition zur Untersuchung der Verfolgung von Falun Gong in China", in Washington D.C. registriert, erhoben, und man bat die beiden Kanadier David Matas, Anwalt für Einwanderungs- und Flüchtlingsrecht und für internationale Menschenrechte in Winnipeg, und David Kilgour, ehemaliger Parlamentsabgeordneter und ehemaliger kanadischer Staatssekretär für den Asien- und Pazifikraum, um eine Untersuchung dieser Vorwürfe.

Dieser Untersuchungsbericht liegt in einer revidierten und erweiterten Fassung seit November 2007 vor, und aus ihm fasse ich die nachstehenden Kernpunkte zusammen. (http://www.epochtimes. de/44571_blutige-ernte-untersuchungsbericht-zu-den-anschuldigungen-der-organentnahmen-an-falun-gong-praktizierenden-in-china. html)

Tatsache ist, daß die Falun Gong-Praktizierenden seit 1999 mit staatlich organisiertem Haß verfolgt, in großer Anzahl inhaftiert, gefoltert und mutmaßlich auch getötet werden. Tatsache ist ferner, daß die zu Tode verurteilten Strafgefangenen als Quelle für alle durchgeführten Transplantationen bei weitem nicht ausreichen, und Tatsache ist weiterhin, daß die Zahl der Transplantationen mit dem Beginn der Verhaftungswelle der Falun Gong-Praktizierenden sprunghaft angestiegen ist. Das ist zwar noch kein Beweis, aber ein starkes Indiz. Endgültig beweisen läßt sich ohnehin nichts, denn die Transplantationen werden geheimgehalten, finden oftmals nachts statt, und die Identität der Spender und auch die der Chirurgen wird nicht preisgegeben. Die menschlichen Überreste der Leichen, so der Vorwurf, würden nach der Explantation verbrannt, so daß keine Spuren nachweisbar sind.

Falun Gong gilt als Sekte, ist aber keine Sekte, denn es besteht keine Mitgliedschaft, keine Organisation, es gibt keine Angestellten und Büros. Es gibt auch keine Bestrafungen, wenn man Falun Gong wieder verläßt. Falun Gong vereinigt Elemente des Konfuzianismus, Buddhismus und Taoismus, man ernährt sich gesund und übt sich in Meditationspraktiken. 1999 hatte Falun Gong bereits 70 Millionen Anhänger, 10 Millionen mehr als die KP Chinas. Das war aus Sicht der KP vermutlich eine eindeutige Kampfansage, und vermutlich liegt hier eine der Quellen für den unverständlichen Haß, mit dem Falun Gong staatlicherseits verfolgt wird. Am zehnten Tag des sechsten Monats im Jahr 1999 wurde das Büro 610 gegründet – eine offizielle Behörde zur Unterdrückung von Falun Gong.

Die schreckliche Gewißheit

In ihrem ausführlichen Untersuchungsbericht berichten Matas und Kilgour, daß die Falun Gong-Praktizierenden in der Haft systematischen Bluttests unterzogen werden, angeblich zur Gesundheitsvorsorge. Gesundheitsvorsorge bei gleichzeitiger Folter ist allerdings sehr unglaubwürdig. Und mit anderen Inhaftierten werden keine Bluttests vorgenommen. Tausende Falun Gong-Praktizierende – so der Untersuchungsbericht – verschwinden, Angehörige erhalten keinen Bescheid, und es gilt als sehr wahrscheinlich, daß diejenigen Falun Gong-Praktizierenden, die verschwinden und deren Angehörige keinen Bescheid über ihren Tod erhalten, diejenigen sind, denen in großer Zahl die zusätzlich benötigten Organe und Gewebe entnommen werden.

Wie gesagt – der endgültige und ganz sichere Beweis fehlt, aber es kann nicht anders sein, als daß man sich eine große Gruppe lebender Menschen hält, denen man je nach Bedarf Gewebe und Organe entnimmt und sie dadurch umbringt. Ansonsten ist es nicht zu erklären, daß es so kurze Wartezeiten für jedwedes Organ gibt, zumal man auch noch zusätzlich offiziell Zweitorgane anbietet. Außerdem wäre die große Zahl der Transplantationszentren sonst völlig unsinnig. Und man muß sich ferner die Frage stellen, woher die Organe stammen werden, die man in diesen zahlreichen Transplantationszentren in Zukunft zu transplantieren gedenkt.

Man sollte wissen, daß eine explantierte Leber nur zwölf Stunden, eine explantierte Niere nur 24 bis 48 Stunden „überleben" kann. Kombiniert mit der kurzen Wartezeit und der hohen Anzahl der Transplantationen bedeutet dies, daß man eine große Zahl lebender Menschen wie Tiere halten muß, die man nach Bedarf umbringt.

In dem Untersuchungsbericht wird nachdrücklich darauf hingewiesen, daß ausländische Organempfänger diese Zusammenhänge wissen sollten: daß nämlich fast alle Organe von Gefangenen kommen, die keine freiwillige Einverständniserklärung abgegeben haben. Es wird darauf hingewiesen, daß es seit dem 01.07.2006 in China zwar ein gesetzliches Verbot des Organverkaufs gibt, daß sich in der Praxis aber überhaupt nicht daran gehalten werde. Es ist auch für Ausländer nicht illegal, nach China zu reisen und sich Organe implantieren zu lassen. Deshalb schlägt der belgische Abgeordnete Patrik Vankrunkelsven ein exterritoriales Strafgesetz vor, welches Transplantationstouristen bestraft, wenn die Spender Gefangene oder vermißte Personen sind.

Zehn schlagende Herzen

Es gibt ziemlich sichere Indizien, daß der Vorwurf der Tötung und Organexplantation von Falun Gong-Praktizierenden stimmt. Mandarin sprechende Ermittler haben mit etlichen Ärzten aus den Krankenhäusern und Transplantationszentren telefoniert und haben sich als potentielle Empfänger ausgegeben. Einige dieser Telefonate sind in dem Untersuchungsbericht abgedruckt und zeichnen ein erschreckendes Bild davon, daß die Beteiligten im vollen Bewußtsein der Tötungspraktiken sind, daß sie sich bewußt sind, daß Menschen in Gefängnissen gehalten werden, und daß diese Menschen bei Bedarf als Lieferanten für die gewünschten Gewebe und Organe dienen. Hier sei nur ein Gespräch eines Mitarbeiters an dem Untersuchungsbericht mit dem Arzt Lu zitiert:

„M: Welche Organe haben Sie vorher verwendet? Kamen sie von Strafanstalten und Gefängnissen?

Lu: Von Gefängnissen.

M: Und sie stammten von gesunden Falun Gong-Praktizierenden?

Lu: Richtig. Wir wählen die Guten aus, um die Qualität unserer Operation zu gewährleisten.

M: Das bedeutet, Sie wählen die Organe selbst aus.

Lu: Richtig.

... ...

M: Wie alt sind die Organspender normalerweise?
Lu: Normalerweise zwischen 30 und 40.
M: Dann gehen Sie in die Gefängnisse, um sie selbst auszuwählen?
Lu: Richtig. Wir müssen sie auswählen.
M: Was ist, wenn sich die Ausgewählten kein Blut abnehmen lassen wollen?
Lu: Sie werden uns das sicher machen lassen.
M: Wie?
Lu: Sie werden sicher einen Weg finden. Worüber machen Sie sich Gedanken? Über diese Art von Dingen sollten Sie sich keine Gedanken machen. Sie haben ihre Methoden.
M: Weiß die Person, daß ihr die Organe entnommen werden?
Lu: Nein, sie weiß es nicht."

Ein Direktor eines städtischen Krankenhauses gab z.B. ganz offen zu, daß er momentan über „zehn schlagende Herzen" verfüge, die zur Explantation bereitstünden. Eine Frau eines Chirurgen gab zu, daß ihr Mann in zwei Jahren von 2000 anästhetisierten Falun Gong-Praktizierenden die Augenhornhäute entfernt habe und daß keiner dieser Menschen überlebt habe, weil in der Folge andere Chirurgen weitere Organe explantiert hätten.

Schlußfolgerung der Kommission

Und so kommt die Untersuchungskommission zur abschließenden Schlußfolgerung:

„Aufgrund unserer weiteren Nachforschungen wurden wir in unserer ursprünglichen Annahme bestärkt, daß die Anschuldigungen wahr sind. Wir glauben, daß es Organentnahmen an Falun Gong-Praktizierenden ohne deren Einwilligung in großem Umfang gab und noch heute gibt.

Wir sind zu dem Schluß gekommen, daß die chinesische Regierung und ihre Behörden in zahlreichen Teilen des Landes, insbesondere in den Krankenhäusern, aber auch in Haftanstalten und „Volksgerichtshöfen", seit dem Jahr 1999 eine große, aber unbekannte Anzahl von Glaubensgefangenen von Falun Gong zu Tode kommen ließen. Lebenswichtige Organe, einschließlich Nieren, Leber, Augenhornhaut und Herz, wurden ihnen ohne Einwilligung entnommen und zu hohen Preisen verkauft, manchmal an Ausländer, die in ihren eigenen Ländern normalerweise mit einer langen Wartezeit für eine freiwillige Spende solcher Organe rechnen müssen.

Wie viele der Opfer zunächst wegen irgendwelcher Anschuldigungen, ernst zu nehmenden oder sonstigen, von offiziellen Gerichten verurteilt wurden, können wir nicht abschätzen, denn solche Informationen scheinen weder für Menschen chinesischer Nationalität noch für Ausländer erhältlich zu sein. Wir haben den Eindruck, daß viele Menschen, die einer friedlichen, freiwilligen Organisation angehören, die vor acht Jahren von **PRÄSIDENT JIANG ZEMIN** *verboten wurde, weil er annahm, sie könnte die Vorherrschaft der Kommunistischen Partei Chinas bedrohen, in der Tat wegen ihrer Organe von medizinischem Personal hingerichtet wurden.*

Wir ziehen unsere Schlußfolgerung nicht aus einem einzigen Beweisstück, sondern aus dem Zusammenfügen aller Beweise, die wir berücksichtigt haben. Jeder Teil der Beweise, die wir betrachtet haben, ist in sich nachprüfbar und in den meisten Fällen unanfechtbar. Zusammengenommen zeichnen sie ein verurteilendes Gesamtbild. Es ist dieses Gesamtbild, das uns überzeugt hat."

Persönliche Schlußbemerkung

Diese auch für mich in den Einzelheiten schockierenden und neuen Erkenntnisse haben mich tief erschüttert und mein Menschenbild erheblich ins Wanken gebracht. Ich weiß, daß es sich bei allen in diesen geschilderten Zusammenhängen Beteiligten nur um eine Minderheit aller momentan lebenden sieben Milliarden Menschen handelt, aber klein ist diese Minderheit nicht.

Angesichts dieser menschenverachtenden Praktiken schäme ich mich dafür, der Gattung Mensch anzugehören.

Wie stehen Sie zur Organspende?

Umfrage des FLENSBURGER HEFTE VERLAGS von Peter Krause

Immer wieder taucht das Thema Organspende in den Medien auf. Dabei wird um Positionen hart gerungen und gekämpft. Auf der einen Seite wird immer wieder betont, daß der Hirntod der Tod des Menschen sei, auf der anderen Seite wird genau diese Auffassung heftig kritisiert. Organspende soll in Deutschland gesetzlich neu geregelt werden. Die derzeitige erweiterte Zustimmungslösung, nach der eine Organentnahme unter anderem nur dann stattfinden darf, wenn der Mensch selbst oder seine Angehörigen dem zugestimmt haben, könnte bald durch eine Widerspruchslösung ersetzt werden, nach der jeder Mensch als Organspender gilt, wenn er dem nicht widersprochen hat. Der überwiegende Teil der Bevölkerung lehnt dies ab, wenn wir vom Ergebnis unserer (nicht repräsentativen) Umfrage ausgehen.

Wir haben nachgefragt. An unserer Umfrage, die wir online, per E-Mail und im direkten Dialog durchgeführt haben, beteiligten sich im Monat Januar 2011 insgesamt 1.092 Menschen aus unterschiedlichen Alters- und Bevölkerungsgruppen.

Die Ergebnisse der Umfrage

Frage 1: Manche Menschen sind dazu bereit, am Ende ihres Lebens und nach der Feststellung des Hirntods Organe zu spenden, die an andere Menschen übertragen werden. Haben Sie schon mal daran gedacht, sich einen Organspenderausweis zu besorgen, oder kommt das für Sie nicht in Frage?

	Antworten	Prozent
Ich habe bereits einen Organspenderausweis	252	23 %
Ich habe daran gedacht	210	19 %
Kommt nicht in Frage	504	46 %
Unentschieden	126	12 %

Frage 2: Es ist auch möglich, Organe zu spenden und danach weiterzuleben. Man nennt das Lebendspende. Würden Sie, wenn ein Ihnen sehr nahestehender Mensch davon profitieren würde, eine Lebendspende von Organen machen?

	Antworten	Prozent
Ja	609	56 %
Nein	105	10 %
Vielleicht	252	23 %
Ich bin unentschieden	126	11 %

Frage 3: Würden Sie eine Lebendspende auch dann machen, wenn es nicht um einen Ihnen sehr nahestehenden Menschen ginge?

	Antworten	Prozent
Ja	21	2 %
Nein	483	44 %
Vielleicht	315	29 %
Ich bin unentschieden	273	25 %

Frage 4: Muß man befürchten, daß mit gespendeten Organen ein unzulässiger Handel betrieben wird, oder muß man das nicht befürchten?

	Antworten	Prozent
Muß man befürchten	735	67 %
Braucht man nicht zu befürchten	147	14 %
Weiß ich nicht	210	19 %

Frage 5: Es gibt verschiedene Möglichkeiten, die Organspende gesetzlich zu regeln. In Deutschland muß ein Mensch der Organspende zugestimmt haben (oder seine nächsten Angehörigen), in Österreich gilt jeder Mensch als Organspender, es sei denn, er hat dem ausdrücklich widersprochen. Welche Regelung finden Sie besser, die deutsche oder die österreichische?

	Antworten	Prozent
Die deutsche Regelung ist besser	630	58%
Die österreichische Regelung ist besser	399	36%
Weiß ich nicht	63	6%

Daß offensichtlich fast zwei Drittel der Menschen für den Beibehalt der derzeitigen erweiterten Zustimmungslösung, also gegen die Widerspruchslösung sind, sollte den Politikern, die in diesem Jahr über die entsprechende Gesetzesänderung zu entscheiden haben, zu denken geben.

Frage 6: Stellen Sie sich vor, die Not eines Menschen kann durch eine Organspende gelindert werden, wenn Sie OrganspenderIn würden, indem Sie einen Organspenderausweis ausfüllen. Stellen Sie sich vor, Sie könnten, obwohl das derzeit nicht möglich ist, die mögliche Übertragung Ihrer Organe auf gewisse Personengruppen beschränken. Welche würden Sie wählen (Sie können mehrere auswählen)?

	Antworten
LebenspartnerIn	441
Eigene Kinder	504
Nahe Verwandte	273
Freunde	336
Alle Menschen, die eine Transplantation brauchen	294
Unentschieden	63
Ich will keine Organe spenden	357

An den zu dieser Frage gegebenen Antworten ist interessant, daß die Zahl derjenigen, die eine Organspende ablehnen (*„Ich will keine Organe spenden"*) mit 33 % niedriger ist als bei der ersten Frage (Organspenderausweis: *„Kommt nicht in Frage"*) mit 46 %. Für Menschen, die man kennt, ist man offensichtlich eher zu einer Organspende bereit.

Frage 7: Nach der Meinung der meisten Mediziner ist der Mensch dann tot, wenn sein Gehirn nicht mehr funktioniert (die deutsche Gesetzgebung entspricht dieser Auffassung). Dann schlägt das Herz aber noch (auch wenn dies nur durch intensivmedizinische Maßnahmen ermöglicht wird). Dieser Zustand ist für die Entnahme von Organen wichtig, denn nach dem Erlöschen auch der letzten Vitalfunktionen ist eine Organentnahme zum Zwecke der Transplantation nicht mehr möglich. Wie finden Sie das?

	Antworten	Prozent
Ich schließe mich der Meinung an: Wenn das Gehirn nicht mehr funktioniert, ist der Mensch tot.	294	27 %
Ich widerspreche dieser Meinung: Wenn die Vitalfunktionen noch nicht ganz erloschen sind, ist der Mensch noch nicht tot.	567	52 %
Mir ist es egal.	21	2 %
Ich bin unentschieden.	210	19 %

Die Mehrheit der Befragten ist der Ansicht, daß der Hirntod nicht mit dem Tod des Menschen gleichzusetzen sei. Nur weniger als ein Drittel der Befragten sieht das anders. Der Vergleich mit einer Allensbach-Umfrage vom Jahr 2004, der später noch folgt, zeigt eindeutig: Je mehr Befragte sich informiert haben, desto größer ist der Anteil der Menschen, für deren Ansicht mit dem sogenannten Hirntod der Tod des Menschen nicht eingetreten ist.

Frage 8: Viele aufwendige medizinische Behandlungen erfolgen in Krankenhäusern, auch die Organentnahmen und -übertragungen. Haben Sie Vertrauen in die Menschen, die im medizinischen Leistungsbereich (in Deutschland) als Ärzte, Pflegende usw. tätig sind?

	Antworten	Prozent
Ich habe Vertrauen	378	35 %
Ich habe eher wenig Vertrauen	483	44 %
Ich habe kein Vertrauen	147	13 %
Ich weiß es nicht	84	8 %
Das ist mir egal	—	—

Frage 9: Wie informiert fühlen Sie sich zum Thema Organspende?

	Antworten	Prozent
Sehr gut	210	19 %
Eher gut	504	46 %
Eher schlecht	336	31 %
Gar nicht	42	4 %

Die Bemühungen um eine Information der Bevölkerung über die Organspende erweisen sich als erfolgreich, denn die überwiegende Mehrheit der Befragten gab an, eher gut bis sehr gut zum Thema informiert zu sein.

Einige unserer Fragen im Vergleich

Die Antworten von drei Fragen der Umfrage haben wir mit denen einer vorangegangenen Umfrage aus dem Jahr 2004 (Allensbach, 1.583 Befragte) mit jeweils genau gleichlautender Frage verglichen. Dadurch wird deutlich, wie sich die Meinung der Bevölkerung im Laufe der Zeit entwickelt hat.

Frage: Manche Menschen sind dazu bereit, am Ende ihres Lebens und nach der Feststellung des Hirntodes Organe zu spenden, die an andere Menschen übertragen werden. Haben Sie schon mal daran gedacht, sich einen Organspenderausweis zu besorgen, oder kommt das für Sie nicht in Frage?

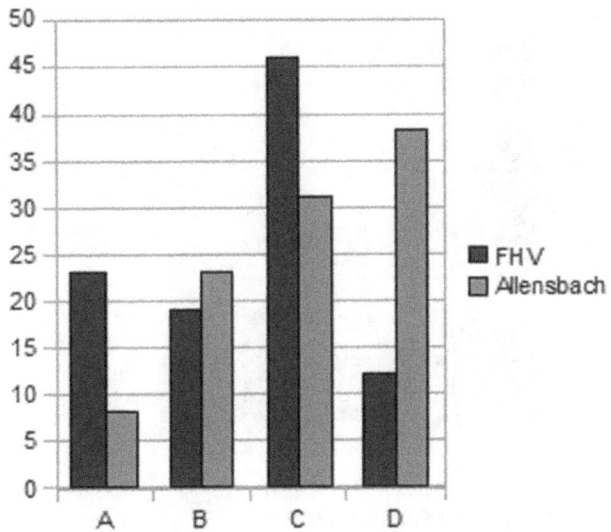

Mögliche Antworten:
A: Ich habe bereits einen Organspenderausweis
B: Ich habe daran gedacht
C: Kommt nicht in Frage
D: Unentschieden

Seit dem Jahr 2004, in dem die Allensbach-Umfrage durchgeführt wurde, hat sich die Zahl derer, die einen Organspenderausweis ausgefüllt haben, nahezu verdreifacht (von 8 auf 23 %). Aber auch die Zahl derer, die das für sich ablehnen, ist von 31 auf 46 Prozent angestiegen.

Frage: Muß man befürchten, daß mit gespendeten Organen ein unzulässiger Handel betrieben wird, oder muß man das nicht befürchten?

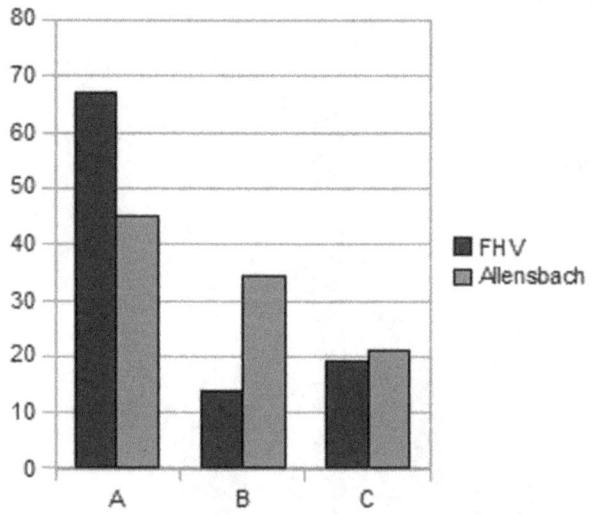

Mögliche Antworten:
A: Muß man befürchten
B: Braucht man nicht zu befürchten
C: Weiß ich nicht

Die Zahl derer, die befürchten, daß mit gespendeten Organen ein unzulässiger Handel betrieben wird, hat seit 2004 um mehr als 20 % zugenommen (2004: 45 %; 2011: 67 %). Entsprechende Berichte in den Medien werden dazu beigetragen haben. Andererseits kann angesichts der offensichtlichen Entwicklung im Meinungsbild der Bevölkerung gefordert werden, daß in allen wirtschaftlichen Zusammenhängen der Transplantationsmedizin größtmögliche Transparenz hergestellt werden muß.

☞

Frage: Es gibt verschiedene Möglichkeiten, die Organspende gesetzlich zu regeln. In Deutschland muß ein Mensch der Organ-

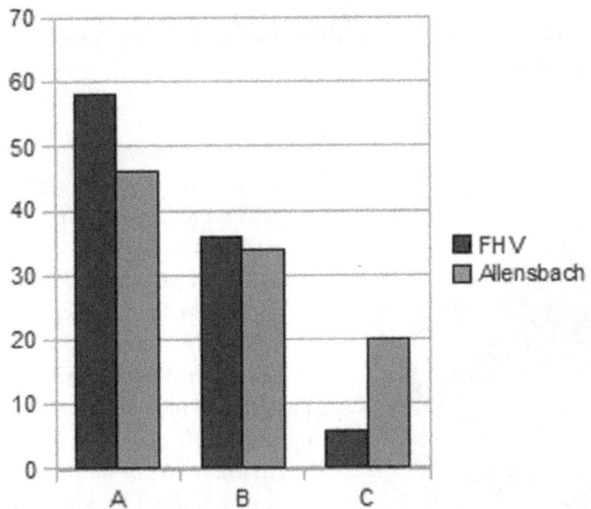

spende zugestimmt haben (oder seine nächsten Angehörigen), in Österreich gilt jeder Mensch als Organspender, es sei denn, er hat dem ausdrücklich widersprochen. Welche Regelung finden Sie besser, die deutsche oder die österreichische?

Mögliche Antworten:
A: Die deutsche Regelung ist besser
B: Die österreichische Regelung ist besser
C: Weiß ich nicht

Die Entwicklung der Antworten zu dieser Frage spricht eindeutig dafür, an der derzeitigen erweiterten Zustimmungslösung festzuhalten, nach der eine Organspende nur nach Zustimmung durch den Spender oder seine Angehörigen stattfinden darf. Eine große Mehrheit der Bevölkerung sieht das so.

Vom Umgang mit Nierenerkrankungen

Interview mit Prof. Dr. med. Ulrich Kunzendorf

von Peter Krause

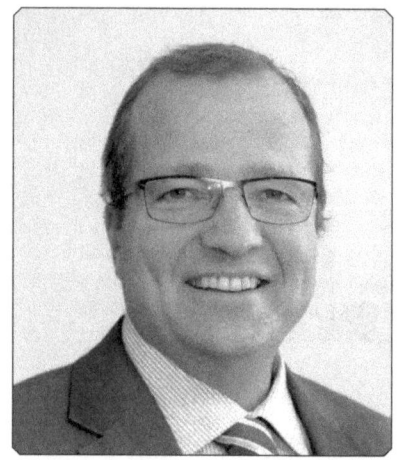

Prof. Dr. med. Ulrich Kunzendorf studierte Humanmedizin an der Freien Universität in Berlin und erhielt am dortigen Universitätsklinikum Steglitz seine Ausbildung als Internist und Nephrologe. Als DFG-Stipendiat und wissenschaftlicher Mitarbeiter arbeitete er von 1989 bis 1993 am Institut für Immunologie der Freien Universität Berlin. 1996 übernahm er die Stelle des leitenden Oberarztes und Universitätsprofessors (C3) für Innere Medizin an der Friedrich-Alexander-Universität in Erlangen. Seit dem Jahre 2002 ist er Direktor der Klinik für Innere Medizin IV an der Christian-Albrechts-Universität zu Kiel. Im Jahre 2004 wurde er zum Prodekan der Medizinischen Fakultät der Kieler Universität ernannt. Er ist Mitglied im Kidney Advisory Board bei Eurotransplant. Weiterhin leitet er eine Forschungsarbeitsgruppe, die sich mit Transplantation und Immunologie befaßt.

Besonders in den vergangenen Jahrzehnten hat sich die Medizin so entwickelt, daß auch für Menschen mit gestörter Nierenfunktion viele Möglichkeiten entstanden sind, mit der Erkrankung zu leben und zu der annähernd gleichen Lebensqualität zurückzufinden, wie sie vor der Erkrankung bestanden hat. Als herausragende Innovationen, die das ermöglichen, dürfen die Dialyse und die Möglichkeit der Transplantation gelten. Aber auch Prävention und Vorsorge sind wichtige Themen, die Prof. Dr. Ulrich Kunzendorf im folgenden Interview ebenso behandelt wie die Fragen, die sich im Umkreis der Organspende stellen.

Peter Krause: Nierenerkrankungen sind für den davon betroffenen Menschen ein schlimmes, einschneidendes Ereignis. Ich habe von einem Betroffenen in einem Interview erfahren, wie sich das Leben verändert, wenn man derart erkrankt ist, daß eine Dialyse unumgänglich wird und eine Transplantation dringend erwünscht ist. Die Gesamtproblematik, die sich mit schweren Erkrankungen der Nieren verbindet, ist im Bewußtsein der Bevölkerung allerdings nicht sehr stark verankert.

Entwicklung der Nierenerkrankungen in Deutschland

Wie ist die Lage in Deutschland: Nehmen Nierenerkrankungen zu, oder sind sie der Anzahl nach möglicherweise nicht zunehmend auf einem seit Jahren gleichen Niveau?

Prof. Dr. Ulrich Kunzendorf: Nierenerkrankungen nehmen zu. Das hat im wesentlichen zwei Gründe: Zum einen werden wir immer älter, und damit manifestieren sich Belastungen, die die Nieren betreffen. Zweitens: Die Risikofaktoren, die das Herz schädigen, wie Hochdruck, Fettstoffwechselstörungen, Übergewicht und Diabetes mellitus, werden häufiger. Aber auch das Rauchen muß hier genannt werden – all diese Faktoren treffen auch auf die Nieren und schädigen sie analog wie das Herz. Das Problem besteht darin, daß wir beim Herzen Schmerzen bekommen – jeder kennt die sogenannte Angina pectoris und geht frühzeitig zum Arzt. Die Nieren leiden in der Regel still. Selbst wenn wir die Hälfte der Nierenfunktion eingebüßt haben, merken wir gar nichts. Weil die Nieren eben nicht wehtun, wenn sie erkranken, kümmern sich die meisten Patienten und Ärzte nicht ausreichend darum, die Nierenfunktion zu erhalten.

Symptome und Diagnostik

P. K.: Und wie wird ein Patient darauf aufmerksam, daß mit seinen Nieren etwas nicht in Ordnung ist? Wann ist es soweit, daß die Symptome den Besuch beim Arzt erforderlich machen?

U. Kunzendorf: Wir erleben häufig, daß Patienten erst dann zu uns kommen, wenn die Nierenfunktion nur noch bei 15 % liegt. Erst dann beginnt die Wasserausscheidung weniger zu werden, und die Menge an Giftstoffen ist im Körper so stark angestiegen, daß Symptome auftreten. Oft sind die ersten Symptome einfach Abgeschlagenheit und Müdigkeit. Aber natürlich: Wenn Sie jemanden fragen, ob er sich müde und abgeschlagen fühlt, wird Ihnen das ein Großteil der Bevöl-

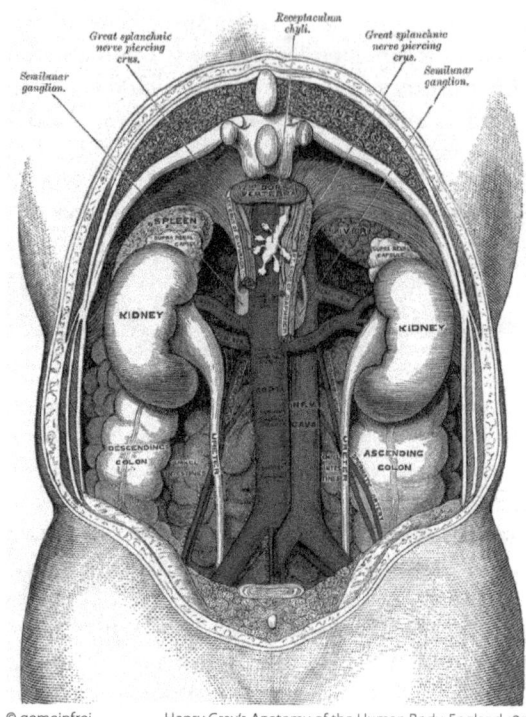

Lage der Nieren, gesehen von hinten.

kerung bejahen. Das bedeutet, daß die Symptome gar nicht leicht als solche zu bemerken sind. Und zwar bis zu dem Augenblick, in dem die Nieren schon weitgehend versagt haben. Darum ist die Prävention so wichtig. Ebenso ein Programm, das dabei hilft, Patienten frühzeitig zu identifizieren, damit man noch rechtzeitig etwas tun kann.

P.K.: Das würde bedeuten, daß man mindestens ab einem gewissen Alter regelmäßige Vorsorgeuntersuchungen durchführen lassen sollte.

U. Kunzendorf: Ich würde das dringend empfehlen! Vorsorgeuntersuchungen in diesem Gebiet sind ganz preiswert. Wir haben bereits jetzt gewisse Vorsorgeprogramme, die Leitlinien sind sachgerecht dargestellt. Zu diesen Vorsorgeuntersuchungen sollte auch gehören, daß man mit 40 Jahren ein Sediment machen läßt, was bedeutet, daß der Urin mit dem Mikroskop angeschaut wird. Die Messung des Kreatininwertes durch eine Blutabnahme sollte dazukommen. Hierdurch wird die Entgiftungsfunktion der Nieren gemessen. Durch so einfache wie preiswerte Untersuchungen wäre es möglich, schon einen Großteil der Patienten zu identifizieren und sie vor der späteren Dialysebehandlung zu bewahren.

P.K.: Wenn ein Mensch zu einem Patienten wird und man ihm sagen muß, daß seine Nierenfunktion unter 20 % liegt, ist das für den Betroffenen ein Faustschlag. Das ganze Leben verändert sich radikal.

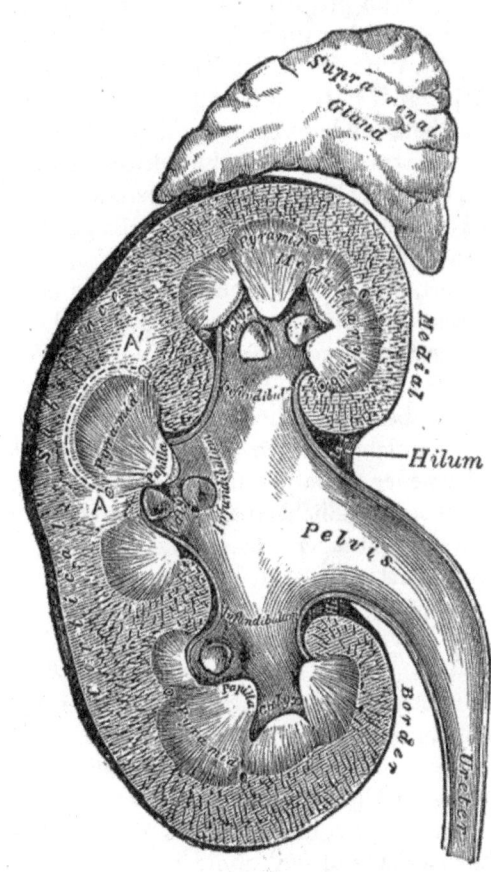

© gemeinfrei   Henry Gray's Anatomy of the Human Body, England 1858

Querschnitt der Niere (mit Nebenniere)

Wie gehen Sie als Arzt mit diesen Situationen um, die für ihre Patienten ein Einbruch sind?

U. Kunzendorf: Das hat die beiden Aspekte: den des Medizinischen und den des Psychologischen. Zum Medizinischen: Wenn eine Niere nur noch eine Funktion von unter 50 % aufweist, ist es leider so, daß durch Überfiltration, man kann auch sagen durch Überlastung, die restlichen 50 % der Funktionsfähigkeit auch langsam schwinden. Es handelt sich hierbei um einen Prozeß, den man schwer aufhalten, aber deutlich verlangsamen kann.

Wenn man also, um Ihrem Beispiel zu folgen, jemanden hat, dessen Nieren nur noch eine Leistungsfähigkeit von 20 % haben, dann muß man unbedingt sagen, daß ein solcher Mensch in die Hand eines Spezialisten gehört. Der Verlust der Nierenfunktion kann lange hinausgezögert werden, wobei der Patient selbst durchaus auch viele Dinge tun kann. Er wird dahingehend beraten, daß er beispielsweise auf keinen Fall rauchen darf. Rauchen schädigt die Nieren ganz signifikant. Es ist bekannt, daß Rauchen das Herz und die Lunge schädigt, aber es schädigt ebenso die Nieren. Er darf keine amerikanischen Steaks von

300 g essen, das heißt ein Gramm pro Kilogramm Körpergewicht Eiweiß wäre eine sinnvolle Diät. Weiterhin muß der Patient Gewicht abnehmen, wenn er zu dick ist. Wir wissen, daß Patienten mit einem BMI von über 40 ihre Nieren einer starken Belastung aussetzen, und zwar ohne daß noch weitere belastende Faktoren hinzukommen. Im südlichen Teil der Vereinigten Staaten, wo es wohl weltweit die dicksten Menschen gibt, finden sich viele Menschen, die allein wegen der Übergewichtigkeit zu Dialysepatienten geworden sind. Es gibt eine Vernarbung der Nieren durch Überlastung.

Der Arzt ist darin gefordert, daß der Blutdruck auf 135/85 gut eingestellt werden muß, und wenn im Urin Eiweiß gefunden wird oder wenn eine spezifische Nierenerkrankung vorliegt, muß der Blutdruck noch weiter – auf 120/80 – gesenkt werden.

P. K.: Solche Ratschläge erlauben einen Rückblick. Der Patient kann sich klarmachen, wie und mit welchen Folgen er bisher gelebt hat. Er kann seine Lebensweise der neuen Situation anpassen und dadurch selbst etwas dazu tun, um aus seiner mißlichen Lage herauszukommen. Andererseits erfährt der Patient sozusagen von jetzt auf gleich, daß er in einer lebensbedrohlichen Situation ist.

Der eine Weg: Die Dialyse

U. Kunzendorf: Ich würde nicht „lebensbedrohlich" formulieren, sondern von einer Situation sprechen, in der er sehr klar aufgeklärt werden muß. Er kann nämlich mit den von mir eben genannten Maßnahmen den Dialysebeginn hinauszögern. Und dann kann man den Patienten in dieser so gewonnenen Zeit darauf vorbereiten, was passiert, wenn die Nieren nicht mehr lebenserhaltend funktionieren. Dann gibt es die beiden Möglichkeiten, nämlich zum einen die Dialyse und zum anderen die Transplantation.

Wenn ein Lebendspender zur Verfügung stünde, könnte man einem Patienten die Dialyse ersparen, denn er könnte transplantiert werden, noch bevor die Dialyse notwendig ist. Ich muß aber auch sagen, daß – obwohl die Dialyse als Verfahren sicherlich nicht optimal ist – sehr viele Patienten diese Therapie hervorragend in den Alltag eingebunden haben. Wir haben Regierungschefs, die Dialysepatienten waren, wir haben Manager. Die Dialyse ist vor allem zeitlich belastend. Ich sage den älteren Patienten gern, daß sie sich das so vorstellen können, als würden sie nun weiterhin einen 20-Stunden-Job haben. Das ist ärgerlich, denn man hat sich auf den Ruhestand gefreut, aber in Wirklichkeit ist es keine Katastrophe.

P.K.: Aber auch die Dialyse geht nicht ewig. Kann denn ein Mensch, der mit Anfang 60 zum Dialysepatienten wird, damit bis zum Ende seines Lebens, sagen wir mal weitere 25 Jahre leben?

U. Kunzendorf: Es ist so, daß das Risiko der Herz-Kreislauf-Mortalität unter Dialysepatienten deutlich höher ist als unter der Normalbevölkerung. Ebenso treten Knochen-, Tumor- und Hautprobleme auf. Die Dialysepatienten altern schneller als die Normalbevölkerung, was nicht nur das Gefäßsystem betrifft, sondern insgesamt den ganzen Menschen. Trotzdem ist es möglich, daß man lange an der Dialyse sein kann. Es gibt auch Patienten, die damit 30 Jahre und länger leben.

Der andere Weg: Die Transplantation

P.K.: Kommen wir zur Möglichkeit der Transplantation. Darüber werden Sie als Arzt ja auch irgendwann mit dem Patienten sprechen und ggf. sogar dazu raten.

U. Kunzendorf: Wichtig ist, daß man sich viel Zeit nimmt, wenn man einem Patienten zu sagen hat, daß die Nieren nicht mehr lebenserhaltend funktionieren. In einem solchen Gespräch wird man den Patienten über die verschiedenen Möglichkeiten aufklären.

Natürlich ist für einen Patienten, der medizinisch dafür geeignet ist, die Transplantation die deutlich bessere Variante als das Dialyseverfahren. Der Grund ist nicht allein der Zeitgewinn, sondern vor allem, daß sich die Lebenserwartung im Vergleich zu Dialyse-Patienten mehr als verdoppelt. Es ist somit nicht nur das bequemere Verfahren, sondern auch dasjenige, das die Lebenserwartung ganz deutlich verlängert.

P.K.: Ein Patient wird von ihnen beraten und vorbereitet und kommt schließlich auf die Warteliste. Dann muß er in der Regel eine Zeitlang warten. Wie lange ist gegenwärtig die Wartezeit in Deutschland? Wie lange muß ein Patient Geduld haben, bis ein geeignetes Spenderorgan für ihn zur Verfügung steht und die Transplantation stattfinden kann?

U. Kunzendorf: Wie lange ein Patient wartet, ist unterschiedlich. Im Eurotransplant-Bereich haben wir uns sehr klare und transparente Regeln gegeben. Kinder z.B., da besteht Konsens, werden bevorzugt transplantiert, weshalb Kinder in der Regel weniger als ein Jahr warten. Dann kommen die Erwachsenen, also Patienten vom 16. Lebensjahr an bis zum 65. Lebensjahr, die keinen Verwandten haben, der zu einer Lebendspende bereit wäre ...

P.K.: ... einen Verwandten oder Freund?

U. Kunzendorf: ... Freund oder Freundin, ja, in einem eheähnlichen Verhältnis, so sagt es meines Wissens der Gesetzgeber. – Wenn man einen Lebendspender hat, kann sofort transplantiert werden, ansonsten beträgt die Wartezeit in Deutschland derzeit fünf bis sechs Jahre.

Eine Sonderregelung gibt es noch für ältere Dialysepatienten, die 65 Jahre und älter sind. Viele dieser älteren Patienten könnten nach sechs Jahren Wartezeit aus gesundheitlichen Gründen nicht mehr transplantiert werden. In diesem Sonderprogramm werden ihnen die Nieren von älteren Spendern, die selbst 65 Jahre und älter waren, zugeteilt. Hierdurch werden die älteren Dialysepatienten bereits nach etwa eineinhalb Jahren transplantiert, d.h. die Wartezeit verkürzt sich deutlich, und sie konkurrieren nicht mehr um Nieren junger Spender, die für jüngere Patienten oder Kinder mit einer langen Lebenserwartung dann zur Verfügung stehen.

P.K.: Wie groß ist der Anteil der Lebendspenden am gesamten Spendenaufkommen?

U. Kunzendorf: In der Bundesrepublik liegt der Anteil der Lebendspenden bei 18 bis 20 %. In den skandinavischen Ländern beispielsweise ist der Anteil sehr viel höher, dort liegt er bei 35 bis 40 % und höher. Wenn man einen Patienten rechtzeitig kennenlernt, kann man ihn auf eine Lebendspende, also auf die Transplantation noch während der Restfunktion seiner Nieren, vorbereiten. Diese Patienten profitieren nicht nur davon, daß sie schnell und komfortabel transplantiert werden, sondern sie haben wiederum einen Überlebensvorteil gegenüber denjenigen, die vorher dialysiert werden mußten.

Ist ein hirntoter Mensch wirklich tot?

P.K.: Wenn einem hirntoten Menschen ein Organ entnommen wird, ist der Tod zwar nach gesetzlich gültiger Definition eingetreten, aber die Vitalfunktionen sind noch vorhanden. Das Herz schlägt noch, muß noch schlagen. Kann man denn sagen, daß ein solcher Mensch wirklich tot ist? Lebt er nicht noch wenigstens ein klein wenig? Es wird ja in einen Prozeß eingegriffen, der offensichtlich und unumkehrbar in den gänzlichen Tod münden wird, der aber eben zum Zeitpunkt der Organentnahme noch nicht abgeschlossen ist und auch nicht abgeschlossen sein darf. Sehe ich das so richtig?

U. Kunzendorf: Die Regelung zur Organentnahme und die Regelung der Todesdefinition haben zunächst primär nichts miteinander zu tun. Man hat den Todeszeitpunkt in den 60er Jahren des vergangenen

Jahrhunderts definiert, weil man die Intensivmedizin ausgeweitet hatte. Da war es nicht mehr so, daß ein Patient, den man künstlich beatmete und bei dem man mit maschinellen Möglichkeiten den Kreislauf aufrechterhalten hatte, durch den Herzstillstand starb, wie in früheren Zeiten. Der Herzstillstand konnte vermieden werden. Jahrhundertelang gab es keine Frage, ob jemand tot ist oder nicht, wenn das Herz nicht mehr schlug.

Es ist unethisch, jemanden, der tot ist, an einer Maschine zu lassen und weiterzubeatmen, weiter den Kreislauf aufrechtzuerhalten. Seit dieser Zeit gilt ein Mensch als verstorben, wenn der Hirntod eingetreten ist.

P.K.: Daß man einen Menschen nicht unendlich lange an den Maschinen lassen sollte, ist sicherlich keine Frage. So wie Sie es jetzt beschreiben, wird es vermutlich den meisten Menschen sofort klar sein. Aber manch einer sagt sich: Organspenderausweis hin oder her, wenn der Hirntod festgestellt ist, aber mein Herz noch schlägt, dann lebe ich noch und will nicht, daß derart in meinen Leib eingegriffen wird.

U. Kunzendorf: Auf der Intensivstation werden die Maßnahmen zur Diagnostik des Hirntodes durchgeführt. Und wenn der Befund positiv ist, wenn gesagt werden kann, daß der Mensch hirntot ist, d.h. er ist verstorben, dann werden die Maschinen abgestellt, und der Kreislauf bricht unmittelbar zusammen.

Das bedeutet, daß die Hirntoddiagnostik zunächst und primär etwas mit der Intensivmedizin zu tun hat.

Die Entnahme der Organe

Wenn der Hirntod diagnostiziert ist, wird bei Organspendern eben nicht die intensivmedizinische Behandlung eingestellt, sondern sie werden erstmal weiterbetreut, und in einer Operation werden die Organe entnommen. Diese Operation ist ästhetisch genau wie eine ganz normale Operation. Danach wird der geöffnete Leib auch mit einer Naht verschlossen, wie man sie von jeder anderen Operation kennt.

P.K.: Es gibt ja diesbezüglich die tollsten Beschreibungen darüber, daß verschiedene Teams anreisen und nach und nach die Organe entnehmen, bis keine verwertbaren mehr da sind, bis die Körperhöhle eben ganz ausgeräumt ist.

U. Kunzendorf: Das müssen Sie sich anders vorstellen. Stellen Sie sich bitte einmal vor, Sie hätten einen schwer traumatisierten Patienten nach einem Autounfall vor sich. Dann sind alle glücklich, daß für diesen Menschen die verschiedenen Teams zur Verfügung stehen. Da kommen die Neurochirurgen, die Abdominalchirurgen, die Traumatologen, die Urologen, die Anästhesisten usw. usf., die alle parallel oder nachgeschaltet operieren. Es ist ein großes Glück, daß wir hier in Mitteleuropa diese Teams haben.

Bei einer Explantation ist es in der Tat so, daß ein Thoraxchirurg an den Operationstisch tritt, ebenso ein Abdominalchirurg und ein Urologe. Das ist kein Ausweiden, sondern das sind Operationen, wie man sie auch sonst häufig hat, beispielsweise bei Tumoroperationen.

Immunreaktion nach der Transplantation

P.K.: Wenn schließlich ein Organ transplantiert wurde, beginnt die Auseinandersetzung mit den Reaktionen der Abstoßung. Der Leib des Organempfängers wehrt sich erstmal gegen das transplantierte Organ, weil er es wie einen Fremdkörper behandelt, den es unbedingt wieder loszuwerden gilt. Aus diesem Grund wird der Mensch, der ein Spenderorgan empfangen hat, für die Zeit seines ganzen restlichen Lebens auf Medikamente angewiesen sein, die ebendiese Reaktion der Abstoßung verhindern. Das schränkt vermutlich die Lebensqualität ein, es sei denn, man schafft es, diese Tatsache in sein Leben so zu integrieren, daß man damit relativ gut klarkommt.

U. Kunzendorf: Die operierten Patienten können in der Regel bereits am nächsten Tag nach der Operation, also nach 12 bis 14 Stunden, wieder aufstehen. In der Regel geht alles gut, und wir sehen, wie erstmals wieder Urin in den dafür vorgesehen Auffangbeutel rinnt. Sie können sich vermutlich vorstellen, welch ein Glücksgefühl das für einen Patienten ist ...

P.K.: ... aber sicherlich auch für den Arzt, denn es bleibt ja immer ein gewisses Restrisiko bezüglich der Annahme der transplantierten Niere durch den Organismus des Empfängers.

U. Kunzendorf: Das ganze Team ist immer sehr glücklich, wenn alles funktioniert!

Die Patienten erholen sich von der Operation in der Regel innerhalb von zehn Tagen und werden dann auch bald aus dem Krankenhaus entlassen. In der Tat ist es im ersten Vierteljahr so, daß sich 85 % aller Abstoßungsreaktionen ereignen, allerdings nur bei 10–20 % der Patienten; die meisten Patienten erleiden keine Abstoßung. Die Abstoßung muß man zeitig erkennen und kann sie dann entsprechend therapieren. Dann ist dieses Problem zwar nicht gänzlich behoben, aber die akute Gefahr ist gebannt. Im ersten Vierteljahr ereignen sich auch nicht nur Infektionen wie Schnupfen, Husten, Heiserkeit, sondern eher solche, wie wir sie von Patienten mit AIDS kennen. Das sind z.B. Infektionen durch bestimmte Pilze, Viren oder Bakterien. Das bedeutet, daß der Patient im ersten Vierteljahr relativ eng geführt werden muß, damit Patient und Arzt gemeinsam das bestehende Risiko minimieren können. Danach kommen die Patienten nur noch alle acht Wochen in die Ambulanz bzw. zum niedergelassenen Kollegen. Aber natürlich ist es für die Patienten auch noch nach Jahren aufregend, wenn sie in die Ambulanz gehen. In der Tat müssen Menschen, die transplantiert wurden, lebenslang Medikamente nehmen, die auch Nebenwirkungen haben. Das darf man nicht verschweigen.

P.K.: Ich vermute, daß das alles auf dem mittlerweile erreichten Stand der Medizin relativ leb- und handhabbar ist.

U. Kunzendorf: Die Medikamenteneinnahme ist zuerst eine Frage der Disziplin. Es ist machbar. Man muß Tabletten schlucken, was zumutbar ist. Die Medikamente können Nebenwirkungen hervorrufen. Aber vielen dieser Nebenwirkungen kann man mit anderen Medikamenten und Maßnahmen begegnen, so daß für die Transplantierten ein normales Leben möglich ist. In der Regel wird die Immunsuppression überhaupt nicht gespürt.

P.K.: Wie lange funktioniert eine transplantierte Niere?

U. Kunzendorf: Im ersten Jahr sind es weit über 90 % der transplantierten Organe, die lebenserhaltend funktionieren; nach fünf Jahren noch 75 bis 80 %, und nach zwölf Jahren sind es noch rund 50 %.

P.K.: Das ist relativ lang ...

U. Kunzendorf: Ja, aber leider nicht – wenn man jung ist – das ganze Leben lang.

P.K.: Wenn nun jemand eine gewisse Anzahl von Jahren mit einem Spenderorgan leben konnte, das dann schließlich nicht mehr funktioniert, stünde dann eine erneute Transplantation an?

U. Kunzendorf: Ja.

P.K.: Das geht also auch? Das ist möglich?

U. Kunzendorf: In aller Regel: Ja! Wenn die Patienten weiterhin für eine Transplantation geeignet sind, ist es kein Problem, auch eine zweite oder sogar dritte Niere zu transplantieren.

Ausblick in die Zukunft der Medizin

P.K.: Lassen Sie uns mal einen Blick auf die weitere Zukunft und ihre Möglichkeiten werfen. Wir haben uns mit der Dialyse und mit der Transplantation beschäftigt. Welche Ausblicke gibt es, wenn man an die fernere Zukunft denkt? Ist es denkbar, daß es irgendwann auch einmal möglich sein könnte, Nieren zu züchten? Wie weit ist denkbar, daß erkrankte Nieren oder auch andere Organe irgendwann einmal durch zelluläre Therapien im Leib des Patienten geheilt werden können? Ist die Transplantationsmedizin schon die größtmögliche Entfaltung des Machbaren?

U. Kunzendorf: Im Bereich der Transplantationen ist die Induktion von Toleranz die Vision der Zukunft. Das bedeutet, daß man das Immunsystem schließlich so umprogrammieren kann, daß man keine Medikamente gegen die Abstoßung mehr einnehmen muß. Das halte ich in der Tat für erreichbar, allerdings nicht in sehr kurzer Zeit. Daß fremdes Gewebe nicht zwingend abgestoßen werden muß, sehen wir jeden Tag, wenn eine Mutter ein Baby bekommt.

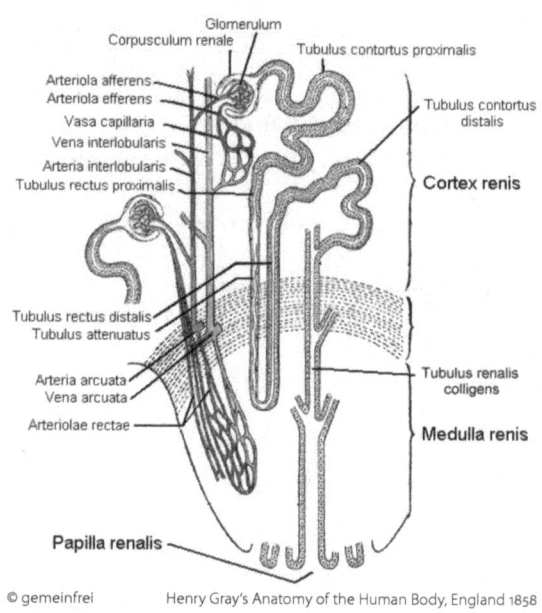

Feinbau der Niere, schematisch

Sie fragen danach, ob man irgendwann einmal eine Niere züchten kann. Eine Niere ist sehr, sehr komplex gebaut. Das ist nicht einfach ein Muskel wie das Herz, der sich zusammenzieht, sondern in der Embryogenese, also beim Werden des Menschen im Mutterleib, sieht man, wie komplex sich die verschiedenen Formen der Zellen zusammenfinden müssen, um dann die Nieren mit ihren verschiedenen Funktionen zu bilden. Das im Labor bewerkstelligen zu können, halte ich im Augenblick für eine sehr, sehr weit gefaßte Zukunftsvision. Ich will das nicht hundertprozentig ausschließen, habe aber sehr große Zweifel daran, ob und wann so etwas gelingen könnte.

Ob man Nierengewebe, das verlorengegangen ist, im Körper durch bestimmte Verfahren wieder ersetzen kann, halte ich für wahrscheinlicher. Wichtig ist aber vor allem, daß wir unsere Nieren durch entsprechende Präventionsmaßnahmen schützen, damit sie gar nicht erst zerstört werden.

P.K.: Nun sehen Sie als Arzt in Abstimmung mit Ihren Kolleginnen und Kollegen ja fortwährend darauf, daß Sie soundso viele Spenderorgane brauchen und soundso viele Spenderorgane haben. Diese Rechnung geht vermutlich nicht gut auf. Bedarf und Angebot liegen weit auseinander.

U. Kunzendorf: Es gibt Dinge in der Gesetzgebung, die ich mir gewünscht hätte, die aber vermutlich so nicht kommen werden. Was der ehemalige Außenminister Steinmeier vorgeschlagen hat, daß sich nämlich jeder Mensch einmal in seinem Leben entscheiden muß, ob er, wenn er verstorben ist, Organe spenden will oder nicht, das wird so wahrscheinlich nicht kommen. Das hätte uns aber sehr weit helfen können. Es wäre doch zumutbar, daß wir uns in dieser wichtigen Frage entscheiden. Wir wissen, daß die Anzahl der Spenden in anderen Ländern mit anderen Gesetzen – ich denke da z.B. an Belgien oder Österreich – etwa doppelt so hoch sind wie bei uns in Deutschland. Es wäre eine weitere Möglichkeit, daß man den Menschen, die in ihrem Leben einer Organspende nicht widersprochen haben, nach dem Eintreten des Hirntodes Organe entnehmen darf.

Wichtig ist aber auch die Solidarität mit den Mitmenschen. Die Zahlen der Lebendspenden sind in Skandinavien etwa doppelt so hoch wie bei uns, was auch damit zusammenhängen wird, daß wir es in Skandinavien wohl mit einer anderen Mentalität zu tun haben.

P.K.: Im kommenden Jahr soll die Gesetzeslage verändert werden. Diesbezüglich haben Sie Ihre Vermutungen. Was bleibt denn jetzt zu tun? Was schlagen Sie vor?

U. Kunzendorf: Wenn man eine Wartezeit von sechs Jahren hat, dann bedeutet dies eine sehr hohe Sterblichkeit auf der Warteliste. Diese Wartezeit so zu reduzieren wie beispielsweise in Österreich, wo dieser Wert bei lediglich eineinhalb Jahren liegt, wäre ein ganz klares Ziel. Die Politik sollte sich den Vorschlag von Herrn Steinmeier zu eigen machen, dann würde sie den Patienten auf der Warteliste wirklich helfen.

Warten auf die Transplantation

Interview mit Ferdinand Netzer*

von Peter Krause

Die Gewohnheiten und Rhythmen des Lebens tragen durch den All-tag, verschaffen Sicherheit und Vertrauen. Die Erfahrung von dem, was und wer wir sind, ereignet sich meistens in geregelten Bahnen, in denen wir erleben, erarbeiten, lieben und lernen. So ist das Leben – meistens und für viele. Dann gibt es allerdings auch Momente und Ereignisse, die das Modell einer Lebensführung unvermittelt durcheinanderbrin-gen können. Die Konfrontation mit einer schweren Erkrankung ist ein solches Ereignis, besonders wenn die möglichen Auswege aus der offensichtlichen Krise eng, ungewohnt und kraftzehrend sind.

Ferdinand Netzer ist Anfang Fünfzig, steht mitten im Berufsleben als Unternehmer und engagierter Zeitgenosse. Er freut sich an vie-lem, liebt die Natur ebensosehr wie seine erwachsenen Kinder und die Begegnungen mit guten Freunden. Netzer ist schon immer ein umtriebiger, freundlicher und mit gutem Humor gesegneter Mensch. Nichts kann seine grundsätzlich positive Einstellung dem Leben gegenüber ohne weiteres erschüttern; und für einen Arbeitseinsatz, weit über ein normales Maß hinaus, ist immer die nötige Kraft da. Die Erfüllung der offenkundigen objektiven Aufgaben geht den eigenen Bedürfnissen oft vor.

Und dann, irgendwann: Zunächst fühlt es sich an wie eine Er-schöpfung, die jeder in Netzers Umfeld schon lange erwartet hätte. Die Symptome nehmen aber stetig zu. Schließlich folgt die Diagnose vom fast vollständigen Verlust der Nierenfunktion, und es ereignet sich ein ausgreifender Zusammenbruch. Aber mitten in den Wogen, die das Leben nun schlägt, entwickeln sich neue Ausblicke, festigt sich für Netzer die ureigene, innere Einstellung zu wichtigen Fragen.

Schließlich wird Ferdinand Netzer auf die Warteliste für eine Nierentransplantation aufgenommen. Irgendwo wird es – vielleicht bald, vielleicht erst viel später – einmal einen Menschen geben, von dem ihm ein Organ transplantiert werden wird …

---

* Name geändert

Peter Krause: Beginnen wir mit dem Moment, in dem Du verstanden hast, daß Dein bisheriges Leben zu Ende war und etwas ganz anderes, Neues kommen würde. Wie lange ist das her?

Ferdinand Netzer: Das ist jetzt fünf Jahre her.

P.K.: Dir ging es irgendwie schlecht, so schlecht, daß Du einen Arzt aufgesucht hast. Was war los, was waren Deine Beschwerden?

F. Netzer: Ich hatte sozusagen das Gefühl, eine Kappe über dem Kopf zu haben. Gleichzeitig hatte ich das Gefühl, daß die Kräfte schwinden und einfach alles immer anstrengender werden würde. Dieses Gefühl, eine Kappe über dem Kopf zu haben, ließ mich fühlen, daß ich von der Außenwelt irgendwie abgeschnitten war. Diese Erfahrungen gaben den äußeren Anlaß dafür, daß ich meinen Hausarzt aufsuchte.

P.K.: Du konntest vermutlich auch im Beruf nicht mehr ohne weiteres das leisten, was von Dir verlangt wurde? Wenn man sich dumpf fühlt, fällt das Denken schwer, und man verliert im Alltag den Schwung. Was passierte dann, als Du beim Hausarzt warst und er Dich untersuchte?

F. Netzer: Mein Hausarzt kam so weit, daß er feststellte, daß es ihm nicht möglich war, eine Diagnose zu erstellen. Es ging eine ganze Weile, aber meine Situation wurde schleichend immer schwieriger. Dann hat der Arzt – ich möchte es mal so sagen – die richtige Karte gezogen, indem er mir die Empfehlung gab, mich von einem Facharzt für Nierenerkrankungen untersuchen zu lassen.

P.K.: Die Empfehlung, zu einem Facharzt zu gehen, führte Dich nach Herdecke an das Gemeinschaftskrankenhaus (GKH)?

F. Netzer: Ja, genau. Die Empfehlung lautete, mich am GKH von einem Spezialisten, einem Nephrologen, also einem Facharzt für Nierenerkrankungen, untersuchen zu lassen, den es dort seinerzeit gab. Ich wurde untersucht, und der Arzt eröffnete mir, daß meine Nieren im Begriff seien, ihre Funktion einzustellen.

Eine Diagnose, die niederschmettert

P.K.: Wie kann man sich das vorstellen? Du wurdest untersucht, verschiedene Maßnahmen wurden dafür ergriffen, und dann bist Du wieder dem Arzt begegnet, der Dir dann gesagt hat, was er vermutete?

F. Netzer: Das hat dieser Arzt sehr klar, auch drastisch getan. Das habe ich wie einen Boxhieb erlebt.

P.K.: Die Klarheit bestand also darin, daß Du ohne Umschweife erfahren hast, daß Deine Nieren ihre Tätigkeit langsam einstellen. Das war doch sicherlich auch damit verbunden, daß Du erfahren hast, was passieren würde, wenn die Leistung Deiner Nieren irgendwann bei Null sein würde.

F. Netzer: Mir wurde deutlich gemacht, welche Einschränkungen in der Lebensführung nun auf mich zukommen würden. Ich habe mir bis dahin niemals vorstellen können, daß mir das so passieren könnte. Die Dialyse wurde mir erklärt, ich wurde mit all den Gedanken konfrontiert, die man sich so macht, wenn plötzlich alles anders wird. Für mich war die wesentliche Empfindung, daß das Leben, so wie ich es bisher geführt habe, sich vollkommen verändern würde.

P.K.: Das ist ein starker Moment, den Du erlebt hast, denn wir Menschen hängen ja an vielen Lebensweisen und -gewohnheiten, unsere Erfahrung von Sicherheit und Vertrauen ist darauf aufgebaut. Und das wird Dir alles in einem Augenblick, in einer relativ kurzen Begegnung mit dem Arzt, der die Diagnose erklärt, genommen.

F. Netzer: Genauso ist das, ja.

P.K.: Wenn man damit konfrontiert wird, daß ein lebenswichtiges Organ nicht mehr oder fast nicht mehr funktioniert, dann kommen doch auch solche Gedanken. Hast Du in diesem Augenblick auch an den Tod gedacht?

F. Netzer: Der Arzt sprach darüber nicht direkt, aber er sprach so, daß ich es selbst erkennen mußte. Und ich habe es auch erkannt.

Den gewohnten Halt im Leben verlieren

P.K.: Wenn Du von dem ausgehst, was Du heute weißt, wirst Du möglicherweise sagen, daß Dir das Themenfeld, mit dem Du damals konfrontiert wurdest, völlig neu war; ganz zu schweigen davon, daß man in Gesundheit nicht darüber nachdenkt, wie es wäre, wenn man, durch eine schwere Erkrankung bedingt, dem Tod ins Auge sieht. Was ist das für ein Moment, wenn einem das schlagartig bewußt wird?

F. Netzer: In erster Linie ist das zunächst eine ganz konfuse Situation, weil der Mensch binnen kürzester Zeit von dem ausgehend, was er eben nicht weiß oder nur sehr rudimentär weiß – Standardwissen über Dialyse, über Organtransplantation usw. –, damit beginnt, alles an Fluch und Segen nur auf sich selbst zu beziehen. Ich habe mir ganz plastisch vorgestellt, was mit meinem Körper passiert.

P.K.: ... passiert und passieren wird?

F. Netzer: Sowohl als auch.

P.K.: Das Gespräch war irgendwann zu Ende, und Du bist nach Hause gefahren. Dann aber kam der Alltag mit all seinen Facetten wieder auf Dich zu. Wie erging es Dir damit?

F. Netzer: Erstmal war ich in einer Art Zwischenwelt. Die Situation, in der ich mich nun befand, war mir noch nicht voll bewußt. Natürlich, ich fühlte mich körperlich überhaupt nicht gut, und die Konsequenzen – die nicht mehr nur möglichen, sondern die mittlerweile sehr wahrscheinlichen – brachten mich immer wieder vollkommen aus der Spur.

Am Tag der Untersuchung war ganz heißes Sommerwetter. Ich bin von Herdecke aus mit dem Auto einige Kilometer nach Hause gefahren, litt unter der Hitze und unter den Staus auf der Autobahn. Ich konnte einfach nicht aufhören zu grübeln, habe mir alle möglichen Szenarien vorgestellt, von denen ich noch gar nichts Konkretes wußte. Ich reimte mir alles mögliche zusammen: ewige Krankenhausaufenthalte, dachte über den Verlust des Alltäglichen im Privat- und Berufsleben nach. Ich dachte daran, daß soziale Beziehungen zusammenbrechen würden, weil ich nicht mehr der Alte sein würde, nicht mehr so dasein könnte wie bisher. Ohne daß ich im einzelnen wußte, was auf mich zukommen würde, malte ich es mir aus. Über die Behandlungsmethoden, wie ich sie jetzt kenne, hatte ich keinerlei Wissen und malte mir also in der Phantasie alles mögliche aus. Ich fühlte mich wie an einer Linie, die mein bisheriges normales Leben von dem trennte, was nicht mehr normal sein würde, was mich aber erwartete. Meine Zukunft stellte ich mir damals überhaupt nicht mehr als schön, erbaulich oder konstruktiv vor.

P.K.: Und was für ein Gefühl von Angst hattest Du in einem solchen Augenblick?

F. Netzer: Das hat mehrere Aspekte. Einer davon ist der des Zusammenbruchs. Ein weiterer ist das schlagartige Verschwinden der Zuversicht bezüglich der eigenen Lebenspläne. Pläne für die Zukunft ermutigen, machen stark und sind angenehm. Und dann sind sie mit einemmal weg. Die Angst ist dann, daß man sein Leben nicht mehr so führen kann, wie man es führen und gestalten will. Man hat Angst, Menschen zu verlieren. Auch die Weltsicht, die mich dazu veranlaßt hat, mein Leben so zu führen, wie ich es bis dahin geführt habe – diese Weltsicht war in einem kurzen Moment einfach weg. Das ist eine schreckliche Erfahrung, die mich getroffen hat wie ein Blitzschlag.

P.K.: Wie hat Deine Umgebung reagiert? Was kam Dir aus dem Kreis der Verwandten, Freunde und Bekannten entgegen? Du hast doch sicherlich bald mit den Menschen in Deinem Umkreis über die für Dich veränderte Situation gesprochen.

Die Betroffenheit der Mitmenschen

F. Netzer: Die Menschen in meinem Umfeld reagierten mit einer ungeheuren Betroffenheit. Diese Intensität der Reaktion habe ich vorher noch nie erfahren, weil es eine solche Situation ja auch nie zuvor gegeben hatte. Neben der Betroffenheit und dem guten Zureden gab es dann auch von nicht wenigen Menschen Bemühungen, mich in eine Situation zu bringen, die mich mental wieder stark sein lassen konnte. Das war wirkliches Mitfühlen. Auf der anderen Seite gab es aber auch die Erfahrung der Ohnmacht der anderen.

P.K.: Waren die Reaktionen in Deinem beruflichen Umfeld identisch?

F. Netzer: Im beruflichen Umfeld hat man es natürlich noch mit einer ganz anderen Ebene zu tun. Neben dem Zwischenmenschlichen geht es da auch um das Funktionieren. So ergab sich für mich beruflich die Situation, daß man versuchte, alles so einzurichten, daß ich angesichts dessen, was zu diesem Zeitpunkt noch niemand wissen konnte, schon mal in ein angemessen verändertes Umfeld kommen sollte. Die Dinge, die Abläufe wurden so gestaltet, daß ich auch weiterhin tätig sein konnte.

P.K.: Man ist Dir also auch im beruflichen Umfeld mit Verständnis begegnet. Obwohl Du das jetzt, also im Rückblick, alles relativ klar sortiert und aneinandergereiht erzählst, war das alles in Wirklichkeit ein massiver Zusammenbruch?

F. Netzer: Ja, das stimmt absolut!

P.K.: Dieser Zusammenbruch war ein existentieller, denn es ging und geht um die Grundlagen Deines bisher geführten Lebens. Wie bewertest Du aus heutiger Sicht den mit alldem verbundenen Leidensprozeß? Wie hat es sich für Dich dargestellt, und wie siehst Du es heute?

F. Netzer: Über einen Zeitraum, den ich auch heute noch als sehr lang empfinde, versuchte ich wieder Boden unter die Füße zu bekommen. Das waren gut zwei Jahre, die das gedauert hat.

Im Rückblick könnte ich mir wünschen, daß meine persönliche Einstellung zu allen Ereignissen und Veränderungen eine bessere hätte sein können. Ich konnte erstmal alles nicht im Zusammenhang sehen und darum auch die Konsequenzen nicht zeitnah ziehen. Die Situation war schlimm, und das hat mich mental sehr gefordert. Im nachhinein wünsche ich mir, daß ich mich nicht so hätte treiben lassen.

P.K.: Sagst Du im Rückblick, daß Du die Dinge als schlimmer erlebt hast, als sie eigentlich waren? Ist es das?

F. Netzer: Ja, ich habe sie schlimmer erlebt, als sie waren. Aber das kann man erklären. Die Situation, in der man nach so einer Diagnose ist, ist absolut nicht schön. Stell Dir mal allein die ganzen äußeren Umstände vor, die Krankenhausaufenthalte, die Diagnostik, die Dialyse, Nebenerkrankungen, Begegnungen mit anderen Kranken usw. Gleichzeitig mußt Du Dein Leben in Ordnung halten, der Alltag ist ja nicht weg. Im Rückblick muß ich aber auch gleichzeitig sagen, daß alles von anderen und mir besser organisiert worden ist, als ich es damals mitten im Prozeß erlebt habe. Wie da gehandelt wurde, war viel angemessener, viel besser, als ich es damals selbst gesehen habe.

P.K.: Beschreibe doch bitte mal den Moment, als es mit der Dialyse anfing.

Beginn der Dialyse

F. Netzer: Das erste Mal war es ein ganz erschreckender Moment. Ich rede jetzt über eine Maschinendialyse, also über eine Dialyse, die man so aus den Medien kennt. Es war eine ganz düstere Situation für mich, als ich mir vorstellte, daß ich von dieser aufwendigen Technik in Zukunft am Leben erhalten werden soll.

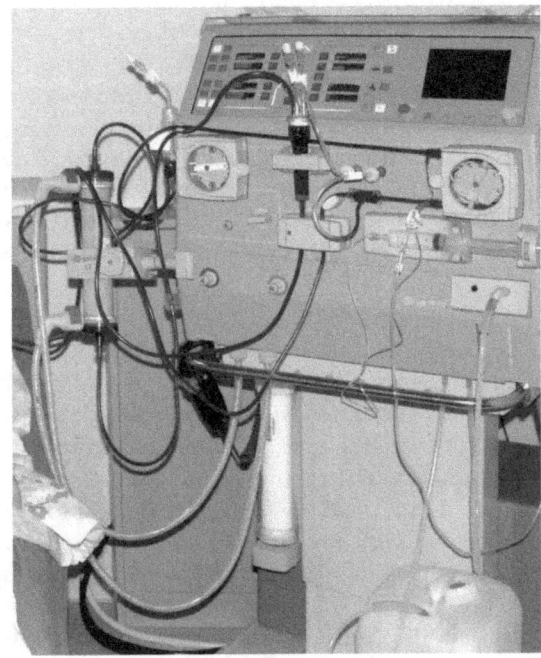

Werner Groß

Ein Hämodialysegerät (Gambro AK 200)

P.K.: Bitte beschreibe es genauer. Wie läuft so etwas ganz konkret ab?

F. Netzer: Zuerst wird man als Patient, ich sage es mal so, technisch anschlußfähig gemacht, damit man an die Maschine angeschlossen werden kann. Da läuft man plötzlich mit so einer Art Adapter an der Schulter herum, was ein ganz anderes Körpergefühl erzeugt.

Zur Dialyse kam ich in einen Raum, in dem sechs Patienten waren. Man sieht die Maschinen, die so ein bißchen aussehen wie diese alten Computerbänder. Diese Maschinen beherrschen den Raum. Man weiß in diesem Moment, daß man sich dann für eine bestimmte Zeit nicht frei bewegen kann, weil eben die Maschine das tun wird, was zu tun ist. Bei mir waren das dreimal die Woche fünf Stunden.

P.K.: Bei der Dialyse bist Du auch vielen anderen betroffenen Menschen begegnet. Wie war das?

F. Netzer: Die Leute kommen miteinander ins Gespräch, wobei ich damals erstmal zurückhaltend war, denn mir war das alles ja noch komplett neu. Ich wollte mich über meine Krankheit auch nicht austauschen, denn das empfand ich als demotivierend. Viele Menschen haben den Drang, sich über ihre Krankheit mitzuteilen. Ich empfand den Ausblick darauf als ungeheuer störend, mich dreimal die Woche für fünf Stunden über meine Erkrankung unterhalten zu sollen. Darum habe ich mich in diesen Gesprächen zurückgehalten. Was in der Dialyse passiert, ist, daß Maschinen das Blut reinigen. Die Arbeit der Nieren, die Reinigung des Blutes, wird von einer Maschine übernommen. Das ist eine Entgiftung.

Es gibt auch eine weitere Methode, um diese Entgiftung zu bewerkstelligen, nämlich die, einem anderen Körperteil diese Aufgabe sozusagen zu übertragen. Dazu wird der Bauchhöhle regelmäßig eine bestimmte Flüssigkeit zugeführt, die zusammen mit dem Bauchfell über eine physikalische Methode die Blutreinigung vornimmt. Über einen Katheter werden dann die Giftstoffe abgeführt. Diese Methode wende ich inzwischen für mich an.

P.K.: Das machst Du also selbst, wie oft am Tag?

F. Netzer: Viermal täglich.

P.K.: Du hast irgendwann entschieden, ob Du die Dialyse per Maschine im Dialysezentrum bekommen willst oder ob Du sie selbst zu Hause vornimmst. Welches waren Deine Entscheidungskriterien?

F. Netzer: Das war eigentlich keine bewußte Entscheidung, in dem Sinne, daß ich gesagt hätte: *„Okay, ich mach das lieber selber"*, sondern die Ärzte haben diese Entscheidung für mich getroffen. Sie haben mir das nicht aufgedrängt, das will ich damit nicht sagen, ich habe mich vielmehr schlicht leiten lassen. Froh war ich darüber, daß ich nicht mehr ins Dialysezentrum mußte, denn das war für mich immer ein ungeheurer Angang.

Für die Ärzte war der wesentliche Punkt der, daß ich aufgrund meiner doch recht guten körperlichen Konstitution diese Möglichkeit hatte, die Dialyse selbst durchzuführen – und damit ein Stückweit freier zu bleiben. Das war ein helles Licht in dieser ansonsten sehr tiefen Depressionsphase. Ich sagte mir: *„Du kannst hier auch noch mal wieder heraus."*

Gedanken an eine Transplantation

P.K.: Komplett heraus könntest Du durch eine Transplantation. Diese Möglichkeit, diesen Ausblick hat man Dir ja dann auch bald eröffnet.

F. Netzer: Ich bin ganz außerordentlich dankbar dafür, wie mich meine Ärztin da herangeführt hat. Man könnte sich ja vorstellen, daß es ein Gespräch gibt, in dem einem gesagt wird, daß die Chance besteht, durch eine Transplantation einen guten Weg zu einem neuen Leben einzuschlagen. Das war bei mir nicht so direkt, die Ärztin hatte ein sehr gutes Gespür für meine Befindlichkeit. Sie hat mich sehr vorsichtig und behutsam auf dieses Thema vorbereitet, was über mehrere Monate hinweg andauerte.

P.K.: Trotzdem ist es ja irgendwann so gewesen, daß Dir klar war, daß die Qualität in Deinem Leben wieder eine andere, bessere werden könnte, wenn man ein Organ eines anderen Menschen in Deinen Leib transplantieren würde. Da fragt man sich als Außenstehender, wie sich das anfühlt.

F. Netzer: Das war ein Erkenntnisprozeß, von dem ich vorher nicht gedacht hätte, daß er so komplex und schwierig sein würde. Man könnte sagen: *„Deine Chance ist, eine Niere transplantiert zu bekommen, und darauf bereitest du dich ab jetzt vor"*, aber so einfach ist das nicht. Es war sogar das genaue Gegenteil der Fall.

Das große Geschenk einer Organspende

Es geht bei dem Ganzen ja nicht nur um mich, sondern z.B. auch darum, daß irgend jemand ganz bewußt entscheidet, seine Organe zur Verfügung zu stellen. So ein Mensch entscheidet sich dafür, unmittelbar vor seinem sicheren Tod noch ein ungeheuer großes Geschenk zu machen. Wenn jemand einen Organspenderausweis hat, dann hat er entschieden, in einem Augenblick, in dem er für sein eigenes Leben nichts mehr tun kann, etwas ganz Besonderes für das Leben eines anderen Menschen zu tun.

P.K.: Es gibt sozusagen zwei Strömungen, wenn ich es mal so nennen darf. Es gibt zum einen diese irgendwie verwaltete Warteliste mit den Namen all der Menschen, die wie Du auf ein Spenderorgan warten. Und dann gibt es viele, viele Menschen, die einen Organspenderausweis haben und denen, bevor sie endgültig gestorben sind, Organe für andere Menschen entnommen werden. Wie findet man als Betroffener seinen Zugang zu diesem Kraftfeld?

F. Netzer: Das erste, was ich empfand, war eine Art Schuldgefühl. Im Laufe der Zeit habe ich ein immer klareres Bild davon bekommen, wie ich zu dem Ganzen stehe. Ich habe wirklich sehr lange gebraucht, um mich darauf vorzubereiten, mich darauf einzustimmen, daß eine Transplantation möglich ist. Das ist ja nicht nur eine innere Willensentscheidung, sondern es müssen auch konkret Vorbereitungen getroffen werden. Da sind einige Untersuchungen zu absolvieren, in denen überprüft wird, ob eine Transplantation überhaupt möglich ist. Dazu kamen technische Vorbereitungen und ein ausführliches Gespräch im Transplantationszentrum, wo der gesamte Bereich noch einmal besprochen wurde. Dazu gehörten nicht nur die rein medizinischen Aspekte, sondern auch die ethischen Fragen und der psychologische Bereich. Das alles ist die Vorbereitung, die man durchläuft und in der sich die eigene Einstellung zum ganzen Prozeß entwickelt.

Dubiose Angebote

P.K.: Es gibt ja auch eine Grauzone im Bereich der Transplantationsmedizin. Da gibt es, gelinde gesprochen, außerordentlich fragwürdige Angebote, in irgendwelchen Ländern zu dubiosen Bedingungen Organe zu erhalten. Sind Dir solche Angebote begegnet?

F. Netzer: Ja, das passiert zwangsläufig, wenn ich das mal so sagen darf. In einer solchen Situation, in der ich mich befinde, ist man auch für solche Dinge sensibel, nimmt die entsprechenden Medienberichte auf und so. Ich habe zu diesem Themenkomplex allerdings eine Art intellektueller Distanz.

Was mich vielmehr nachdenklich gemacht hat, was mich angerührt hat, waren Bemerkungen aus der realen Welt, in der ich lebe. Die quälende Auseinandersetzung, die ich jeden Tag mit meiner Situation hatte und habe, wird von Menschen in meinem Umkreis wahrgenommen. Und dann kamen Hinweise und Bemerkungen wie: *„Mach doch mal dies und mach mal das und dann geht das schon ...".*

So bekam meine Situation eine Art marktwirtschaftlichen Charakter. Hier bekommst Du eine Niere für 2.000 Euro, dort für 10.000 Euro usw. Das haben mir Menschen gesagt, die durchaus in der Nähe einer solchen Situation waren, wie es die meine ist, und die sagten: *„Es gibt doch diese Angebote, nimm die doch einfach wahr."* Die ganze Auseinandersetzung, die ich selbst führe, tags und nachts, sehr intensiv, diese Auseinandersetzung wurde sozusagen in einem Satz einfach mal so – scheinbar – gelöst. Diese Erfahrung war für mich ungeheuer wertvoll, abgesehen natürlich davon, daß das alles sehr bedrückend ist, weil es die ganze Auseinandersetzung mit dem Thema einer möglichen Transplantation sehr intensiviert hat.

P.K.: Bist Du Menschen so nahe gekommen, die im Zweifelsfall auch dafür gesorgt hätten, daß das alles auch veranlaßt wird: eine Organtransplantation gegen Geld?

F. Netzer: Nein, nein, so nicht. Es hat aber dazu geführt, daß ich mich tatsächlich mal in die Weiten des Internets begeben habe, um mal zu sehen, was da denn so alles passiert und was unter Umständen möglich ist, also in den anderen Welten, außerhalb der zivilisierten Welt, die wir hier in Europa haben. Das brachte für mich erschreckende Erfahrungen, aber auch hilfreiche Erkenntnisse mit sich. Ich habe gesehen, wie man mit dem Thema auch umgehen kann, welche Aspekte und Abgründe plötzlich auftauchen.

Entscheidungen an der Grenzlinie des Lebens

Zum Thema Transplantation muß ich eine Position beziehen, denn ich bin ja selbst Betroffener. Ich will nicht übertreiben, aber ich muß ja damit rechnen, daß ich in einem Moment in eine unmittelbare Todesnähe kommen kann. Ja, und darauf bezogen habe ich ein klares ethisches Bild gewonnen, das mir vorher so nicht zur Verfügung stand, weil ich mich damit nicht auseinandergesetzt hatte. Ich habe die Problematik nicht unmittelbar verspürt.

P.K.: Was ist das für ein ganz klares ethisches Bild?

F. Netzer: Ich kämpfe ernsthaft und täglich ums Überleben, aber ich weiß mittlerweile ganz klar, was ich dafür tun würde, um mein biologisches Leben wieder in eine fast normale Bahn zu bekommen – und eben auch, was ich nicht dafür tun würde.

P.K.: Wie denkst Du heute über den Spenderausweis?

F. Netzer: Bevor man einen Spenderausweis hat, setzt man sich mit dem Thema auseinander. Dann trifft man eine Entscheidung, indem man sich einen solchen Spenderausweis besorgt und ihn bei sich trägt. Darin sehe ich eine ganz außerordentliche Leistung. So ein Ausweis hat ja zunächst einen anonymen Aspekt. Man ist bereit,

Organe zu spenden, aber man weiß nicht für wen. Das ist sehr, sehr wertvoll, denn es geht ja nicht um einen Verwandten oder irgendwie nahestehenden Menschen, sondern schlicht darum, daß man in Zukunft möglicherweise jemandem das größte Geschenk machen wird, das man sich nur denken kann.

P.K.: Diese Überlegungen sollen für jeden Menschen stattfinden. Der Gesetzgeber will neue Regelungen, um die Organspende häufiger möglich zu machen. Wie man das am besten erreichen kann, wird unterschiedlich gesehen. Welche gesetzliche Regelung würdest Du empfehlen?

F. Netzer: Der Bundestag wird etwas beschließen, es wird irgendeine Regelung kommen. Mit dem Äußern meiner Meinung muß ich natürlich besonders vorsichtig sein, denn ich bin unmittelbar betroffen, das muß man wissen. Es gibt die Idee, daß man von jedem Menschen verlangt, daß er sich jedenfalls einmal in seinem Leben über ein ganz wichtiges Thema Gedanken macht und zu einer Entscheidung kommt. So etwas hielte ich für eine große Leistung, das per Gesetz festzulegen. Wie das im einzelnen sein könnte, dazu habe ich kein klares Bild. Es sollte aber auf jeden Fall so sein, daß man diejenigen, die es ablehnen, einen Spenderausweis zu haben, nicht abwertet.

P.K.: Du bist jetzt auf der Warteliste, und irgendwann wirst Du ein Spenderorgan bekommen. Hinter Dir liegen einige Jahre und viele, viele schwere Momente und Situationen. Dein Leben hat sich vollkommen verändert. Wenn Du heute auf all das zurückblickst, was würdest Du dann einem Menschen wünschen, der in eine solche Situation hineingerät?

F. Netzer: Als erstes würde ich ihm Menschen wünschen, die die Gabe des Zuhörens haben. Das Zuhören hat einen starken, wohltuenden therapeutischen Effekt. Neben der rein medizinischen Leistung ist das enorm wichtig. Das ist das erste, was ich ihm wünsche. Und ich wünsche ihm ein Umfeld, das ihn wirklich auffängt.

P.K.: Und was kann ein Betroffener selbst tun? Woran sollte er vor allen Dingen denken? Ist alles nur halb so schlimm? Was sind die Leitplanken, auf die es ankommt?

F. Netzer: Man muß die Sinne und die ganze Aufmerksamkeit für das schärfen, was an Zuneigung und Wärme von außen auf einen zukommt. Alles andere hat man nicht in den Händen. Die Ärzte bringen ihre Leistung, das ganze Gesundheitssystem bringt seine Leistung, darauf hat man keinen Einfluß. Aber man kann einen Sinn dafür entwickeln, was einem an ehrlichem Wohlwollen entgegenkommt.

Nun muß ich auch noch darauf hinweisen, daß es Menschen gegeben hat, die mir angeboten haben, mir als Lebendspende einen Teil
ihres Körpers zu schenken. Das hat noch mal eine ganz besondere
Qualität, weil es eine ganz bewußte Entscheidung für einen anderen
Menschen ist.

Erlösung vom Leben auf des Messers Schneide

Interview mit Kurt Mandelkow*

von Peter Krause

Vor wenig mehr als 50 Jahren fand die erste erfolgreiche Transplantation eines Herzens bei einem Menschen statt. Ein Tor zu einem völlig neuen Bereich der Medizin war aufgetan. Durch alle Zeiten hindurch galt (und gilt) das Herz als ein sehr besonderes Organ im Leib des Menschen. Seit der ersten Herztransplantation durch Christiaan Barnard war es möglich, ein krankes Herz gegen ein gesundes auszutauschen. Kühne Mediziner hatten den Eingriff gewagt und schließlich den ersehnten Erfolg errungen!

Kurt Mandelkow führte ein intensives Berufsleben, verlangte nicht selten viel, zu viel von sich – und mißachtete lange die warnenden Signale seines Leibes. Irgendwann brach er zusammen. Mit einem komplett erkrankten Herzen sah er dem Tod in die Augen, durchlitt dramatische Phasen, bis es schließlich zur Transplantation kam. Er bekam sein Leben neu geschenkt! Heute beraten und begleiten er und seine Frau Menschen in gleicher Situation. Dies ist seine Form des Danks für eine wunderbare Rettung aus höchster Not!

Peter Krause: Sie sind jetzt in einer Situation, in der Sie *es* hinter sich haben. Sehr starke und tiefe Erfahrungen liegen hinter Ihnen, von denen man sich kaum vorstellen kann, wie sehr das Leben davon betroffen ist. Ihnen wurde erfolgreich ein Herz transplantiert, mit dem Sie nun schon viele Jahre leben.

Die Transplantation war irgendwann nötig, hat Ihnen Ihr Leben gerettet. Wußten Sie schon früh, also in Ihrem ganzen bisherigen Leben, daß dieser Moment irgendwann kommen würde? War es eine Erkrankung des Herzens, die Sie schon lange kannten, oder geschah alles plötzlich und unerwartet?

Kurt Mandelkow: Der Ursprung lag wahrscheinlich darin, daß ich zuviel gearbeitet, zuviel Verantwortung getragen habe. Ich habe ein Unternehmen geleitet, bin viel gereist. Die beruflichen Belastungen forderten irgendwann ihren Preis. Männer, aber wahrscheinlich auch

---

* Name geändert

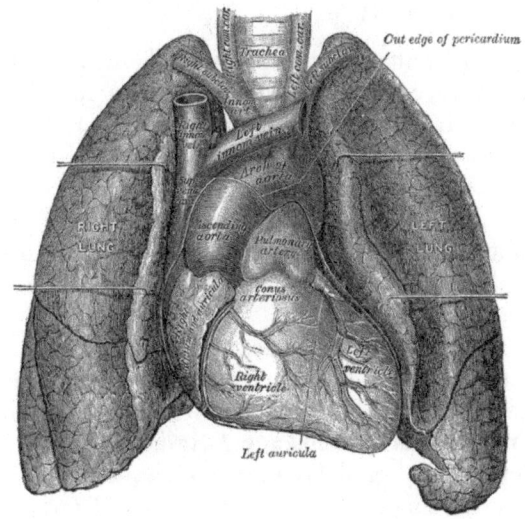

Henry Gray's Anatomy of the Human Body, England 1858

Lage des Herzens, gesehen von vorne

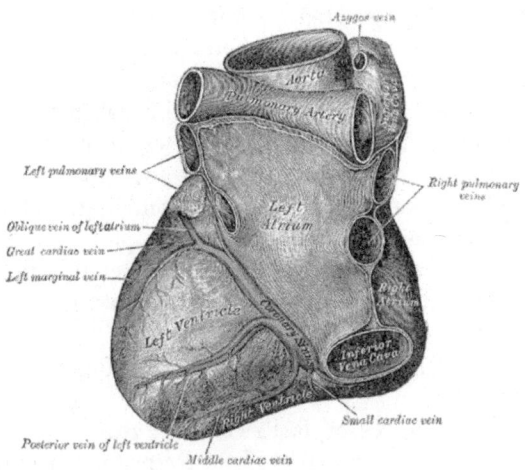

Henry Gray's Anatomy of the Human Body, England 1858

Herz, gesehen von hinten

Frauen, haben die Eigenschaft, mitunter etwas zu verdrängen. Es gab in meinem Leben Signale, daß es zuviel wurde mit der Arbeit und den damit verbundenen Belastungen, aber das habe ich unterdrückt, denn es waren kurze Signale, nach denen es mir ja wieder ganz gut ging.

Das ging so über zwei Jahre. Die Mitteilungen kamen immer wieder, und die Abstände dazwischen wurden immer kürzer, ich habe das zunächst verdrängt. Irgendwann gab es die finale Mitteilung – und da war es passiert.

P.K.: Sie erlitten einen Herzinfarkt?

K. Mandelkow: Ja. Bevor ich ins Koma fiel, konnte ich meiner Frau nur noch sagen: *„Herzinfarkt"*, und dann fehlen mir einige Wochen. Später hat man mir gesagt, daß ich schon vorher einige kleine Herzinfarkte hatte.

Mein Herz war irgendwann kaputt

Mein Herz war irgendwann kaputt, defekt kann man nicht mehr sagen, es war stark vergrößert, so wie ein Fußball, aus dem Luft herausgelassen ist und in den dann noch jemand hineingetreten hat. Mein Herz hatte fast keine Pumpleistung mehr. Das waren die Umstände, in denen ich mich dann plötzlich sah.

Rückblickend würde ich sagen, daß ich Signale mißachtet hatte, die mir mein Körper gesandt hatte. Mein Leben mit den vielen Reisen, die Ernährung, die Verschiebung der Zeitzonen, denen ich ausgesetzt war, das hatte alles seinen Preis.

P.K.: Sie sind also, für Ihr Alltagsbewußtsein, unvermittelt in eine sehr dramatische Situation geraten. In dieser Situation hat Ihnen ein Arzt irgendwann eröffnet, daß ein Weg aus der Gefahr, die für Ihr Leben bestand, eine Transplantation sein kann. War das so?

K. Mandelkow: Nein, so weit ging das erstmal nicht. Ich sagte ja bereits, daß ich zunächst für einige Wochen im Koma war. Es waren etwa vier Wochen, von denen mir meine Familie erzählte, daß das eine sehr dramatische Zeit gewesen ist. Man glaubte, auch einige Ärzte, daß ich aus dieser Situation nicht wieder herauskommen würde. Aber ich habe es doch irgendwie geschafft. Danach hieß es erstmal, daß man es mit einer Bypassoperation versuchen würde. Das wurde auch gemacht. Aber nach der Operation sagte mir der Chirurg, daß nicht mehr viel zu machen sei. Es war aufgrund der bis dahin schon eingetretenen Schädigung meines Herzens so gut wie unmöglich, die Bypässe zu legen. Von diesem Moment an hat es noch zwei Jahre gedauert, bis ich an den Punkt kam, an dem gar nichts mehr ging. Ich war, um auf Ihre Eingangsfrage zurückzukommen, ganz plötzlich aus meiner gewohnter Lebenssituation herausgerissen. Ich befand mich in einer total veränderten Situation, in der meine Frau praktisch alle Dinge übernehmen mußte.

P.K.: Wie war der Moment, in dem der Gedanke an die Möglichkeit einer Transplantation auftrat?

K. Mandelkow: Ich war, wie gesagt, fast zwei Jahre zu Hause gewesen. Beim Frühstück bekam ich dann irgendwann eine Ohnmacht, woraufhin meine Frau den Notarzt rief. Als ich dann ins Krankenhaus gebracht wurde, bekam ich eine Lungenentzündung, und man war sich eigentlich sehr sicher, daß ich es nun wirklich nicht mehr schaffen würde, am Leben zu bleiben. Aber auch aus dieser Situation kam ich heraus.

Leben auf einer hochkant gestellten Rasierklinge

Während der Zeit der Lungenentzündung bin ich auch wieder abge-
treten, verlor das Bewußtsein, und der Leitende Oberarzt eröffnete
meiner Frau, daß nur noch, wenn überhaupt, eine Herztransplantation
helfen würde.

Nun machte man das, was möglich war. Man hat mir ein VAD-Sy-
stem eingepflanzt. Das ist ein Unterstützungssystem, das in den Körper eingesetzt und elektrisch betrieben wird. Unterhalb des Herzens,
auf der linken Körperseite, wird so ein System installiert und mit der
Herzspitze vernäht. Bei mir war es eine elektropneumatische Pumpe,
die an Batterien angeschlossen und über einen Controller gesteuert
wurde. Diese Pumpe, die ohne Unterbrechung 24 Stunden am Tag
lief, machte einen Höllenlärm, hatte aber die Funktion des Herzens
übernommen. Zu diesem Zeitpunkt hatte mein Herz nur noch eine
Leistung von 11 bis 13 %; und damit allein kann man eben nicht mehr
leben. Dann begann die Wartezeit.

P.K.: Sie haben dieses Gerät implantiert bekommen und sagen,
daß das erhebliche Geräusche machte, die Sie ständig wahrgenommen
haben. Und nun begann die Wartezeit, Ihr Name war auf der Liste der
Organempfänger gesetzt worden. Wenn ich mich da hineinversetze,
stelle ich mir ein solches Leben als hochdramatisch vor.

K. Mandelkow: Ja, das war es auch!

P.K.: Es ist zwar ein unpassender Vergleich, aber mir fällt gerade
nichts Besseres ein: Sie saßen wie auf Kohlen ...

K. Mandelkow: ... die ja irgendwann abkühlen. Ich sage es mal so:
Es war ein Leben auf einer hochkant gestellten Rasierklinge. Nur nicht
bewegen, denn das tut weh. Das Leben, das nun kam, war schlimm.
Ich kam auch nicht direkt auf die Warteliste. Es wurden zunächst
ausführliche Untersuchungen gemacht, inklusive einer sozialen Ana-
mnese. Meine Frau und unsere beiden Töchter wurden auch in den
Prozeß einbezogen, denn man wollte wissen, wie unsere Familie so
ist, ob wirklich einer für den anderen einsteht. Das wurde damals sehr
hoch bewertet, und ich muß ehrlicherweise sagen, daß ich das in der
heutigen Praxis vermisse.

Die Entscheidungen, die mir letztlich das Leben gerettet haben,
die hat alle meine Frau getroffen, denn ich war zu diesen Zeitpunkten
bewußtlos. Sie hatte also auch die Entscheidung getroffen, die Pumpe
einbauen zu lassen. Das erfolgte unter der Maßgabe, daß es keine andere Chance gab, mein Leben zu erhalten. Es war nachmittags zwei
Uhr, und man hatte meiner Frau gesagt, daß, wenn man es nicht sofort

tun würde, mein Leben bis zum nächsten Morgen beendet sein würde. Das war alles hochdramatisch.

Ich hatte das große Glück, daß mich einer der besten Chirurgen operiert hat. Übrigens war das auch derjenige, der mich später auch transplantiert hat. Vorher kam ich also auf die Liste. Das wirkliche Problem war aber, daß ich aufgrund meiner beruflichen Erfahrungen genau wußte, wie die Pumpe, die man mir eingesetzt hatte, gebaut war und funktionierte.

Die Zeit verrinnt

Vor allem war mir klar, daß die Pumpe nur ein Jahr funktionieren würde. Und nun müssen Sie sich das so vorstellen, als würden Sie auf eine Sanduhr sehen, die mit 365 Körnern gefüllt ist, von denen an jedem Tag eines vom oberen Glas in das untere fällt. Wie der Anruf kam, daß ein Organ für mich da sei, da waren nur noch fünf Körnchen in der Sanduhr. Bereits zwei Monate vorher hatte ich mich von meiner Familie innerlich verabschiedet.

P.K.: Sie waren in dieser ganzen Zeit des Wartens zu Hause, also in Ihrer gewohnten Umgebung?

K. Mandelkow: Ich war die ersten vier Monate in der Klinik und dann zu Hause. Allerdings war alles sehr rational aufgestellt. Alles, was ich machte, war wohlüberlegt. Ich mußte mich schonen, mußte immer aufpassen und war mobil, natürlich auch sehr eingeschränkt. Die Pumpe wurde durch Batterien betrieben, und nachts schloß ich mich an eine Steckdose an. Sie müssen wissen, daß wir auf dem Land wohnen, und da gab es auch mal Gewitter mit einem Stromausfall. Auch das haben wir mitgemacht, da muß man ruhig bleiben, denn die Energie der Batterien ist auf wenige Stunden begrenzt. Na ja, der Strom war rechtzeitig wieder da ... Das war eine sehr beklemmende Situation. Ich lebte und lebe bis auf den heutigen Tag so, daß ich mich an jedem Tag von neuem frage, was er wohl bringen wird.

P.K.: Dann kam der Tag 360 und der erlösende Anruf.

K. Mandelkow: Ja, fünf Minuten nach Mitternacht an einem Montagmorgen.

P.K.: Wenn ein solcher Anruf für einen Menschen kommt, der auf die Transplantation eines Herzens wartet, muß alles Folgende vermutlich sehr, sehr schnell gehen. Alles muß sehr schnell eingeleitet und durchgeführt werden. Wie fühlten Sie sich in dieser Situation?

K. Mandelkow: Alles folgte einer sehr gut aufgestellten Logistik.

Meine Frau und ich fragten uns, was wir nun zu tun hätten. Wir riefen die Kinder – zwei erwachsene Töchter – an. Dann, zehn Minuten später, klingelte es, und es standen zwei Feuerwehrleute vor der Tür. Als ich die sah, wußte ich, daß alles gut werden würde, denn einer der beiden Männer hatte mich seinerzeit reanimiert und mir so das Leben gerettet. Ich war glücklich, hatte zu keinem Zeitpunkt Angst. Ich habe mich von meiner Frau verabschiedet und noch den Satz *„Du schaffst es"* von ihr in Erinnerung.

Dann fuhren wir zur Klinik, wo wir um halb drei ankamen. Ich hatte nur die Tasche mit den Batterien dabei, sonst nichts. Ich hatte mir einfach meine Jacke angezogen und war losgefahren. In der Klinik wurde ich dem Oberarzt übergeben, der sehr freundlich war. Wir haben uns eine Weile nett unterhalten, stellten fest, daß wir gemeinsame Bekannte haben. Nach etwa zwei Stunden, es war gegen fünf Uhr, fragte er, ob es mir gut ginge. Das konnte ich in dem Augenblick nur bejahen. Ich war ein wenig nervös und trank ein Glas Wasser, danach hatte ich einen Filmriß. Die Ärzte und Pflegenden in der Klinik, zu denen ich übrigens auch heute noch einen guten Kontakt habe, erzählten mir später, daß ich sehr unterhaltsam und kommunikativ gewesen sei.

Ein Herz wird transplantiert

Um etwa sechs Uhr kam ich in den Operationssaal. Ich war so entspannt, daß ich nicht mal merkte, wie dieser Arzt mir den zentralen Venenkatheter legte. Ich hatte einfach nur Glücksgefühle und die Sicherheit in mir, daß alles gutgehen würde.

P.K.: Wie lange dauert eine solche Operation?

K. Mandelkow: Das ist unterschiedlich. Meine Operation hat länger gedauert, denn die Maschine mußte erst mal herausgenommen werden. Bei mir erfolgte das in zwei Etappen. Zunächst wurde die Maschine herausgenommen, dann das innen im Bauch verlegte Kabel, das in der langen Zeit schon eingewachsen war. Insofern war die Entfernung etwas aufwendiger.

Das reine Einsetzen des Herzens, also ohne die Vorbereitungen, wie das Öffnen des Brustkorbs, dauert bei einem geschickten Chirurgen nur etwa 25 bis 30 Minuten. Und dann wird alles wieder zugemacht. Insgesamt hat die Operation bei mir vielleicht viereinhalb Stunden gedauert, inklusive Abgang von der Herz-Lungen-Maschine.

Ich hatte bei der Transplantation den gleichen Chirurgen, der mir auch schon die Pumpe eingesetzt hatte, und bekam ein gutes Herz und bin damit die ganze Zeit sehr sorgsam und pfleglich umgegangen, weil

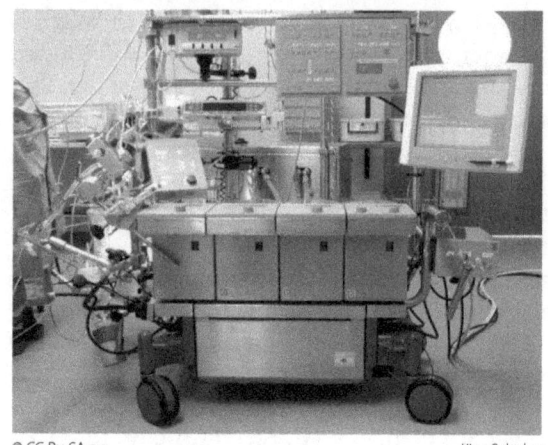

Jörg Schulze

Herz-Lungen-Maschine im OP (Stöckert S3)

es jetzt mein Herz ist und nicht mehr das Herz des Spenders. Das fühlte ich schon vom ersten Tag an.

Ich wußte immer, daß ich es schaffe. Meine Frau und der Feuerwehrmann haben mich innerlich getragen. Auch zu dem damals behandelnden Oberarzt habe ich einen guten Kontakt entwickelt.

P.K.: Was war das dann für Sie für ein Gefühl, wach zu werden, zu spüren, daß da ein Herz in Ihrer Brust schlägt? Sie wurden wach und hatten es geschafft. Was ging in Ihnen da vor?

K. Mandelkow: Das war ein mehr als bewegender Moment. Dafür gibt es eigentlich keinen Begriff. Glück, Dankbarkeit, Seligkeit, es gibt dafür eigentlich kein Wort. Es gibt ja Situationen im Leben, die sich nicht beschreiben lassen. So eine Situation war das. Trotzdem will ich es mal versuchen.

Das neue Herz begrüßen

Ich bin wach geworden, und was mich sofort fast wahnsinnig gemacht hat, war diese Ruhe. Vorher hatte ich ja ein ganzes Jahr ununterbrochen den Höllenlärm der Pumpe immer in meiner Nähe. Ich wurde wach, hörte das Geräusch nicht mehr und dachte, daß mit der Pumpe etwas nicht stimmen würde. Ich fühlte dann an die Stelle meines Körpers, wo die Pumpe war, aber da war nichts mehr, nur eine Delle im Körper. Die Maschine war etwa so groß wie ein Diskus, und nun war da nichts mehr. Ich tastete dann meine Brust mit der Operationsnaht und wußte, da ist etwas passiert. Und in diesem Moment spürte ich *mein* Herz. Ich legte meine beiden Hände auf die Brust und krächzte, meine Stimme war durch die Intubation geschädigt: *„Hallo Herz".* Ich habe mit meinem Herzen gesprochen, ich habe es begrüßt. Ich sagte meinem Herzen, daß wir nun eine Einheit seien. Danach habe ich sehr lange für den Menschen gebetet, von dem das Herz kam.

P.K.: Sie haben also von Beginn an das Gefühl gehabt, nicht ein fremdes Herz in der Brust zu haben, sondern Ihr eigenes. Für einen Außenstehenden wie mich berührt das die sehr wesentliche Frage, ob man sich daran gewöhnen kann, mit einem Organ zu leben, das aus dem Leib eines anderen Menschen stammt. Sie beschreiben, daß das für Sie kein Problem war, denn Sie hatten Ihrem Spenderherzen gegenüber nie ein fremdes Gefühl. Können Sie diese Erfahrung mit der anderer Transplantierter abgleichen?

K. Mandelkow: Die Verläufe sind diesbezüglich sehr unterschiedlich. Es gibt Menschen, die, vielleicht erst nach Tagen, Wochen oder Monaten, sagen: *„Ja, das ist mein Herz".* Es gibt aber auch Menschen, die psychisch so aufgestellt sind, daß sie sich sagen, daß der Mensch tot war, dem man das Herz entnommen hat. Ich habe jetzt „tot" gesagt und meine damit den Hirntod. Das ist der eigentliche Tod, auch wenn die Vitalfunktionen durch Maschinen noch aufrechterhalten werden. In dem Moment, in dem das Organ herausgenommen wurde, war der betreffende Mensch tot. Damit kommt manch einer nicht zurecht, daß das Herz warm war, als man es entnommen hat.

Ich persönlich finde es sehr schön, daß man das Herz begrüßt. In einigen Kliniken hat man das inzwischen in das psychologische Programm aufgenommen. Wenn ein Patient es will, begleitet ihn eine psychologische Fachkraft dabei. Ich habe es zunächst eher skeptisch gesehen, aber heute sehe ich, daß die Begrüßung des Herzens ein guter Weg auch für andere Menschen ist. Heute weiß ich, daß das Menschen hilft, aus einer für sie schwierigen Situation herauszukommen. Wissen Sie, die Menschen sind ja sehr verschieden. Manch einer gibt sich hart, so wie ein Cowboy, aber im tiefsten Inneren sieht es oft ganz anders aus.

Gedanken an den Menschen, von dem das Herz stammt

P.K.: Sie haben eben auch erwähnt, daß Sie für den Menschen, von dem Sie ihr Herz bekommen haben, gebetet haben. Das bedeutet, daß Sie ein religiöser Mensch sind.

K. Mandelkow: Ich hole mir viel Kraft aus dem Glauben, aber mit der Institution Kirche komme ich nicht zurecht. Da ist vieles, was ich nicht nachvollziehen kann. Aber der Glaube ist wichtig für mich, der gibt mir viel Kraft.

P.K.: Wenn Sie sich heute vorstellen, daß da ein Mensch gewesen ist, der Ihnen das größtmögliche Geschenk gemacht hat – was glauben

Sie, wie dieser Mensch auf diesen Augenblick zurückschaut? Es ist ja nicht nur ein großer Augenblick für denjenigen Menschen, dem mit dem Organ geholfen wird, sondern auch für denjenigen, von dem das Organ stammt. Dieser Aspekt erscheint mir als ein sehr wichtiger, obwohl meine Frage natürlich nur spekulativ zu beantworten ist, das weiß ich, aber als Vorstellung kann man sich das ja mal versuchsweise durchdenken. Wie sehen Sie das?

K. Mandelkow: Na ja, der betreffende Mensch, von dem die Organspende stammt, ist ja nicht mehr da. Ich kann seine Meinung nicht mehr erfragen. Er ist tot, nicht mehr unter den Lebenden. Aber wenn ein Mensch sich zu Lebzeiten entschließt, Organspender zu werden, dann tut er das, weil er sich mit der Thematik und auch mit sich selbst auseinandergesetzt hat. Er begegnet Gefühlen und Gedanken in sich und hat somit vielleicht auch die Frage, die Sie eben gestellt haben, für sich bearbeitet. Ich habe heute natürlich auch einen Organspendeausweis. Lange habe ich nicht einmal gewußt, was ein solcher Organspendeausweis überhaupt ist. Ich stelle das oft fest, wenn ich mit Menschen über die Organspende geredet habe, daß dann etwas später Fragen kommen, an denen ich bemerke, daß die Menschen sich mit der Thematik intensiv auseinandersetzen.

Sein Leben noch einmal bekommen

P.K.: Wenn diese ganzen Dinge, die Sie beschrieben haben, nicht genauso geschehen wären, säßen wir heute nicht hier. Ist es für Sie seit der Herztransplantation ein neues Leben, das Sie nun führen, oder ist es die Fortsetzung des vorangegangenen, sozusagen alten Lebens?

K. Mandelkow: Es ist ja eine Art Slogan, der mit der Organspende verbunden wird, daß man ein zweites Leben erhält. Dagegen wehre ich mich. Wissen Sie, wir haben auf dieser Erde nur das eine Leben. Eines! Ich sehe es so, daß ein Organtransplantierter dieses eine Leben, das im Begriff war zu gehen, noch einmal zurückbekommt. Es ist kein zweites Leben, es ist keine neue Identität. Sicherlich ist manches anders nach einer Transplantation. Aber „zweites Leben", diese Formulierung mag ich nicht. Ich habe mein Leben zurückbekommen, und dafür bin ich sehr, sehr dankbar.

P.K.: Ich kann mir aber gut vorstellen, daß Sie anders ins Leben sehen, als es vorher der Fall war.

K. Mandelkow: Absolut! Wir sind Kinder unserer Zeit. Die Zeiten verändern sich, und auch wir Menschen verändern uns. Wir unterliegen einem fortwährenden Veränderungsprozeß. Ich führe mein Leben jetzt ganz anders als früher.

P.K.: Machen Sie sich da nicht etwas zu klein? Was Sie erlebt haben, auch was Ihre Frau mitgetragen hat, das ist doch eine ganz unvergleichlich starke Erfahrung. Das ist doch etwas ganz anderes, als z.B. zeitweise arbeitslos zu sein oder einen Verkehrsunfall zu haben, um nur zwei Schicksalsschläge zu nennen, die einen Menschen ereilen können.

K. Mandelkow: Wenn Sie ansprechen, was ich alles erlebt habe, was da alles gewesen ist, dann kann ich so zusammenfassen – auch wenn Sie es auf Anhieb nicht verstehen: Es gibt Schlimmeres als den Tod! Man lebt anders, wenn man das erfahren hat, man lebt bewußter. Wenn ich seit damals so weitergearbeitet hätte, wie ich es gewohnt war, wäre ich irgendwann in den Ruhestand gegangen. Es hat sich insofern verändert, als ich ein sehr feinsinniger Mensch geworden bin. Das war ich früher zwar auch schon irgendwie, aber seit der Transplantation haben Dinge für mich einen Wert bekommen, die ich vorher nicht beachtet habe. Kleinigkeiten, ein Gänseblümchen z.B. Man lebt bewußter.

P.K.: Heute machen Sie Ihre eigenen Erfahrungen für andere zugänglich. Sie setzen sich aktiv für die Betroffenen und für die Organspende ein. Was ist Ihre Botschaft? Was sagen Sie den Menschen, die den Weg noch vor sich haben, den Sie bereits gegangen sind?

Hat das Leiden einen Sinn?

K. Mandelkow: Ich besuche und betreue gemeinsam mit meiner Frau Betroffene. Wir halten regelmäßig Kontakt mit ihnen. Das sind Menschen in der Wartesituation, in der ich mal war. Ich mache das, weil ich gern etwas zurückgebe, denn ich habe selbst sehr viel bekommen. Das ist das eine. Das andere ist, daß ich mich gut daran erinnern kann, daß ich in dem Jahr, in dem ich mit dieser Maschine gelebt habe, gern mal mit einem Menschen geredet hätte, der mich versteht – mich versteht mit meiner ganzen Problematik, mit dieser Maschine, mit allem, was in meinem Kopf hin- und hergeht. Und so einen Menschen gab es damals nicht.

Ich habe mich später in der Klinik einfach mal an das Bett eines Mannes gesetzt, habe ihn angesehen und gesagt, daß ich mal in der gleichen Situation war wie er. Dann erzählte mir dieser Mann sein Leben, er fühlte sich verstanden. Diese ganz andere Ebene kann kaum ein Arzt oder ein Pflegender erreichen. Wir, meine Frau und ich, versuchen, den Menschen Mut zu machen.

P.K.: Es gibt ja auch die Frage, warum denn das alles, dieses ganze Leiden, sein muß. Das fragt man sich doch sicherlich in einer solchen Situation?

K. Mandelkow: Ich habe darauf keine Antwort, aber das Gefühl, daß es eben so sein muß. Sie haben keine andere Wahl. Sie können nun mal kein Spenderherz herbeizaubern.

P.K.: Es gibt doch aber Situationen, in denen Menschen sich befinden, denen gegenüber man nur sagen kann, daß das damit verbundene Leiden zu heftig ist.

K. Mandelkow: Ich habe das selber erlebt. Was man mir da aufgebürdet hat, das Jahr mit der Maschine, diese ganze Last ... um mal beim Glauben zu bleiben: Das Kreuz, das ich damals tragen mußte, hat mich so geprägt, daß ich mich heute in die Menschen hineinversetzen kann, in diese Menschen, die da mit leeren Augen sitzen, weil sie nicht mehr weinen können. Diese Menschen sind verzweifelt, machen furchtbare Zeiten durch. Manchmal hilft es auch, wenn man als Mann einem Mann die Hand hält und sagt: *„Weine doch einfach mal."* Das Kreuz, das ich damals zu tragen hatte, das habe ich mitunter, wenn ich es nicht mehr tragen konnte – bildlich gesprochen –, abgenommen und an die Wand gestellt. Ich habe dann gehofft, daß jemand kommen würde, um es statt meiner zu tragen; aber es kam keiner, und so mußte ich es selbst wieder auf die eigenen Schultern nehmen.

P.K.: Nun haben Sie über diejenigen Menschen gesprochen, die auf eine Transplantation warten. Es gibt aber auch diejenigen Menschen, die sich zur Organspende bereit erklären könnten, die einen Organspendeausweis ausfüllen könnten.

Organspende: Ja oder nein?

K. Mandelkow: Was ich diesen Menschen sage, ist sehr verschieden. Man muß sich die Menschen ansehen und dann entscheiden, es im einen Fall so und im anderen ganz anders zu machen. Das ist auch in den Vorträgen so, die ich halte. Wenn sich da jemand zu Wort meldet, eine Frage stellt, dann hoffe ich zu ahnen, was für ein Mensch das ist. Es ist also ganz individuell, was und wie ich es den Menschen sage.

Allgemein gibt es natürlich Fakten, die man wissen sollte. 97 % der Menschen würden ein Organ nehmen, wenn sie es brauchen würden, aber nur etwas mehr als 15 % würden Organe spenden.

P.K.: Es geht vermutlich vor allem darum, den Menschen die Angst zu nehmen. Es kann ein Unglück geschehen, ein Verkehrsunfall z.B., dann wird man ins Krankenhaus eingeliefert, und es wird die

Hirntoddiagnostik durchgeführt. Darauf folgt in einer aufwendigen Operation die Entnahme der Organe. Das alles macht den meisten Menschen Angst.

K. Mandelkow: Sie nennen jetzt als Beispiel den Verkehrsunfall. Man hat allgemein die Vorstellung, daß es vor allem Opfer von Verkehrsunfällen sind, die Organe spenden. Aber das ist in Wirklichkeit anders. Motorradfahrer z.b. machen nur einen sehr kleinen Teil von weniger als einem Prozent der Organspender aus.

In Deutschland sterben pro Jahr rund 800.000 Menschen, und nur bei 8.000 Menschen, also bei einem Prozent ist es überhaupt möglich, Organe zu entnehmen. Diese für eine Organentnahme geeigneten Menschen sind in den wenigsten Fällen Opfer von Verkehrsunfällen. Und weiter: Man kann nur ein Organ entnehmen, wenn es vorher ununterbrochen durchblutet wurde. Aus diesem Grund setzt man bei hirntoten Organspendern die intensivmedizinischen Behandlungen fort, um die vitalen Funktionen der Organe zu erhalten. Der Mensch ist tot, obwohl sich die Brust hebt und senkt. Das ist ein wahnsinnig schwieriger Moment für die Angehörigen, das zu akzeptieren und Abschied zu nehmen, denn sie haben den Eindruck, daß der Mensch noch leben würde.

Wenn man mit einem Menschen im Gespräch so weit gekommen ist wie wir beide jetzt, dann ist schon viel erreicht. Man kann sachlich über die Fakten und Schritte sprechen, sachlich informieren. Es gibt aber auch andere Sichtweisen. Ein christlicher Geistlicher hat mir, als ich noch nicht transplantiert war, persönlich z.B. gesagt, daß man komplett vor seinen Schöpfer treten soll und darum Organspenden nicht in Frage kommen. Da frage ich mich natürlich, was mit all den Menschen ist, die im Krieg zerschossen wurden. Sind die nicht vor ihren Schöpfer getreten?

Die Transplantation von Herzen

Interview mit Uwe Schulz

von Peter Krause

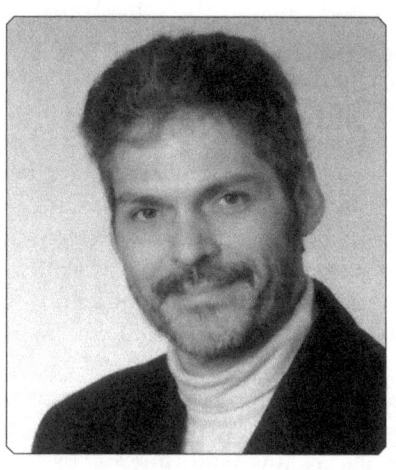

Uwe Schulz, Facharzt für Herz-chirurgie, ist als Oberarzt auf der Herztransplantationsstation und –ambulanz des Herzzentrums NRW, Bad Oeynhausen, Klinik für Thorax- und Kardiovaskularchir-urgie, tätig. Er ist Mitglied in der Deutschen Gesellschaft für Trans-plantationsmedizin, International Society for Heart and Lung Trans-plantation (ISHLT) und der Deut-schen Gesellschaft für Kardiologie (DGK). Er ist außerdem gewähltes Mitglied des Eurotransplant Thora-cic Advisory Committee (EThAC), seit 2011 Mitglied im Fachbeirat der DSO (Region NRW) und ebenfalls seit 2011 bestelltes Mitglied des Klinischen Ethik-Komitees (KEK) des HDZ NRW.

Die Transplantation eines Herzens von Mensch zu Mensch wurde in den 1960er Jahren als besonderer Triumph und entscheidender Durch-bruch der Transplantationsmedizin gefeiert. Damals noch hochris-kant, wurden mittlerweile weltweit Tausende Herzen transplantiert. Die Überlebenszeit erstreckt sich auf viele Jahre, ja Jahrzehnte, und den Operierten ist die Rückkehr ins ganz normale Leben meistens möglich. Am Herz- und Diabeteszentrum in Bad Oeynhausen verfügt man mittlerweile über viel Erfahrung, auch was die Transplantation von Herzen betrifft. Hier, an einem der größten Transplantationszen-tren Europas, habe ich Uwe Schulz getroffen. Er hat an zahlreichen Entnahmen und Transplantationen mitgewirkt, weiß also, wovon er spricht. In unserem Interview beschreibt er, was Herztransplantatio-nen sinnvoll macht, auch für medizinische Laien verständlich.

Peter Krause: Ich habe eine persönliche Kindheitserinnerung daran, wie in den Medien im Dezember 1967 über die erste erfolgreiche Transplantation eines menschlichen Herzens berichtet wurde. Das war – und ist – ähnlich spektakulär wie die Landung der ersten Menschen auf dem Mond. Da wurde auf dem Gebiet der Medizin und der Technik offensichtlich ein neuer Bereich betreten. Irgendwie kennzeichnet das den Beginn einer neuen Epoche.

Herztransplantationen sind zur Routine geworden

Wie ist es heute: Sind Herztransplantationen immer noch so spektakulär, oder sind sie zu einem Teil der medizinischen Routine geworden?

Uwe Schulz: In bezug auf die Operation, aber auch in bezug auf die Vor- und Nachsorge, hat man es heute bei einer Herztransplantation mittlerweile eher mit einer Routine zu tun. Man kann das durchaus mit einer etwas aufwendigeren Operation oder Katheterbehandlung vergleichen. Es ist die Transplantation eines Herzens also nichts, was außerhalb des gewöhnlichen Spektrums liegen würde, denn die inzwischen gewonnenen chirurgischen und medizinischen Erfahrungen ermöglichen einen ganz anderen Umgang mit der Aufgabe einer Herztransplantation, als es in der Frühzeit dieses Eingriffs noch war. Damals, 1967, war nicht klar, ob es überhaupt gelingen könnte, ein Herz von einer Person zu einer anderen Person zu verpflanzen und es danach auch noch wieder zum Schlagen zu bringen.

P.K.: Sie haben selbst einige Herzen transplantiert. Da interessiert mich die Gesinnung, also der Rundhorizont, vor dem sich alles ereignet. In den 60er Jahren des vorigen Jahrhunderts, also vor gar nicht langer Zeit, haben Mediziner wie Christiaan Barnard einen riesigen Schritt getan. Es gab ja auch einen weltweiten Wettstreit, welchem Team es als erstes gelingen würde, ein menschliches Herz zu transplantieren. Damals wie heute: Mit welcher Gesinnung bewegt man sich in diesem Feld der Medizin? Worum geht es?

U. Schulz: Zunächst einmal geht es um eine zwar kleine, aber schwerkranke Patientengruppe. Das ist das erste. Dieser Gruppe kann man medizinisch kein anderes Angebot mehr machen als die Transplantation. Diesen Menschen kann man nicht mehr anders zum Weiterleben helfen. Es gibt zwar zeitlich begrenzte Überbrückungsverfahren, aber eben nur Überbrückungsverfahren. Darunter leidet im übrigen auch die Lebensqualität, oder es kommt sogar zu einer notwendigen dauerhaften Versorgung in einem Krankenhaus.

Die Alternative dazu ist, bei einer gut verlaufenen Transplantation, ein absolut normales Leben. Nach einer Erholungsphase von z.B. einigen Wochen ist das gewohnte Leben in Familie, Beruf usw. wieder möglich. Diese Perspektive und Lebensqualität kann man den Patienten mittlerweile für einen Zeithorizont von weit mehr als zehn Jahren anbieten – und nicht mehr nur für wenige Monate, wie es am Anfang noch war.

Medizinischer Fortschritt ermöglicht, Leben zu retten

P.K.: Bei den Herztransplantationen sind Sie immer in dem Bereich des alles Entscheidenden. Es handelt sich hier nicht um Transplantationen, die nur die Lebensqualität verbessern oder das Leben verlängern, wie beispielsweise im Falle der Nierentransplantationen. Bei den Herzpatienten geht es immer um Leben oder Tod. Mit der Transplantationsmedizin ringen Sie als Ärzte mit dem Tod. Ein Leben, das vor fünfzig Jahren zu seinem Ende gekommen wäre, kann heute fortgeführt werden, weil es möglich geworden ist, mittels einer Transplantation ein krankes Herz durch ein gesundes zu ersetzen. Ganz platt gefragt: Warum macht man das alles, wo doch der Tod zum Leben dazugehört und unser aller Tage irgendwann einmal gezählt sein werden?

U. Schulz: Banal könnte ich jetzt antworten: Weil es geht! Vor gar nicht langer Zeit sind die Menschen noch an ganz simplen Infektionen gestorben. Heute kann man solche Infektionen mit einfachsten Medikamenten innerhalb kürzester Zeit beseitigen. Es gab Zeiten, da lag das mittlere Lebensalter unterhalb von dreißig Jahren, und unser mittleres Lebensalter liegt heutzutage schon bei jenseits von siebzig. Wir haben im Laufe der Zeit an vielen Stellen medizinisch immer wieder Dinge entwickelt, die dazu führen, daß die Lebenserwartung verlängert wird.

P.K.: Wir sprechen bei der Transplantationsmedizin über einen sehr modernen und jungen Bereich der Medizin. Läßt sich sagen, welchen Einfluß die Möglichkeit zu Herztransplantationen auf den Anstieg der Lebenserwartung gehabt hat und hat?

U. Schulz: Nein, wahrscheinlich nicht, denn ich glaube, daß die Gruppe der Betroffenen dafür zu klein ist. Aber der Erfolg der Herztransplantation ist eng verknüpft mit der allgemeinen medizinischen Entwicklung und dem Fortschritt der chirurgischen Therapie, denn für die Transplantation werden viele Verfahren, wie z.B. das der Herz-Lungen-Maschine, gebraucht. Viele Verfahren haben sich mit der Transplantationsmedizin weiterentwickelt, und davon profitieren zugleich auch andere Bereiche der Medizin.

P.K.: Mit dem einen hochspeziellen Bereich, in dem es um Organtransplantationen geht, entwickelt sich also die ganze Medizin weiter: das chirurgische Handwerk, die Pharmazie und auch die Technik. Alles bekommt gleichermaßen einen Innovationsschub dadurch, daß man in einem besonderen Bereich einen weiteren Schritt tut. Ich möchte doch noch mal meine Frage von eben etwas präzisieren: Ist der Einfluß der Entwicklung der Transplantationsmedizin auf den Anstieg der Lebenserwartung eher wesentlich oder doch nur marginal?

U. Schulz: Für die Gesamtbevölkerung läßt sich das vermutlich nur schwer abschätzen. Man müßte das sehr genau überprüfen. Ich sagte eben bereits, daß die Transplantationsmedizin auch Auswirkungen auf viele andere Bereiche hat.

Nehmen wir die Behandlung eines schwer Unfallverletzten. Die hat letztlich den gleichen Effekt wie eine Transplantation, denn es wird ein Leben erhalten und verlängert, das anders an sein Ende gekommen wäre. Die Anwendung eines aufwendigen und speziellen Verfahrens leistet einen Beitrag dazu, daß schwer verunglückte Menschen überleben können. So kann man den Bereich, in dem es um Transplantationen geht, nicht isoliert von anderen anschauen, wenn man von der Frage ausgeht, die Sie eben gestellt haben.

P.K.: Das Beispiel leuchtet ein, und es scheint mir sehr wichtig zu sein, daß man in Ihrem Zweig der Transplantationsmedizin eine Entwicklung betreibt, die sofort auch anderen Bereichen der Medizin zugute kommt.

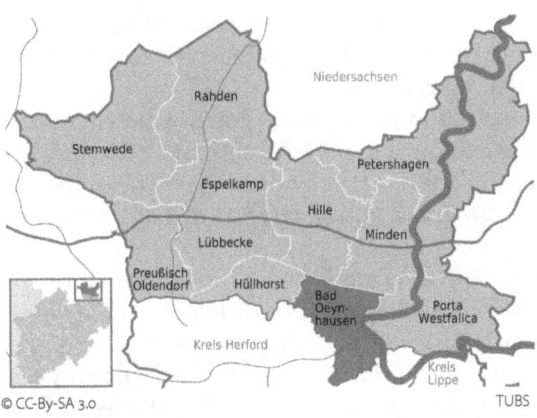

Lage der Stadt Bad Oeynhausen im Kreis Minden-Lübbecke

Hier in Bad Oeynhausen führen Sie statistisch eine bis zwei Herztransplantationen pro Woche durch. Ist das richtig?

U. Schulz: Die Zahl der Transplantationen verteilt sich über das Jahr aufgrund vieler Faktoren nicht immer gleichmäßig. Etwa 80 % der

Patienten, die transplantiert werden, sind auf der dringlichen Liste (sogenannte „HU"-Liste für „High Urgency" = Hohe Dringlichkeit) gemeldet; dafür muß man einen formalen Antrag stellen, was man nur für Patienten tun kann, die man auch schon stationär behandelt. Für die Betreuung dieser Patienten, die sehr krank sind, ist eine gewisse Kapazität nötig. Je nachdem, wie belegt die Intensivstation ist, kann es Phasen geben, in denen man sich keine neuen Patienten ansehen kann. Damit zusammenhängend werden dann eben auch keine weiteren Dringlichkeitsanträge gestellt. Über die für die verschiedenen Blutgruppen unterschiedlichen Wartezeiten entwickelt es sich dann im Alltag so, daß man in ein bis zwei Wochen auch mal fünf bis sechs Transplantationen macht und danach für eine Weile auch mal gar keine.

P.K.: Wie viele dringend wartende Patienten haben Sie jetzt gerade?

U. Schulz: Etwa dreißig.

Ein Spenderherz wird angeboten

P.K.: Wie ist denn der Ablauf? Sie bekommen vermutlich die Meldung von Eurotransplant, daß irgendwo ein geeigneter Spender ist.

U. Schulz: An dieser Stelle müssen Sie bedenken, daß wir wesentlich mehr Organe angeboten bekommen, als wir letztlich transplantieren. Ob wir ein Angebot annehmen oder ablehnen – diese Entscheidung muß übrigens sehr schnell und ganz eindeutig getroffen werden –, hängt an vielen Faktoren, die wir zu erwägen haben. Ein Faktor ist z.B. die Entfernung zum Entnahmeort, insofern wir beurteilen müssen, ob wir den Transport des Spenderherzens in der dafür zur Verfügung stehenden Zeit von maximal etwa vier Stunden auch schaffen. Im vergangenen Jahr bekamen wir etwa viermal so viele Spenderherzen angeboten, als wir letztendlich transplantieren konnten.

P.K.: Und wenn Sie sich dann aufgrund der Ihnen in diesem Augenblick vorliegenden Informationen und Werte entschieden haben, das angebotene Organ anzunehmen, was folgt dann? Wird dann jemand aus Ihrer Klinik in die Entnahmeklinik gebracht, um die Explantation durchzuführen?

U. Schulz: Ja! Es gibt dafür zwei miteinander kooperierende Teams. Drei Herzchirurgen haben sich speziell dazu bereit erklärt, diese Aufgabe zu übernehmen, und wurden dafür trainiert. Einer dieser Kollegen nimmt die Entnahme vor Ort vor und ist zugleich dafür zuständig, die Beurteilung der Qualität des Spenderherzens noch im Operationssaal der Entnahmeklinik vorzunehmen.

Ein Chirurg wird in der Regel von einem Kardiotechniker begleitet. Im Falle der Explantation helfen die Kardiotechniker dem Chirurgen bei der Beurteilung des entnommenen Organs und bei der Vorbereitung für dessen Transport.

Unsere Entnahmeteams haben einen festen Dienstplan. Über alle 24 Stunden des Tages ist ein Koordinator ansprechbar, der weiß, wer an einem bestimmten Tag für den Entnahmedienst vorgesehen ist. Der Koordinator gibt die Information über die bevorstehende Explantation an die beiden Kollegen im Entnahmeteam weiter. Parallel dazu läuft die konkrete Organisation des Transports.

Die Organentnahme

P.K.: Es ist eine Hirntoddiagnostik durchgeführt worden, und die Meldung an Eurotransplant ist erfolgt. Von dort hat man Ihnen die Mitteilung gemacht, daß ein geeignetes Spenderherz zur Verfügung steht, und Sie haben entschieden, es anzunehmen. Nun macht sich das Entnahmeteam auf den Weg zur Klinik, in der die Organentnahme stattfinden wird. In welchem Zeitfenster ereignet sich das alles?

U. Schulz: Da gibt es eine große Spannweite. In der Regel gibt es zunächst einen vorläufigen Plan, weil ja in der Regel mehrere Organe entnommen werden und folglich mehrere Teams vor Ort sein werden. Die Organisation nimmt ein Koordinator in dem Krankenhaus vor, in dem die Entnahmen stattfinden werden. Das könnte dann so sein, daß jetzt jemand sagt, daß er die Organentnahme gern um 18.00 Uhr durchführen will. Man hat also etwa drei bis vier Stunden Zeit, manchmal ist es aber auch knapper.

Während man hier das Team mobilisiert, muß man zugleich durchrechnen, wie lange man braucht, um zum Ort der Entnahme zu kommen, und welches Verkehrsmittel zu nehmen ist. Das erfolgt zugleich auch im Hinblick auf die Rückfahrt, denn dann ist der Zeitdruck noch höher als auf der Hinfahrt, weil man das Organ mit zurückbringt. Beim Herzen sollte das nicht länger dauern als vier Stunden. Dann sollte das Herz bereits transplantiert und wieder mit Blut und Sauerstoff versorgt sein.

P.K.: Das Explantationsteam kommt in der Klinik an, in der die Entnahme stattfinden wird. Ich vermute, daß dort die Operation des Menschen, der die Organe spendet, bereits eingeleitet wurde. Hat ein Chirurgenteam vor Ort den Leib bereits geöffnet und zur Entnahme vorbereitet?

U. Schulz: Das ist unterschiedlich. Aktuell ist es so, daß es keine hausinternen Teams aus dem Spenderklinikum sind, die das machen, sondern es gibt Entnahmeteams, die die Bauchorgane entnehmen und die aus der Region kommen. Wenn z.B. in unserem Haus eine Entnahme stattfindet, würde wahrscheinlich das Bauchentnahmeteam aus Münster kommen. Dieses Team ist im Großraum Münster für alle Entnahmen überregional zuständig und gibt den Zeitplan vor. Sie reisen mit ihrem Equipment aus Münster an, bereiten im OP alles vor und beginnen mit der Operation und Präparation. Die Teams, die Lunge und Herz entnehmen, kommen tatsächlich später. Sie kommen in einem Moment, in dem die Operation bereits begonnen hat. Nur wenn keine Entnahme von Bauchorganen stattfindet, beginnen und beenden die Entnahmeteams für Herz und/oder Lunge die Entnahme-Operation.

Die Transplantation

P.K.: Parallel beginnen Sie hier damit, den Empfänger vorzubereiten. Wie weit gehen Sie in dem Moment in der Vorbereitung? Denn in der Entnahmeklinik muß das Herz noch vom explantierenden Chirurgen beurteilt werden. Wie führen Sie die beiden Handlungsstränge zusammen?

U. Schulz: Das hängt davon ab, wie zeitlich aufwendig die chirurgischen und organisatorischen Vorarbeiten sind, die man speziell für den konkreten Empfänger treffen muß. Wenn ich jemanden mit einem schon länger implantierten Kunstherzsystem habe, ist es chirurgisch relativ aufwendig, das freizupräparieren. Dafür braucht man mehr Zeit als für einen Patienten, der am Herzen noch nicht voroperiert ist und wo ich weiß, daß ich innerhalb einer halben Stunde ohne Probleme die chirurgische Vorbereitung treffen kann.

Es kommt auch darauf an, ob der Patient zu Hause ist oder in der Klinik. Wenn er bei uns in der Klinik ist, ist er bereits mit zentralen Zugängen versorgt. Andernfalls braucht man noch eine halbe bis ganze Stunde für die Vorbereitung der Anästhesie. Das sind alles Prozesse, die parallel laufen und wofür wir die Koordinatoren haben, die unabhängig vom medizinischen Streß, den man hat, in Ruhe planen können. Alle Schritte – die Vorbereitung, die Transportzeit usw. – können hochgerechnet werden, und daraus ergibt sich, wann der Patient zum Operationssaal gebracht werden muß.

Es kann aber auch so sein, daß alles parallel läuft, wenn der Patient z.B. sehr aufwendig vorzubereiten ist. Dann kann der Patient schon im OP in Narkose sein, ohne daß mit der anderen Operation begonnen wurde, bevor der Entnahmechirurg sich meldet, um mitzuteilen, daß

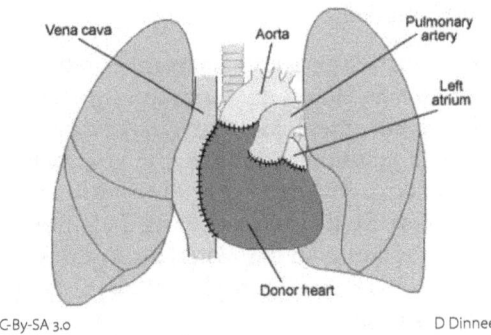

D Dinneen

Prinzip der Herztransplantation. Das Spenderherz wird mit den Hohlvenen, der Lungenarterie und der Aorta verbunden

bestenfalls alles okay ist. Es kann natürlich auch passieren, daß der Patient aus dem OP wieder herausgebracht wird, wenn das Spenderorgan für eine Transplantation nicht geeignet ist. Das wird dem Patienten im Verlauf der Aufklärung auch gesagt und erläutert, daß es prinzipiell auch dazu kommen kann. Besonders dann ist das wichtig, wenn man es mit einem Patienten zu tun hat, der schon ein oder mehrmals am Herzen voroperiert ist.

Für einen Patienten ohne Voroperation ist es in der Regel so, daß er bis zum Okay des Entnahmechirurgen auf der Station bleibt und dort auf die Operation vorbereitet wird. Wir setzen uns danach zügig in Bewegung, haben aber immer noch genügend Zeit, bis das Organ hier eingetroffen ist.

P.K.: Nehmen wir an, daß alles gutgegangen ist. Die Entnahme ist erfolgt, die Transplantation ebenso, und der Organempfänger ist zurück auf der Intensivstation, wo er aus der Narkose erwacht. Wie viele Menschen haben bis zu diesem Augenblick an der Transplantation zusammengearbeitet?

U. Schulz: In dieser Akutphase sind es neben den unzähligen Beteiligten in der Spenderklinik etwa zwanzig Personen, die zusammenarbeiten. Es sind die beiden Kollegen im Entnahmeteam und deren Fahrer, zwei Anästhesisten, zwei Kardiotechniker, eine Anästhesieschwester, drei Chirurgen, ein bis zwei Intensivmediziner, die vorher und nachher für den Patienten verantwortlich sind, es gibt die OP-Schwestern und OP-Pfleger, die unabdingbar sind, und dann gibt es noch einige weitere Personen, die nicht unmittelbar beteiligt, aber dennoch sehr wichtig sind. Man braucht beispielsweise mitten in der Nacht ohne große Vorlaufzeit Blutkonserven, weshalb dann die hauseigene Blutbank aktiv werden würde. Es sind aber auch die Reinigungskräfte, die auch mitten in der Nacht nach der Operation den Operationssaal säubern und für den nächsten Einsatz vorbereiten.

Kosten einer Herztransplantation

P.K.: Wenn man das alles so hört, dann gelangt man unvermittelt auch zu der Frage, was denn eine solche Herztransplantation eigentlich kostet. Es ist ganz offensichtlich ein erheblicher Aufwand, der bewältigt wird. Nicht nur hier in der Klinik, sondern im ganzen angesprochenen Leistungsbereich, inklusive der Leistungen von Eurotransplant, der DSO, der Entnahmeklinik usw. Stellen wir uns einen Patienten vor, dem Sie sagen, daß eine Transplantation das Mittel der Wahl ist. Von diesem Moment an bis zur vollendeten Transplantation eines Spenderherzens fallen welche Kosten an?

U. Schulz: Das kann man pauschal schlecht sagen, weil es von vielen Faktoren abhängt. Da ist die Wartezeit. Es ist die Frage, wie die Patienten zur Transplantation kommen, ob mit oder ohne ein mechanisches System. Findet eine Intensivtherapie statt oder nicht? All diese Faktoren schlagen sich bei den Kosten natürlich nieder. Im günstigsten Fall liegen die Gesamtkosten bei ungefähr 150.000 Euro. Die Transplantation selbst kostet etwa 120.000 Euro, die anderen 30.000 Euro sind Kosten, die z.B. durch die Vorbereitung und Meldung des Patienten, ebenso durch die Organisation auf seiten von Eurotransplant und der DSO anfallen. Die Gesamtkosten können aber auch problemlos im Bereich von mehreren Millionen Euro je Patient liegen.

P.K.: Je Patient mehrere Millionen Euro? Das ist ein sehr hoher Betrag!

U. Schulz: Nehmen Sie einen Patienten, der nach der Meldung lange warten muß; wenn er z.B. ein halbes Jahr lang auf der Intensivstation liegt, wo jeder Tag 800 bis 1.200 Euro kostet. Die Lage eines solchen Patienten könnte sich schließlich, kurz bevor die ersten Organangebote kommen, verschlechtern. Dann würde ihm notfallmäßig ein Kunstherzsystem implantiert, wofür eine tägliche Miete von z.B. 100 Euro anfällt. Die Lage eines solchen Patienten könnte sich erneut verschlechtern, so daß er wieder aufwendig intensivmedizinisch versorgt werden muß usw. Bei solchen Verläufen ist man relativ schnell bei Kosten von ein bis zwei Millionen Euro je Patient.

Organspende ist ein Ausdruck von Nächstenliebe

P.K.: Jetzt haben wir darüber gesprochen, wie und wann Herztransplantationen stattfinden und daß damit eine hohe medizinische Kunst verbunden ist. Wir haben auch darauf geblickt, welche logistischen Leistungen erbracht und welche Kosten zu begleichen sind. Nun möchte ich einen Aspekt ansprechen, der möglicherweise als etwas sehr Sprödes erscheint, der aber ebenfalls zu bedenken ist.

Es gibt Menschen, deren Leben sich ihrem Ende zuneigt, die sich im Sterbeprozeß befinden, aber deren Leib teilweise noch intakt ist. Im Leib dieser Menschen befinden sich Organe, die noch gut funktionieren, obwohl das Leben insgesamt an sein Ende gekommen ist. Auf der anderen Seite gibt es zugleich Menschen, die sich in einer lebensbedrohlichen Situation befinden und denen geholfen werden kann, wenn man dem Sterbenden Organe entnimmt, um sie ihnen zu transplantieren. Schwer erkrankten Menschen kann zu einem Erhalt ihres bedrohten Lebens verholfen werden, wenn man ihnen die Organe anderer, sterbender Menschen einpflanzt.

Das mutet an wie ein sehr praktisches Recycling, das in anderen Bereichen des Lebens nicht ungewöhnlich ist. Man kann auch ein Auto dadurch wieder fahrtüchtig machen, daß man Teile aus einem anderen Auto aus- und in das reparaturbedürftige Auto einbaut. Wenn ich nun diesen Vergleich so mache, bin ich mir dessen bewußt, daß nicht wenige Menschen dagegen rebellieren. Aber wenn ein solcher Gedanke schon als so kraß empfunden wird, dann kann man doch danach fragen, warum es diesbezüglich offensichtlich einen Unterschied zwischen einem Auto und einem Menschen geben soll. Warum sollen Organe bestattet werden und verwesen, wenn man mit ihnen noch das Leben von Mitmenschen retten kann? Ist das zu pointiert, oder darf man so fragen?

U. Schulz: Prinzipiell muß ich – das wird Sie jetzt vielleicht überraschen – sagen, daß man so nicht denken sollte. Aus ethisch-moralischer Sicht gibt es nämlich keinen Anspruch darauf, daß man einem Menschen nach seinem Tod Organe entnimmt. Das muß ich jetzt ganz klar so sagen und denke, daß das auch von manchen Transplantationsmedizinern so gesehen wird, gleichgültig, wie pragmatisch sie sich in der Diskussion um die gesetzlichen Regelungen äußern.

Ein Anspruch des einen Menschen auf die Organe eines anderen Menschen besteht nicht, und eine solche Verpflichtung kann man auch nicht konstruieren. Es gibt altruistische Motive und möglicherweise auch einen religiösen Hintergrund für die Entscheidung zu einer Organspende. Organspende ist ein Ausdruck von Nächstenliebe, und die wiederum kann einem Menschen mit christlichem Glauben sehr nahe sein. Das bietet eine Richtung; aber die Entscheidung darüber, ob Organe entnommen werden dürfen, ob vor oder nach dem Tod, diese Entscheidung muß meiner Meinung nach eine persönliche bleiben.

P.K.: Aus religiöser Sicht kann man die Organspende so oder so sehen. Die einen befürworten aus religiöser Sicht die Organspende, die anderen lehnen sie ebenfalls aus religiösen Gründen ab. Es ist auch vor einem solchen Hintergrund nicht möglich, etwas auszusagen, was prinzipiell für alle Menschen gelten könnte.

Ist der Hirntod tatsächlich der Tod?

Ein springender Punkt scheint mir, auch oder besonders aus religiöser Sicht, woanders zu liegen, nämlich bei der Definition dessen, was der Tod eigentlich ist und wann er eingetreten ist. Der größte Teil der Mediziner teilt die Überzeugung, daß mit dem diagnostizierten sogenannten Hirntod das Leben eines Menschen vollständig erloschen ist, er folglich auch als tot zu gelten hat. Der Gesetzgeber ist dieser Auffassung gefolgt, und es bauen alle für die Zeit nach dem Tod wirksamen Regelungen, wie z.B. das Erbrecht, auf dieser Festschreibung auf.

Bei einem für hirntot erklärten Menschen dauern die letzten Vitalfunktionen aber noch an, auch wenn sie nur durch Maschinen aufrechterhalten werden und der Sterbeprozeß mit der allergrößten Wahrscheinlichkeit unumkehrbar ist. Würde das anders sein, würde der Sterbeprozeß also nicht nur andauern, sondern komplett zu seinem Ende gekommen sein, könnte man z.B. das Herz dieses Menschen für Transplantationszwecke nicht mehr verwenden. Da hat man doch schnell den Eindruck, daß nicht einem Toten Organe entnommen werden, sondern daß ein solcher Eingriff in den letzten Phasen eines Sterbeprozesses stattfindet, der aber eben noch nicht abgeschlossen ist. Egal, was man für seine Aufrechterhaltung technisch einsetzt. Ist das korrekt?

U. Schulz: Das ist einerseits korrekt, andererseits bildet es nicht die Realität der Intensivmedizin ab. Eine solche Therapie, wie Sie sie eben beschrieben haben – in der also Restfunktionen eines menschlichen Leibes nur durch den Einsatz von Maschinen aufrechterhalten werden –, eine solche Therapie darf einfach nicht beliebig lange fortgesetzt werden. Das wäre in hohem Maße unethisch.

P.K.: Sie sind ein Arzt, der in einer solchen Situation handelt und gehandelt hat. Wenn Sie Organe explantiert haben, waren Sie sich da immer vollkommen sicher, daß das für den Menschen, dessen Organe entnommen wurden, kein Problem war? Würden Sie die Bedenken der Menschen zerstreuen wollen, die Kritik an der Hirntod-Auffassung üben?

U. Schulz: Ja! Aber ich kann sehr gut verstehen, daß das ein Umfeld ist, in dem viel Raum für persönliche Überzeugung und Spekulati-

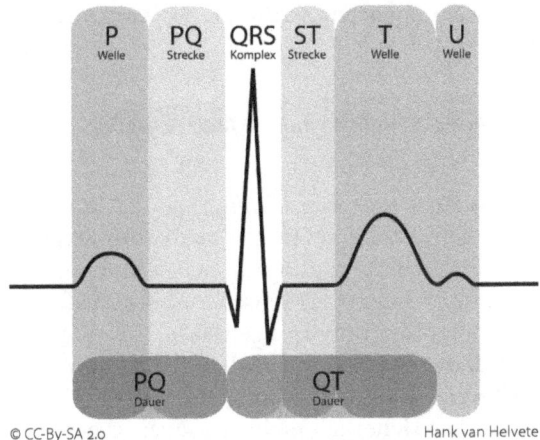

Hank van Helvete

Das normale EKG und seine Anteile

on bleibt. Es wird häufig das Koma mit dem Hirntod gleichgesetzt. Dadurch werden Verhältnisse miteinander verglichen, die man nicht miteinander vergleichen kann.

Wenn ich die Organspende als Option vorübergehend ausblende und gedanklich bei der gleichen Situation auf der Intensivstation verweile, dann führt das dazu, daß der Arzt nach festgestelltem Hirntod zum Beatmungsgerät geht und es ebenso ausschaltet wie diverse andere Geräte. Die Überwachungsgeräte würde er nur noch so lange angeschaltet lassen, bis kein EKG-Signal mehr angezeigt wird. Das Leben im Leib des Patienten ist dann endgültig erloschen.

P.K.: Wenn über den Hirntod diskutiert wird, muß man da nicht doch in Erwägung ziehen, daß der betroffene Mensch trotzdem irgendwie am Geschehen der Explantation teilnimmt? Warum schließt man diese Möglichkeit so oft aus? Das Gebiet der sogenannten Nah-Todeserfahrungen ist mittlerweile auch in anerkannten wissenschaftlichen Kontexten behandelt worden, so daß mindestens Fragen danach aufgeworfen werden, welcher Grad an Bewußtheit für einen Menschen auch unabhängig von den Funktionen seines Gehirn bestehen kann. Ist das Ihrer Meinung nach zu spekulativ?

U. Schulz: Nein. Es ist dies der Grund, warum auch viele Transplantationsmediziner nicht die strikte Auffassung vertreten, daß jeder Mensch Organspender sein soll. Man sieht die Diskrepanz in dem, was Menschen in Befragungen zur Organspende als ihre persönliche Einstellung mitteilen, denn es werden mehr positive Äußerungen zur Organspende gemacht, als es sich letztlich in der Mitführung eines Organspenderausweises niederschlägt. Die grundsätzliche Zustimmung zur Organspende liegt in entsprechenden Umfragen bei über 50 %, während es nur 15 tatsächliche Organspender pro Millionen gibt. Viele Entscheidungen der Menschen beruhen auf Mutmaßungen und nicht auf so handfesten Erwägungen, wie sie die Transplantationsmediziner viel lieber hätten.

Eine Organentnahme verläuft ähnlich wie jede andere große Operation

P.K.: Die Umfrage, die wir zur Zeit durchführen, zeigt, daß ein sehr großer Teil der Menschen kein Vertrauen in den medizinischen Leistungsbereich hat. In den direkten Befragungen – wir führen direkte und Onlinebefragungen durch – sagen die Menschen, daß sie befürchten, daß mit ihrem Leib unwürdig umgegangen wird. Sie sprechen von ihrer Angst davor, daß der Leib „ausgeweidet" würde usw. Was ereignet sich denn im OP, wenn Organentnahmen stattfinden? Gegen eine nüchterne Sachlichkeit ist sicherlich nichts zu sagen. Aber wird die Würde des Menschen wirklich geachtet?

U. Schulz: Ich kann gut nachvollziehen, daß die Vorstellung einer so großen Operation, die ja letztlich dazu führt, daß man den Bauch- und Brustraum öffnet, Ängste auslöst und zur Entscheidung leitet, daß man das für sich nicht möchte. Das ist eine ganz eigenständige Entscheidung, warum auch immer sie so gefällt wurde. Ich würde eine solche Entscheidung nie anzweifeln.

Tatsache ist, daß die Organentnahme mit jeder anderen größeren Operation vergleichbar ist. Alles findet unter absolut geregelten, sachlich-ruhigen Rahmenbedingungen statt, obwohl sich gleichzeitig sehr viele Personen im OP befinden. Je nachdem, wie die konkrete Entnahmesituation aussieht, können es bis zu zwanzig Personen gleichzeitig sein, wenn z.B. mehrere Organe parallel entnommen werden.

Durch die regionalen Koordinatoren kann man in Deutschland auch garantieren, daß die Operation zu einem ordnungsgemäßen Abschluß gebracht wird, indem der Körper des Menschen ordnungsgemäß und in der gleichen kosmetischen Weise wie bei jeder anderen Operation wieder verschlossen wird. Man hat es mit durchaus standardisierten Abläufen zu tun. Wenn es da mal Ausreißer geben sollte, gibt es Beschwerdeinstanzen, und es erfolgen Abmahnungen.

P.K.: Kommen wir zuletzt noch zu einem Bereich, der nicht ausgelassen werden darf. Es gibt die Möglichkeit der Lebendspende. Es ist möglich, anderen Menschen mit einer Organspende oder einer Gewebe- oder Blutspende zu helfen und danach weiterzuleben. Haut, Knochenmark, Blut kann jeder Mensch spenden, ohne Probleme erwarten zu müssen. Es ist auch möglich, einem nahen Angehörigen eine Niere zu spenden. Müßte man darauf nicht viel stärker hinweisen?

U. Schulz: Bei den Blut- und Knochenmarkspenden klemmt es möglicherweise deswegen, weil es keine übergeordnete Zuständigkeit gibt. Es sind viele, oft eher kleine Organisationen, die sich in diesem Feld bewegen.

Bei den Lebendspenden ist sehr entscheidend, daß dem Spender nichts passieren darf. Auch wenn die Zahlen der Lebendspenden relativ gering sind, handelt es sich doch um ein Verfahren, das mit Risiken behaftet ist. Auf die Risiken werden die zur Spende bereiten Menschen sehr sorgfältig hingewiesen. Das wird von den Aufsichtsbehörden auch genauestens kontrolliert. Die Entnahme einer Niere erfolgt in einer Operation, die eigentlich eine Körperverletzung ist, denn sie erfolgt, ohne daß es dafür eine auf den Spender bezogene medizinische Indikation gäbe. Eine Operation ist normalerweise nur dann erlaubt, wenn sie der Wiederherstellung der Gesundheit eines Menschen dient. Das aber ist, auf den Spender eines Organs bezogen, nicht der Fall.

Diese komplizierte Lage, bezogen auf die Lebendspenden, erschwert, daß man mehr Spender findet. Man kann den Spendern nicht garantieren, daß nichts passiert. Es kann immer etwas passieren, auch wenn das Risiko vielleicht nicht sehr groß ist. Aus diesen Gründen kann man eine Lebendspende nicht einfach propagieren, sondern ist darauf angewiesen, daß nahe Angehörige eines potentiellen Empfängers aus eigener Motivation selbst initiativ werden. Vor diesem Hintergrund ist die Risikokonstellation auch akzeptabel.

Koordination der Organspenden

Interview mit Dr. Sören Melsa

von Peter Krause

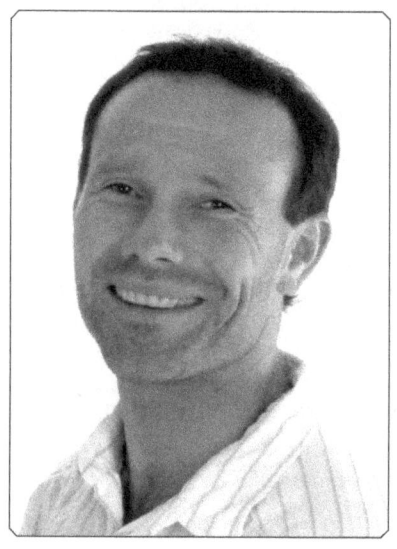

Dr. Sören Melsa ist verheiratet und Vater dreier Kinder. Nach seiner Ausbildung zum Kranken- und Gesundheitspfleger (1991-1994) studierte er an der GHS in Essen Medizin (1994-2001). Von 2001 bis 2007 schloß sich eine Ausbildung zum Facharzt für Chirurgie an. Seit 2007 ist Sören Melsa ärztlicher Koordinator der Deutschen Stiftung Organtransplantation (DSO) in der Region Nordrhein-Westfalen.

Organspenden sind ein seltenes Ereignis, das einer sorgfältigen Koordination bedarf. Es geht um einen heiklen Bereich der Medizin und des Alltags in einer Klinik. Zum einen unterliegt die Vorbereitung einer Organspende sehr strengen Regularien und medizinischen Diagnoseverfahren, zum anderen berührt der Vorgang auch das Mitfühlen und die Entscheidungssphäre von Angehörigen. Der akute Entnahmeprozeß muß sorgfältig geplant werden, weil verschiedene Chirurgenteams zusammenarbeiten und nur enge Zeitfenster für den Transport der entnommenen Organe zur Verfügung stehen.

Für dieses ganze Aufgabenfeld sind Personen zuständig, die als Koordinatoren im Dienst der Deutschen Stiftung Organtransplantation (DSO) aktiv sind. Zu ihnen gehört auch Sören Melsa. Er und seine Kolleginnen und Kollegen sind darüber hinaus auch für die Aufklärung und Zusammenarbeit mit dem Personal der Kliniken zuständig. Im nachfolgenden Interview bekommen Sie einen Einblick in die Arbeit eines Koordinators in Sachen Organspende und in den Ablauf des Vorgangs rund um eine Explantation.

Peter Krause: Sie sind hier in der Region Nordrhein-Westfalen hauptberuflich in der Deutschen Stiftung Organtransplantation (DSO) tätig. Damit sind Sie für diejenige Institution tätig, die sozusagen im Zentrum des Geschehens rund um die Organspenden aktiv ist. Wie läuft Ihr Arbeitsalltag ab? Was genau sind Ihre Tätigkeiten und Aufgaben?

Dr. Sören Melsa: Unsere Aufgabe besteht zum einen darin, Organspenden, die in Krankenhäusern nicht zum Alltag gehören, für alle daran Beteiligten so optimal wie möglich umzusetzen. Das setzt voraus, daß wir unser spezielles Wissen in die Krankenhäuser tragen. Das beginnt schon damit, bekanntzumachen, ab wann wir eingeschaltet werden sollen und dürfen und daß man uns rund um die Uhr ansprechen kann. Dazu gehört die Aufklärung rund um das Thema Hirntod und Organspende. Leider ist Organspende mit ihren Möglichkeiten nicht an allen Universitäten Inhalt der medizinischen Ausbildung. Diese Arbeit dient also der Vorbereitung der Unterstützung der Krankenhäuser im Akutprozeß.

P.K.: Die Aufklärungsarbeit ist also das eine. Das andere ist die tatsächliche Situation einer bevorstehenden Organentnahme. Stellen wir uns einmal vor, daß in einem Krankenhaus ein Patient in einer Situation ist, die ihn zu einem möglichen Organspender macht. Dann bekommen Sie diese Nachricht von der betreffenden Klinik und werden ja irgendwie aktiv. Was genau passiert dann?

Zusammenarbeit mit den Entnahmekliniken

S. Melsa: Unsere Tätigkeit beginnt mit dem Anruf eines Arztes aus einem Krankenhaus. Von Essen aus sind wir für ganz NRW zuständig. Prinzipiell ist der Ablauf in jeder der sieben DSO-Regionen gleich. Unsere Tätigkeit ist abhängig vom Zeitpunkt im Spendeprozeß, zu dem das Krankenhaus anruft. Mal ist es so, daß sich ein Krankenhaus bei uns meldet, wenn die Hirntoddiagnostik bereits abgeschlossen ist; ein anderes Mal meldet sich eine Klinik schon früher, also vor der abgeschlossenen Hirntoddiagnostik. Es kann auch schon eine Zustimmung vorliegen, so daß die eigentliche Entnahme direkt geplant werden könnte.

Am sinnvollsten ist es aus unserer Sicht, wenn sich eine Klinik bereits dann bei uns meldet, sobald Symptome bei einem Patienten auftreten, die den Hirntod naheliegend erscheinen lassen. Das ist konform mit den Richtlinien der Bundesärztekammer. In einem solchen Moment klärt sich, ob der Patient aus medizinischen Gründen überhaupt als Spender in Frage kommt, was nicht immer gegeben ist. Eine akute Tumorerkrankung z.b. würde den Patienten als Spender ausschließen. Unsere Aufgabe beginnt dann also damit, die Eignung des möglichen Organspenders zu klären.

P.K.: In diesen Prozeß der Vorermittlung werden Sie im Idealfall durch eine meldende Klinik einbezogen?

S. Melsa: Ja, aber auch in das Angehörigengespräch lassen wir uns sehr gern mit einbeziehen, um im Zusammenhang mit diesem für die Klinik selten auftretenden Thema als kompetenter Gesprächspartner für die Verwandten zur Verfügung zu stehen.

P.K.: Wenn die Angehörigen zugestimmt haben und die Ärzte sich vergewissert haben, daß der betreffende Patient für eine Organentnahme in Frage kommt, wie geht es dann weiter?

Die Vorbereitung der Explantation

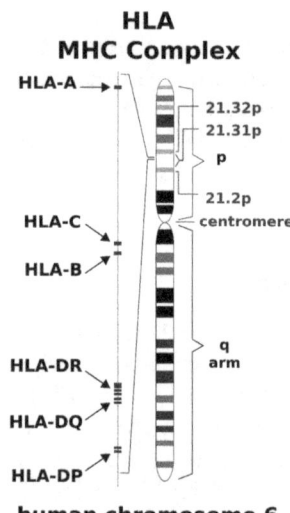

HLA
MHC Complex

HLA-A
21.32p
21.31p
p
21.2p
centromere
HLA-C
HLA-B

q
arm
HLA-DR
HLA-DQ
HLA-DP

human chromosome 6

© gemeinfrei   Philip Deitiker

Lage der humanen Leukozyten-Antigene auf dem Chromosom 6

S. Melsa: Zunächst einmal findet eine Blutentnahme statt. Ein Teil davon wird verwendet, um die Oberflächeneigenschaften der weißen Blutkörperchen, die sog. HLA-Typisierung, durchzuführen. Diese bestimmt die Verträglichkeit von Empfänger und Spenderorgan. So wird es erst möglich, einen möglichst idealen Empfänger zu finden.

Ein anderer Teil wird dafür verwendet, um bisher unbekannte Erkrankungen des Spenders wie z.B. HIV oder Hepatitis zu entdecken, da diese nicht auf einen Empfänger übertragen werden sollen oder dürfen. Die Laboruntersuchungen erfordern vier bis sechs Stunden Zeit.

P.K.: Die gewonnenen Ergebnisse werden von Ihnen danach an Eurotransplant kommuniziert?

S. Melsa: Ja! Es spielt ja eine Rolle, ob z.B. eine Hepatitis B oder C vorliegt, denn dann sind die Spenderorgane auch nur für Empfänger geeignet, die einen Hochdringlichkeits-Status haben – also Menschen, die ohne eine zeitnahe Transplantation sterben würden –, oder für Menschen, die selbst auch eine Hepatitis B oder C haben.

Weiterhin ist zumindest eine Ultraschalluntersuchung der Bauchorgane erforderlich, um orientierend ein bösartiges Tumorleiden auszuschließen oder Auffälligkeiten zu finden, denen bei der Organentnahmeoperation direkt nachgegangen werden kann. Es finden altersabhängig Untersuchungen des Herzens statt. Mit einer Bronchoskopie wird die Lunge untersucht, damit wir sehen können, ob diese auch oder doch lieber nicht transplantiert werden kann. Die endgültige Entscheidung über eine Organverwendung treffen im Einzelfall nur die Transplantationschirurgen in Kenntnis aller Befunde – der des Spenders und der des Empfängers. Dafür melden wir alle gewonnenen Daten an Eurotransplant.

Die Intensivmedizin wird nach Hirntodfeststellung so weitergeführt, daß die Funktion der Organe optimiert wird. Sie unterscheidet sich in einigen Punkten von der Intensivmedizin, die man vor Feststellung des Hirntods zur Lebensrettung des nun Verstorbenen durchgeführt hat.

P.K.: Bei Eurotransplant läuft ein eigenes System, das die Verteilung der gewonnenen Organe organisiert. Etwas anderes ist der konkrete Entnahmeprozeß, wofür die DSO mit Chirurgen, die nun aktiv werden, Honorarvereinbarungen abgeschlossen hat.

S. Melsa: Die Entnahmeteams werden von den Transplantationszentren rund um die Uhr zur Verfügung gestellt. Sie werden auf Honorarbasis für uns tätig.

P.K.: Die Explantation findet im Operationssaal der Entnahmeklinik statt. Bedeutet das, daß jede Klinik mit Intensivstation und Operationssaal als Entnahmeklinik in Betracht kommt?

S. Melsa: Ja! Die Entnahmekliniken selbst stellen einen Anästhesisten, der den Kreislauf stabilisiert. Er arbeitet mit einer Pflegekraft zusammen. Es wird auch ein OP-Team gestellt, d.h. eine instrumentierende Pflegekraft und ein Springer, der weiß, wo im Saal all die Sachen sind, die man für eine OP zusätzlich zu den von den Entnahmeteams mitgebrachten Materialien und Instrumenten braucht.

Rund um die Organentnahme

P.K.: Nun zur Organentnahme selbst: Nehmen Sie persönlich daran teil und haben so eine Wahrnehmung vom gesamten Prozeß?

S. Melsa: Ja, sicher! Meine Teilnahme ist auch notwendig, um gewisse Informationen während der laufenden Operation z.B. an die transplantierenden Zentren direkt weiterzugeben. Wenn der Körper eröffnet ist und der erste Blick auf die Leber möglich ist, kann man schon sehen, ob das Organ in Ordnung ist oder eher nicht. Brauchen wir dann eventuell einen Schnellschnitt, der uns genauen Aufschluß gibt, haben wir das zu organisieren. Darüber hinaus wird es von Angehörigen oft als beruhigend wahrgenommen, jemanden vor der Operation kennengelernt zu haben, der ihren verstorbenen Angehörigen nun weiter begleitet und garantieren kann, daß das, was vereinbart wurde oder vom Verstorbenen gewünscht wurde, auch eingehalten wird.

P.K.: Darf ich das als Laie etwa so verstehen, daß Sie eine Art Regisseur der Zusammenarbeit der verschiedenen Teams im OP sind?

S. Melsa: Regisseur, ja vielleicht. Aber am besten läuft es, wenn man kaum merkt, daß ich da bin. Wenn alles reibungslos läuft, muß ich nicht sonderlich auffallen.

P.K.: Sie sind selber Facharzt für Chirurgie, werden aber selbst handwerklich nicht tätig. Korrekt?

S. Melsa: Richtig. Meine Arbeit beginnt weit im Vorfeld der eigentlichen Organentnahme z.B. damit, einen möglichst idealen Zeitpunkt für die Operation zu finden, der die Interessen aller Beteiligten berücksichtigt.

Zunächst benötigt Eurotransplant ausreichend Zeit, um die Organe gerecht vermitteln zu können. Das erfordert ggf. auch Rücksprachen mit uns durch die Transplantationszentren.

Für diese stellt sich die Frage: Reicht die Zeit bis zum Eintreffen der Organe für die Vorbereitung seines Empfängers? Eine möglichst kurze Zeit ohne Blut- und Sauerstoffversorgung ist sehr wichtig, um die Qualität des Organs aufrechtzuerhalten.

Dann: Findet die vorgesehene Entnahme für das Personal der Klinik zu einer adäquaten Zeit statt? Kann man die Operation, vorausgesetzt daß der Patient stabil ist, auch eventuell etwas verschieben, wenn das aus Sicht der Beteiligten sinnvoll oder nötig scheint? Ist das OP-Team vielleicht noch mit einer anderen Notfall-Operation beschäftigt?

Wir wollen und müssen nicht zuletzt auch die Interessen der Angehörigen berücksichtigen: Wenn diese bis zu einem bestimmten Zeitpunkt mit dem Prozeß abschließen wollen, können wir die Entnahme u.U. nicht verschieben, sondern müssen wie vereinbart bis zu diesem Zeitpunkt die Entnahme abschließen. Es kommt auch vor, daß ein Abschiednehmen nach der Organentnahme gewünscht wird. Wir bieten das an, egal wann.

P.K.: Es muß also eine sehr komplexe Vielschichtigkeit beachtet werden. Jetzt stelle ich mir einmal diesen ganzen Vorgang von der Feststellung des Hirntodes bis zu dem Augenblick vor, an dem die Organe entnommen und zum Transplantationszentrum auf den Weg gebracht sind: Über welche Zeitspanne sprechen wir da eigentlich?

S. Melsa: Da geht es um eine Zeitspanne von in der Regel sechs bis 18 Stunden.

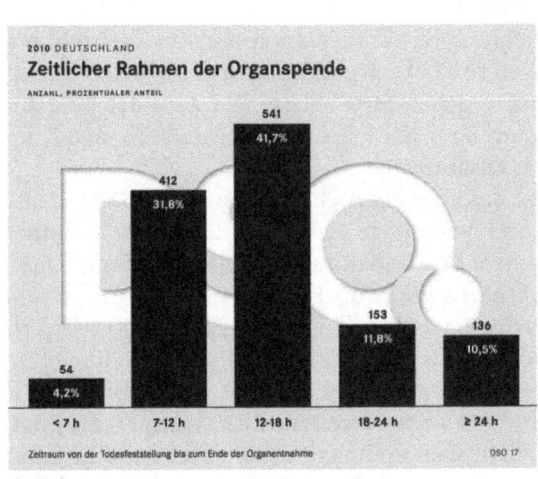

© DSO

P.K.: Für genau dieses Zeitfenster sind Sie als DSO zuständig, wenn es um die konkrete Organentnahme geht, die der Transplantation vorangeht. Die Krankenkassen gehen mit ihrer Vergütung bis zur Feststellung des Hirntodes, dann schließen Sie sich an, im Vorgang der Organentnahme, und vom Moment der Transplantation an sind es wieder die Krankenkassen, wenn wir die Zuständigkeiten von der Vergütung der Kosten her betrachten. Ist das so richtig?

S. Melsa: Ja, wobei wir als DSO auch von den Krankenkassen finanziert werden. Wir sind für die Krankenhäuser Kooperationspartner, die dafür sorgen, daß alles einen möglichst guten und reibungslosen Verlauf nimmt. Für diese Dienstleistung werden wir bezahlt.

P.K.: Die DSO erstattet den Krankenhäusern nach bestimmten, ausgehandelten und pauschalierten Sätzen deren Aufwendungen. Die Chirurgen, die die Entnahmen durchführen, werden ebenfalls honoriert. Die Erstattungen werden differenziert in Entnahmen von nur einem Organ oder von mehreren. Was ist denn eine Mehrorganentnahme?

Es werden vor allen Dingen sechs verschiedene Organe ausgewiesen: Niere, Herz, Leber, Lunge, Pankreas und Dünndarm. Es werden aber doch auch Augen, Gehörknöchelchen usw. entnommen?

S. Melsa: Die Entnahme von Gehörknöchelchen habe ich selbst noch nicht erlebt, auch nicht die von Haut oder Knochen. Es mag sein, daß das vor meiner Zeit – ich bin jetzt fünf Jahre bei der DSO tätig – häufiger durchgeführt wurde. Es ist natürlich möglich – auch immer abhängig von ihrem Zustand –, z.B. Arterien oder Venen zu entnehmen. Aber wir sprechen in diesen Fällen nicht mehr von Organen, sondern von Geweben. Wir als DSO sind für Organentnahmen zuständig, nicht für Gewebe.

P.K.: In der Entwicklung der Transplantationen in Deutschland sehen wir, daß diejenigen von Lebern und Lungen in den vergangenen zehn Jahren signifikant zugenommen haben. Die Zahl der Lungentransplantationen ist um 89 % gestiegen, die von Lebern sogar um 135 %. Womit hängt das zusammen?

S. Melsa: Ich würde das als Ausdruck medizinischen Fortschritts interpretieren. Man kann heutzutage viele Dinge machen, die früher noch unmöglich schienen. Wir haben mittlerweile die Möglichkeit, manche Organdysfunktion länger zu überbrücken als noch vor Jahren.

Aufgrund des Organmangels wurden Spenderkriterien erweitert, die organbezogen sind. Es geht dabei um zusätzliche Erkrankungen, die ein Organspender mitbringt: Bluthochdruck, Diabetes oder Risikofaktoren sowie ein hohes Spenderalter, die dafür sprechen, daß z.B. die Niere schon nicht mehr sehr gut arbeiten könnte. Es kann eine Verfettung der Leber vorliegen, die schon im Ultraschall sichtbar wird. Das alles sind keine optimalen Voraussetzungen für eine Transplantation, aber heute werden diese Organe bis zu einem gewissen Maße trotzdem verwendet, früher hat man diese Organe aus Gründen der Sicherstellung eines Transplantationserfolgs nicht zu verwenden gewagt. Und der auch mit diesen Organen erzielbare Transplantationserfolg gibt den Transplantierenden recht.

Verschiedene Spende-Typen

P.K.: Wenn man über Organspenden spricht, denken Laien oft nur an solche, die mit dem Tod des spendenden Menschen verbunden sind. Das ist aber nur ein Teilbereich. Ich finde, daß man – auch um das Thema gängiger zu machen – viel mehr auch über die Lebendspenden reden sollte. Da gibt es einen großen Bereich, der mitten im Leben ohne größere Probleme von jedem Menschen beachtet und versorgt werden könnte: Jeder Mensch kann Blut spenden, was absolut sinnvoll, hilfreich und ungefährlich ist. Ebenso könnte ein Mensch Knochenmark,

Haut oder sogar eine Niere oder ein Stück seiner Leber spenden, ohne sterben zu müssen.

S. Melsa: Es wäre schön, wenn man die Bemühungen um diese medizinischen Hilfsleistungen koordinieren könnte. Ich sehe allerdings einen großen Unterschied zwischen einer Blut- und einer Organspende, insbesondere was die Notwendigkeit einer differenzierten Aufklärung angeht.

P.K.: Ja, da ist selbstverständlich ein Unterschied zu beachten. Aber ich meine, daß man viel erreichen könnte, wenn man intensiver über die ganz einfachen Möglichkeiten reden würde und dafür werben würde, mit dem eigenen Körper mitten im ansonsten ungestörten Leben für die Mitmenschen etwas Hilfreiches zu tun.

Ich unterscheide mittlerweile drei Gruppen von Organ- bzw. Gewebespenden: Da sind solche, die im Leben getan werden können, dann solche im Sterbeprozeß – worunter ich persönlich diejenigen nach dem festgestellten sogenannten Hirntod verstehe –, und dann schließlich solche, die auch nach dem Erlöschen der letzten Vitalfunktionen erfolgen.

S. Melsa: Warum fassen Sie die zweite und dritte von Ihnen benannte Gruppe nicht zusammen? Wenn der Hirntod festgestellt wurde, können ja bei einem Organspender auch genauso Gewebe entnommen werden wie bei jedem anderen Leichnam.

P.K.: Ich möchte mit meiner Differenzierung dem Rechnung tragen, daß der größte Teil der Menschen der Überzeugung ist, daß mit dem Hirntod das Leben eines Menschen noch nicht vollständig erloschen ist. Auch wenn Sie, Sören Melsa, z.B. der Überzeugung sind, daß der Hirntod der Tod des Menschen ist, ist es für die meisten Menschen bedeutsam, daß die Vitalfunktionen andauern, auch wenn das nur durch intensivmedizinische Maßnahmen gewährleistet wird.

Die Ist-Situation in Deutschland

Werfen wir nun bitte einen Blick auf die Ist-Situation in Deutschland bezüglich der Wartelisten. Zur Zeit stehen etwa 12.000 Menschen auf der sogenannten Warteliste, d.h. daß das alles Menschen sind, die eine Transplantation brauchen und sich auch dafür entschieden haben. Es konnten, jetzt als gerundete Zahl, im vergangenen Jahr in Deutschland etwas mehr als 4.000 Organtransplantationen realisiert werden. Das bedeutet, daß ein Drittel des Gewünschten realisiert werden konnte. Es ist markant, daß diese Wartesituation nur deswegen entsteht, weil – statistisch gesprochen – nicht jeder Mensch, der ein Organ haben möchte, auch bereit dazu ist, selbst Organspender zu sein. Wenn es aber so wäre, daß prinzipiell jeder Mensch, der sich ein Organ transplantieren lassen würde, auch selbst zur Spende bereit wäre, gäbe es keine Wartezeiten.

Wir hatten im vergangenen Jahr, jetzt auch wieder als gerundete Zahl, etwa 1.300 Organspender in Deutschland, von denen ebendiese 4.000 Organe stammten, die transplantiert werden konnten. Das wiederum bedeutet statistisch, daß nur elf Prozent der potentiellen Empfänger auch zur Spende bereit sind. Umfragen, auch unsere eigene, die wir zur Zeit durchführen, zeigen, daß bisher nur etwa 20 bis 25 % der Menschen einen Organspenderausweis ausgefüllt haben. Was sagt das? Was ist Ihr Ziel für die Zukunft?

S. Melsa: Es gäbe kürzere Wartezeiten, wenn mehr Menschen zur Organspende bereit wären, das ist klar. Wir registrieren eine hohe Zahl von Ablehnungen bei den Angehörigengesprächen – aus Unsicherheit, wie sich der Verstorbene entschieden hätte. Hier ist Aufklärungsarbeit notwendig: Aufklärung darüber, warum es wichtig ist, sich mit der Organspende zu beschäftigen, was Hirntod bedeutet und was Organspende bedeutet.

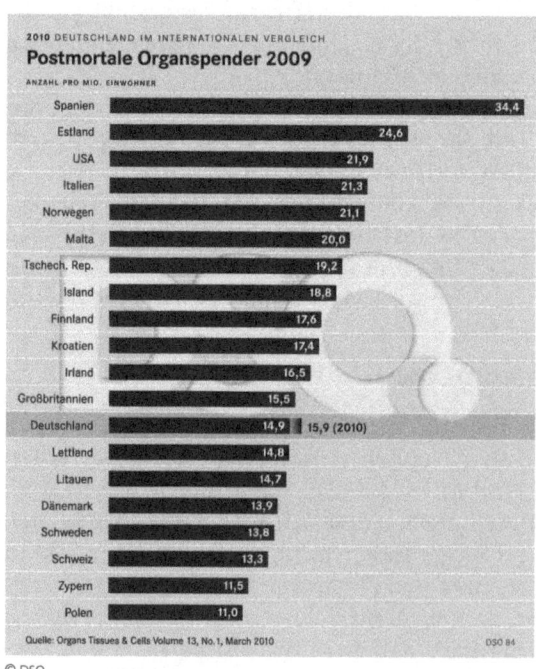

2010 DEUTSCHLAND IM INTERNATIONALEN VERGLEICH
Postmortale Organspender 2009
ANZAHL PRO MIO. EINWOHNER

Spanien	34,4
Estland	24,6
USA	21,9
Italien	21,3
Norwegen	21,1
Malta	20,0
Tschech. Rep.	19,2
Island	18,8
Finnland	17,6
Kroatien	17,4
Irland	16,5
Großbritannien	15,5
Deutschland	14,9 15,9 (2010)
Lettland	14,8
Litauen	14,7
Dänemark	13,9
Schweden	13,8
Schweiz	13,3
Zypern	11,5
Polen	11,0

Quelle: Organs Tissues & Cells Volume 13, No. 1, March 2010   DSO 84

© DSO

Ein weiterer Punkt, der sich innerhalb der nächsten Zeit hoffentlich ändern läßt: Patientenverfügungen, die eine Organspende nicht erwähnen, aber eine intensivmedizinische Therapie bei drohendem starken neurologischen Schaden ablehnen. Das möchte ich versuchen, zu erklären:

Eine Patientenverfügung liegt in einer Notfallsituation nicht immer vor oder wird nicht in allen Einzelheiten erfaßt. Außerdem ist am Anfang eines notfall-mäßigen Krankenhausaufenthalts die Prognose eines Hirnschadens in der Regel nicht sicher beurteilbar, und deshalb wird natürlich zunächst die Grunderkrankung behandelt, auch mit intensivmedizinischer Therapie, also mit Beatmung und kreislaufstützenden Maßnahmen. Kommt im Krankheitsverlauf die Patientenverfügung zur Sprache, also die Mitteilung, daß der Patient intensivmedizinische Maßnahmen für sich ablehnt, kann das den Abbruch der Behandlung mit dem dann meist zügig eintretenden Herz-Kreislauf-Stillstand bedeuten. Über Organspende wird im Zusammenhang mit Patientenverfügungen dann häufig nicht mehr gesprochen, auch wenn die Symptomatik des Hirntodes mit hoher Wahrscheinlichkeit in Kürze vorliegen wird. Um den Hirntod richtlinienkonform feststellen zu können, wäre es aber notwendig, diese Behandlung kurze Zeit weiterzuführen. Eine spezielle Formulierung in der Patientenverfügung könnte hier schon helfen, wie sie z.B. so oder so ähnlich von der Bundesärztekammer empfohlen wurde: *„Mit einer Spende meiner Organe bin ich grundsätz-lich einverstanden und erlaube dazu, die intensivmedizinische Therapie für einen absehbaren Zeitraum (z.B. für 3 Tage) bis zur Feststellung des Hirntodes fortzusetzen".*

Und es wäre schön, wenn wir die Wartezeiten für die möglichen Empfängerinnen und Empfänger wirklich durch die Erhöhung der Anzahl an Organspenden verkürzen könnten. Ich glaube, daß eine Verdopplung der Organspenden nicht leicht möglich sein würde, aber eine Erhöhung um ein Drittel können wir hoffentlich schaffen.

Damit werden wir nicht an die Zahlen von z.B. Spanien heran-kommen. Wir könnten, abgeglichen mit meinem eigenen, natürlich subjektiven Empfinden, auf 20 bis 22 Spender pro Million Einwohner kommen. Ob es noch mehr werden könnten, weiß ich nicht. Sie müssen bei den von Ihnen genannten Zahlen leider auch berücksichtigen, daß der Bedarf noch wesentlich größer ist, als es die Zahl derer ausdrückt, die auf der Warteliste stehen. Von allen Dialysepatienten sind nur etwa 20 % bei Eurotransplant angemeldet.

Information der Öffentlichkeit

P.K.: An dieser Stelle möchte ich noch mal vorschlagen, daß man das Thema Organspende viel mehr für das Mitdenken in der Bevöl-kerung öffnet, z.B. auch so, daß man den Menschen vor Augen führt, in welchen Bereichen des Lebens dieser Teil der Medizin stattfindet, über den wir jetzt gerade sprechen. Dabei scheint es mir eben wichtig zu sein, auch über Blut-, Knochenmark- oder Hornhautspenden zu sprechen und auf die Möglichkeit hinzuweisen, einem nahestehenden Menschen eine Niere oder einem Kind einen Teil der Leber spenden zu können. Damit käme das Thema insgesamt mehr im ganz alltäglichen Leben an. Das Kapillarsystem der Transplantationsmedizin reicht eben viel weiter in unser aller Leben, als man gemeinhin denkt.

S. Melsa: Es wird von Mensch zu Mensch etwas weitergegeben. Für die von Ihnen angesprochenen Bereiche wäre es schön, einen Oberbegriff zu finden – ich habe aber leider keinen, der alles gleichberechtigt nebeneinanderstehen läßt: die Organspende, die Spende von Blut und Knochenmark sowie die Gewebespende müssen leider auch durch ihre unterschiedlichen gesetzlichen Vorgaben unterschieden werden.

P.K.: In Deutschland werden, grob gesprochen, jährlich etwa eine Million Tode gestorben. Wie viele dieser Menschen sind überhaupt für Organspenden geeignet?

S. Melsa: Es werden etwa 0,5 bis 1 % der im Krankenhaus Verstorbenen (ca. 400.000 pro Jahr) auf Intensivstationen sein. 0,5 % ist die Zahl derer, bei denen der Hirntod festgestellt wird. Ich könnte mir vorstellen, daß es dann Richtung 1 % geht, es aber nicht komplett erreicht.

P.K.: Das wären also 2.000 bis 4.000 Menschen.

S. Melsa: Ja, aber zur Zeit sind wir nicht soweit. Ein Problem ist schon allein die Erfassung valider Daten. Wir bekommen nicht alle potentiellen Spender gemeldet, auch wenn die gesetzliche Grundlage dafür im Transplantationsgesetz und verschärft in einigen Landesgesetzgebungen vorhanden ist. Eigentlich müßten wir von jedem potentiellen Spender erfahren, aber das Gesetz wird leider nicht gelebt.

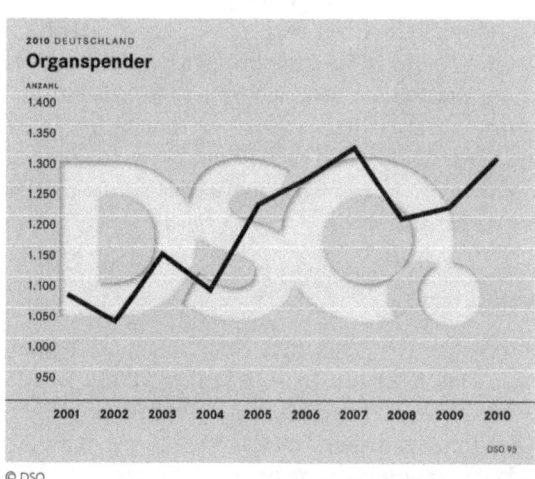

© DSO

P.K.: Wir gehen in diesem Jahr auf neue gesetzliche Regelungen zu, die beschlossen werden sollen. Was wäre aus Ihrer Sicht wünschenswert? Was sollte der Gesetzgeber beschließen?

S. Melsa: Mir ist wichtig, daß, was auch immer beschlossen wird, auch umgesetzt wird. Es geht hier – wie Sie selbst zutreffend in Ihrer Frage formuliert haben – nicht um Zustimmungs- oder Erklärungs-Lösungen, sondern um Regelungen, die sich dadurch bewähren können, daß sie in den meisten individuellen Entscheidungen für eine Organspende zu einer Lösung des Organmangels beitragen können.

P.K.: Frank Walter Steinmeier schlägt vor, daß sich jeder Mensch in Deutschland mindestens einmal im Leben zum Thema der Organspende zu äußern hat. Das scheint sinnvoll und zumutbar. Wie stehen Sie zu diesem Vorschlag?

S. Melsa: Das ist nicht zuviel verlangt, aber die Befragung kann erst dann sinnvoll stattfinden, wenn der bzw. die Betreffende Informationen zu dem sehr komplexen Bereich Hirntod und Organspende in verständlicher und sachlich korrekter Form, ehrlich und transparent bekommen hat. Mein persönlicher Wunsch ist es, daß wir als DSO mehr Möglichkeiten erhalten, diese Informationen in die Öffentlichkeit zu tragen.

Der Tod ist nicht das Ende

Interview mit Prof. Dr. med. Volker Fintelmann

von Wolfgang Weirauch

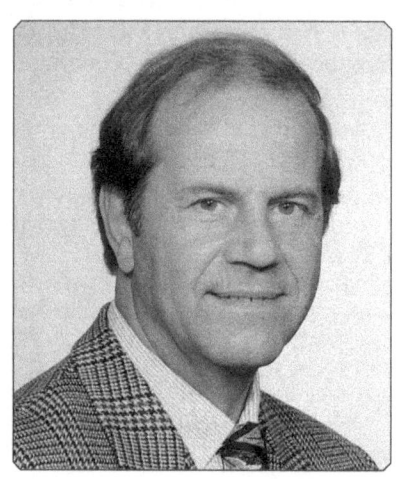

Prof. Dr. med. Volker Fintel-
mann, *geb. 1935 in Berlin. Arzt für
Innere Medizin 1968, Teilgebietsbe-
zeichnung Gastroenterologie 1977.
Leitender Arzt der DRK-Klinik
Helenenstift Hamburg, seit 1977
zusätzlich Leitender Arzt der Me-
dizinischen Abteilung des DRK-
Krankenhauses Beim Schlump
Hamburg. Seit 1980 Leitender Arzt
der Medizinischen Abteilung B am
Krankenhaus Rissen der DRK-
Schwesternschaft Hamburg e.V.,
dessen Ärztlicher Direktor und
Geschäftsführer seit 1986.*

*Seit 1997 in privatärztlicher Praxis
am Krankenhaus Rissen und als Vorstand der Carl Gustav Carus Akade-
mie für Ganzheitsmedizin in Hamburg freiberuflich tätig. 1996 Verleihung
des Ehrentitels Professor durch den Senat der Freien und Hansestadt
Hamburg. Wissenschaftliche Arbeiten in der Hepatologie, im besonderen
zu toxischen Leberschäden und chronisch-aktiven Hepatitiden; praktische und methodische Ausarbeitung einer modernen Phytotherapie und
einer anthroposophisch ergänzten Medizin. Mitglied der Zulassungs- und
Aufbereitungskommission für Phytotherapie beim Bundesgesundheitsamt
Berlin (Kommission E) von 1978 bis 1989, deren Vorsitzender seit 1983.
1989 bis 1991 1. Vorsitzender der Deutschen Gesellschaft für Phytotherapie. Zahlreiche Publikationen, Vorträge und Seminare zu den o.g.
Wissenschaftsgebieten.*

Unabhängig davon, ob man sich für oder gegen eine Organspende
entscheidet, steht die Frage nach dem Tod des Menschen. Wann
ist man wirklich tot? Was geschieht mit einem Menschen, der aus
besten Motiven seine Organe nach seinem Tod zur Explantation
freigegeben hat, der als hirntot definiert wird, aber eigentlich noch

gar nicht ganz tot ist? Und wenn man noch einen Schritt weitergeht, den Menschen nicht nur als reine Materie ansieht, sondern ihm auch eine übersinnliche Wesenheit zumißt, die sich um den Zeitpunkt des Todes allmählich aus der sterblichen Leibeshülle löst – wie beurteilt das Seelisch-Geistige des Menschen den vermutlich gestörten, aber doch zumindest sehr veränderten Todesprozeß?

Hier stellen sich Fragen, die nur sehr schwer zu beantworten sind, die aber existentiell und tief in die letzte Phase des Lebens einschneiden. Da die anthroposophische Menschenbetrachtung davon ausgeht, daß der Todesaugenblick ein ganz entscheidender ist und der Mensch nach dem Tod weiterlebt, habe ich über diese Zusammenhänge mit dem anthroposophischen Arzt Dr. Volker Fintelmann gesprochen.

Wolfgang Weirauch: Auf welche Weise haben Sie sich mit dem Thema Organspende und Organtransplantation beschäftigt?

Prof. Dr. Volker Fintelmann: Bis in die späten 90er Jahre war ich stark in diesen Themenkreis involviert, auch weil ich mit meiner Spezialisierung für das Thema Leber eng mit den Fragen der Lebertransplantation verbunden war. Wir haben damals auch sehr eng mit der Medizinischen Hochschule in Hannover zusammengearbeitet, wo einer der berühmtesten Lebertransplanteure, Professor Pichlmayr, arbeitete. Deswegen war ich bis in die späten 90er Jahre sehr detailliert bis hin in die einzelnen technischen Fragen mit diesem Thema beschäftigt, danach allerdings nicht mehr vordergründig. Aber zu den Grundfragen kann ich heute genausoviel sagen wie damals.

W.W.: Wenn man sich dem Themenbereich Organspende nähert, stehen vor einem vor allem zwei große Gruppen von Menschen: diejenigen, die ein Organ spenden wollen bzw. denen Organe explantiert werden, und die anderen, denen ein Organ implantiert wird. Nähern wir uns zuerst der ersten Gruppe. Nehmen wir an, ein Mensch hat sich zeitlebens bei vollem Bewußtsein dazu durchgerungen, seine Organe nach dem Tod zu spenden, und hat einen Organspendeausweis. Kann man heute davon ausgehen, daß sie oder er über alles – die Risiken, die Organentnahme, evtl. die mit und nach dem Tod zusammenhängenden Prozesse – informiert ist, so daß man von einer umfassenden Entscheidung sprechen kann?

V. Fintelmann: Hier kann man ganz deutlich ein großes Nein setzen. Das wird auch von offizieller Seite ganz bewußt so gehandhabt; denn würde man ganz detailliert darstellen, was bei der Explantation geschieht, wäre die Spendenbereitschaft noch um ein Vielfaches geringer. Deswegen muß man, wenn man über dieses Thema spricht, auch mit der Spenderseite beginnen, denn hier gibt es große Problembereiche, die überhaupt nicht angeschaut werden. Und alle damit zusammenhängenden Probleme und Hintergründe werden, wenn man sie überhaupt kennt, nicht in die Diskussion gebracht. Alle diese Probleme kaschiert man damit, daß man von dem Organspender als von einem Toten spricht. Diese Menschen sind aber nicht tot.

Der Organismus wird ausgeweidet

W.W.: Was müßte alles an Informationen erfolgen, damit ein Mensch hier wirklich aus vollem Bewußtsein eine Entscheidung treffen kann?

V. Fintelmann: Auf jeden Fall ist ein volles Bewußtsein dafür nötig, was alles dazugehört, wenn man ein fremdes Organ übernimmt, und welche Techniken bei der Organentnahme durchgeführt werden. Dazu gehört z.B., daß man den Organspender nach dem Hirntod herunterkühlt, daß man versucht, die Organe so blutleer wie nur irgend möglich zu machen. Diese Abkühlung ist ein außerordentlich schmerzhafter Prozeß, wobei dieser Schmerz nicht mehr vorrangig im Äußeren erlebt wird, sondern es ist ein innerer Schmerz, aber bei vollem Bewußtsein

Zweitens muß man ganz deutlich darauf hinweisen, daß ein solcher Organismus ausgeweidet wird. Aber man versucht in vielen Fällen, alles von diesem Organismus zu bekommen, was man nur irgendwie verwenden kann. Es werden nicht gezielt nur ein Herz, eine Niere oder eine Leber explantiert, sondern viel mehr wird verwertet, bis hin zu kleinsten Knöchelchen oder der Hornhaut der Augen. Und so werden m.E. oft mehr als 200 Einzelteile aus einem Organismus entnommen. Übrig bleibt dann ein Leichnam, der nicht mehr die körperliche Ganzheit hat, die er zuvor hatte.

W.W.: Und jedes Körperteil hat seinen Preis. Dafür gibt es genaue Listen.

V. Fintelmann: Genau. Drittens muß man ganz deutlich sagen, daß hierbei eine Art Tötung vorgenommen wird, und dies ist keine fahrlässige Tötung, denn man weiß genau, was man tut. Denn es wird ein lebender Organismus, mit dem Trick der Festlegung des sogenannten Hirntodes, zu Tode gebracht. Und hier kommt man sehr schnell an den Punkt, an dem man diese Zusammenhänge und Fragen aus dem Blickpunkt der Anthroposophie ganz anders stellen muß.

Von einem wirklichen Hirntod kann überhaupt nicht die Rede sein

W.W.: Damit sprechen Sie eines der wichtigsten Themen in diesem Zusammenhang an, denn heute gilt für die Organentnahme – abgesehen von der Lebendspende – die Phase nach dem sogenannten Hirntod, in der alle anderen Organe, z.B. das Herz, noch voll funktionstüchtig sind. Wäre der Mensch gänzlich tot, könnte man die Organe nicht mehr verwenden. Ist der Hirntod wirklich ausreichend für die Feststellung des Todes?

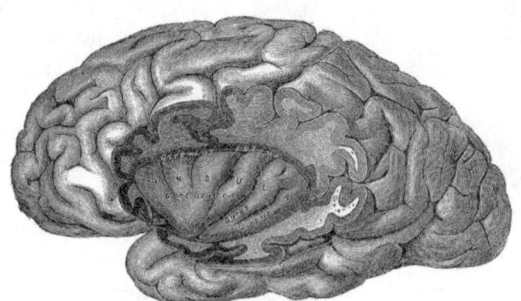

© gemeinfrei   Henry Gray's Anatomy of the Human Body, England 1858

In dieser anatomischen Zeichnung sind Teile des linken Stirn-, Scheitel- und Schläfenlappens entfernt, so daß sich die oberflächliche (dunklere) Rinde und das hellere Marklager unterscheiden lassen

V. Fintelmann: Selbstverständlich nicht. Das muß man einfach so ehrlich sagen dürfen. Es ist ein in den 60er Jahren geprägter juristischer Trick, daß man diese Todesfeststellung definiert hat, obwohl die Organe noch lebendig sind. Denn wenn man die Organe aus einem toten Organismus entnehmen könnte, wäre es überhaupt kein Problem abzuwarten, bis der Mensch gänzlich gestorben ist. Aber das kann man nicht. Deswegen ist der Begriff Hirntod ebenfalls irreführend, denn das Hirn ist auch bei diesen sogenannten Hirntoten überhaupt nicht tot. Denn wäre das Gehirn tot, würde es innerhalb von wenigen Stunden zerfallen, denn die Verwesungsvorgänge fangen im Moment des Todes an.

Insofern handelt es sich höchstwahrscheinlich lediglich um eine irreversible Gehirnschädigung. Von einem wirklichen Hirntod kann überhaupt nicht die Rede sein. Alle übrigen vitalen Funktionen sind noch vorhanden. Das einzige, was man meistens unterstützen muß, ist die Atmung, weil die Atmung nicht unmittelbar im Hirnstamm liegt, sondern mehr in der Hirnrinde und von daher meist mit betroffen ist. Der Großteil des Gehirns, der nicht dem Bewußtsein dient, sondern der Steuerung der Lebensvorgänge, ist aber bei diesen Menschen voll intakt.

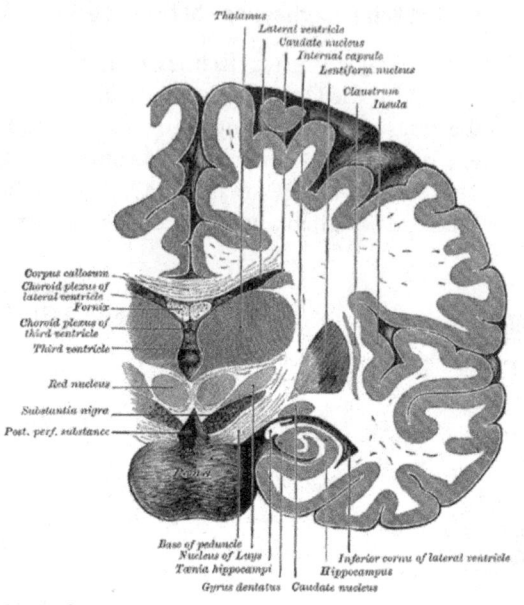

Thalamus
Lateral ventricle
Caudate nucleus
Internal capsule
Lentiform nucleus
Claustrum
Insula

Corpus callosum
Choroid plexus of lateral ventricle
Fornix
Choroid plexus of third ventricle
Third ventricle

Red nucleus
Substantia nigra
Post. perf. substance

Base of peduncle
Nucleus of Luys
Tænia hippocampi
Gyrus dentatus
Inferior cornu of lateral ventricle
Hippocampus
Caudate nucleus

© gemeinfrei   Henry Gray's Anatomy of the Human Body, England 1858

Darstellung der grauen und weißen Substanz und den von ihr ummantelten Basalganglien und Hirnventrikeln im Koronarschnitt durch das Gehirn unmittelbar vor der Brücke

Hier steht also die erste große Unwahrheit, die vorgibt, als wäre hier ein ganzes Organ wirklich gestorben. Und die zweite Lüge ist, daß daraus folgend der ganze Mensch gestorben ist. Im Grunde kann man den Begriff Hirntod mit einem gelähmten Arm oder einer anderen gelähmten Gliedmaße vergleichen, z.B. nach einem Schlaganfall. Denn ein gelähmter Arm ist in seiner Funktion vollkommen nutzlos – man kann ihn nicht mehr gebrauchen –, aber er lebt. Ein solcher Arm fällt nicht schwarz ab. Das würde aber sofort erfolgen, wenn ein solcher Arm wirklich gestorben wäre. Der richtige Begriff wäre also eine irreversible Gehirnschädigung im Sinne der Bewußtseinsbildung oder ein irreversibler Lähmungszustand. Der Begriff Tod an dieser Stelle ist irreführend. Auch in der Definition der naturwissenschaftlichen Medizin ist er falsch, denn auch heute lehrt man noch die sicheren Todeszeichen, und dazu gehört nicht der Hirntod.

W.W.: Nehmen wir die anthroposophische Menschenbetrachtung mit hinzu. Der Mensch besteht eben nicht nur aus Materie, sondern er hat auch eine Seele und einen Geist, und er hat einen Lebensleib, der sich im Moment des Todes aus dem materiellen Leib allmählich löst. Kann man etwas dazu sagen, auf welche Weise sich der Lebensleib vom Organismus löst, wenn das Gehirn des Sterbenden irreparabel geschädigt ist, was man also mittlerweile Hirntod nennt?

V. Fintelmann: Man sieht an den anderen Reaktionen des Körpers, daß der Mensch noch nicht tot ist: Sein Herz schlägt, die Muskeln reagieren noch, es gibt Schweißabsonderungen, Harnausscheidungen, auch die Leber reagiert noch; alles ist noch in Funktion. Deswegen werden die Menschen bei der Explantation auch fixiert.

Der Lebensleib ist im Grunde genommen der Träger aller dieser Funktionen. Er hat sich bei diesen Menschen im Gehirnbereich – nennen wir es den Bewußtseinspol der Hirnrinde – noch nicht einmal vollständig entfernt, sondern er verweigert sich dem Einwirken des Seelisch-Geistigen. Insofern stirbt nicht einmal die Hirnrinde ab, sondern sie ist nur funktionslos. Wir haben in einem solchen Fall nicht einmal einen Sterbeprozeß, sondern nur einen Funktionsverlust.

Deswegen wäre es eine Frage an die Zukunft, Medikamente zu entwickeln, Wege zu beschreiten, die diesen Funktionsverlust des Gehirns wieder zurückbilden. Das wäre eine große Zukunftsfrage, die aber mit der absurden Definition des Hirntodes verstellt wird. Wenn ein Organ allerdings wirklich ganz tot ist, kann man es natürlich auch nicht wiederbeleben. Das möchte ich an dieser Stelle noch hinzufügen. Auch wenn es hier Grenzbereiche gibt, die sogenannten Lazarus-Phänomene der sogenannten Hirntoten. Man hat beobachtet, daß sogenannte Hirntote bei einer intensiven Pflege der Pflegerin dankbar die Hand drücken oder sie sogar in den Arm nehmen.

Würde ein Organ bzw. ein ganzer Organismus wirklich sterben, so würde sich das Leben innerhalb weniger Tage ganz aus diesem Organismus zurückziehen, während dagegen die sogenannten Hirntoten viele Tage, mitunter sogar Wochen, existieren können.

W.W.: Das bedeutet also, daß sich bei einem sogenannten Hirntoten, dessen Hirn gar nicht tot ist, der Ätherleib nicht z.B. aus dem Gehirn früher herauszieht als aus dem übrigen Organismus?

V. Fintelmann: Nein, das kann man so nicht sagen. Ein solcher Mensch hat eine bestimmte Funktion eingebüßt, aber er ist in seinen Lebensvorgängen noch existent. Sonst würde das Organ zerfallen; aber das geschieht nicht.

Kein Ich-Erlebnis im Tod?

W.W.: Der Sterbevorgang eines Menschen ist für den verstorbenen bzw. sterbenden Menschen mit Sicherheit einer der ergreifendsten Momente seines Lebens. Man kennt die zahlreichen Schilderungen von Menschen mit Nah-Todeserfahrungen, die außerhalb des Leibes exakt wahrnehmen, was mit ihrem Leib und beim Geschehen am Krankenbett vor sich geht. Kann man Vermutungen anstellen, wie es für den Verstorbenen aus diesem Geistbewußtsein ausschaut und zu bewerten ist, wenn sein Leib für die Organentnahme geöffnet wird?

V. Fintelmann: Das ist eine ganz wichtige und höchst aktuelle Frage. Hier muß man allerdings auf eine Aussage von Rudolf Steiner zurückgreifen, die aber durch die Nah-Todesforschung wie bewiesen ist. Steiner sagt, daß der Augenblick des Todes die höchste Ich-Erfahrung ist, die ein Mensch machen kann. Dies ist der Punkt, wo die Situation der Organspender ihr Zentrum in der Diskussion finden müßte: Was mache ich in einer Situation, in der ich die höchste Ich-Erfahrung habe, wenn ich zugleich die Organexplantation zulasse? Ich bin der festen Überzeugung, daß ein Mensch, der entsprechend aufgeschnitten und ausgeweidet wird, kein vergleichbares Ich-Erlebnis haben kann. Im Gegenteil muß man sogar befürchten, daß hier außerordentlich negative Erfahrungen gemacht werden. Und hier entstehen die Fragen, was eigentlich mit dem geistig-seelischen Anteil der Menschen geschieht, denn nach unserer anthroposophischen Vorstellung existieren die Menschen schließlich nachtodlich weiter. Was geschieht mit diesen Menschen über diese – man muß es so nennen – Tötung hinaus?

W.W.: Haben Sie Vermutungen, was in diesem Moment geschieht, wenn der Mensch im Augenblick dieser außerordentlich wichtigen Ich-Erfahrung im Moment des Todes gestört wird, weil in seinen Organismus geschnitten wird?

V. Fintelmann: Hier gibt es viele Denkmöglichkeiten, die sich sogar ergänzen können, die sich keineswegs nur gegenseitig ausschließen müssen. Es gibt hier bestimmt nicht nur ein Sowohl-als-Auch.

Ein erster wichtiger Punkt ist auf jeden Fall, daß die eigentliche Todesstunde dieses Menschen manipuliert wird. Im Grunde weiß man, daß jeder Mensch eine ganz bestimmte Geburtsstunde hat und genauso auch eine ganz bestimmte Todesstunde. In diese Todesstunde bildet der Sterbende sein Leben sozusagen hinein. Eine Folge davon kann sein, daß dieser Mensch in der Phase nach dem Tod eine gewisse Zeit überhaupt keine Orientierung hat, also im sogenannten Kamaloka, was in der katholischen Kirche das Fegefeuer genannt wird, was aber auch in alten Kulturen ähnlich beschrieben worden ist. Das ist die Phase, in der der Sterbende eine prozessuale Läuterung durchmacht, die Abgewöhnung aller Begierden, die ihn mit seinem Erdensein verbunden haben. Man streift in dieser Phase alle Gewohnheiten ab, die man während des Lebens aufgestaut, sich angewöhnt hat. Diese Abgewöhnung wird m.E. durch eine solche Organentnahme ungewöhnlich erschwert.

Noch dramatischer ist m.E. die Frage, ob dieser Tote überhaupt weiß, daß er tot ist. Oder irrt er in einer Art Zwischenraum zwischen Erde und Himmel herum und sucht eigentlich sich selbst und seinen eigenen Leib? Man hat u.a. Erfahrungen gemacht, daß solche Anteile verstorbener Menschen sich lebenden Menschen nähern können, um durch einen noch lebenden Leib wieder eine gewisse Wirklichkeit zu bekommen.

Das sind große Fragen, die mit der Anthroposophie aufgeworfen werden können, die im Verhältnis zur Organspende überhaupt nicht gestellt und beantwortet werden. Und ich finde es hoch fahrlässig an dieser Stelle, diese Diskussion mit diesem Hintergrund nicht zu führen und mit Spiegelgefechten so zu tun, als würden diese Zusammenhänge den sterbenden Menschen nicht betreffen, weil man vorgibt, daß sein Leib ohnehin tot sei.

Der Leib gehört nicht dem Menschen selbst

Rudolf Steiner hat zu den anthroposophischen Ärzten über den Leib gesprochen und hat sie rhetorisch gefragt, wem eigentlich dieser Leib gehöre. Und Rudolf Steiner gibt selbst die Antwort: Der Leib des Menschen gehört eben nicht dem Menschen selbst, sondern dieser Leib gehört Gott.

Diesen Gesichtspunkt möchte ich gerne wieder in die Medizin hineintragen, mit welcher Behutsamkeit, mit welcher Scheu die Medizin eigentlich mit diesem Leib umgehen sollte. Denn der physische Leib des Menschen ist das Größte an Naturschöpfung, was es überhaupt gibt. Und wie dieser Leib des Menschen zutiefst in der Medizin mißbraucht wird, ist für mich selbst eines der größten Schmerzerlebnisse. Aber man kann es der Medizin nicht einmal vorwerfen, denn man sieht diesen Leib wie ein Stück Automat an, wie etwas Austauschbares, man sieht überhaupt keinen Zusammenhang des Leibes mit etwas Lebendigem, mit etwas Seelisch-Geistigem. Das sind Begriffe, die man in der naturwissenschaftlichen Medizin nicht kennt, und man betrachtet den menschlichen Leib als etwas, was dem Menschen gehört und was man in jeder Hinsicht manipulieren kann.

Darf ein Arzt töten?

W.W.: Von denen, die eine Organspende befürworten und sich dafür zur Verfügung stellen, wird während ihres Lebens oftmals argumentiert, daß sie damit ein Geschenk an die Menschen machen, daß sie damit einen selbstlosen und sozialen Akt vollziehen. Werden sie im Moment der Explantation und des Todes ihre Entscheidung bereuen, weil sie die Störung des Todesprozesses wahrnehmen und das größte Geschenk, daß sie vermeintlich am Ende des Lebens gemacht haben, dann doch in einem ganz anderen Licht erscheint?

V. Fintelmann: Das ist sehr schwer zu beurteilen. Hier beginnt auch eine soziale Frage, und wir dürfen nicht nur auf den Spender schauen, sondern auch auf die soziale Gemeinschaft, in die dieser Mensch eingebettet ist, die den gesamten Vorgang ermöglicht. Darüber hinaus müssen wir auch noch auf die Ärzte schauen, die explantieren und die implantieren, und auf alle anderen Menschen, die daran beteiligt sind. In einem gewissen Sinne ist dies nämlich ein schuldhaftes Verhalten im Sinne einer Tötung, denn man muß die Frage erheben, ob ein Arzt berechtigt ist, einen Menschen zugunsten eines anderen zu töten. Das ist natürlich eine ganz tiefgehende Frage. Im Sinne der karmischen, der Schicksalsfrage beschäftigt mich dieser Zusammenhang sehr: Was geschieht mit diesen Ärzten nachtodlich, wenn sie einstmals vor diese Zusammenhänge gestellt werden? Was erleben sie, wenn sie sehen, was sie da eigentlich getan haben? Ich kann nur hoffen, daß uns diese wunderbare Aussage von Christus am Kreuz – *„sie wissen nicht, was sie tun"* – ein wenig davor schützt.

Ich-Entscheidung in völliger Freiheit

Solange man dieses Transplantationswesen überhaupt weiter vollzieht, ist die einzige Existenzberechtigung dafür die absolute Freiheit desjenigen, der seine Organe spenden will. Das muß eine ganz willentliche und freie Entscheidung sein, und sie darf ohnehin nur treffen, wer voll mündig ist. Das Mindestalter wäre 18 oder gar 21 Jahre, um eine solche Entscheidung treffen zu dürfen. Auch sollten Eltern nicht für die Kinder, Angehörige nicht für ihre Angehörigen entscheiden. Das kann nur eine Ich-Entscheidung sein. Wenn sich ein solcher Mensch wirklich umfassend orientiert hat, wenn er weiß, worauf er sich einläßt, dann ist das wie eine Märtyrersituation, in die er sich stellt. Dann kann ich mir vorstellen, daß ein solcher Mensch im nachtodlichen Abstreifungsprozeß seiner Hüllen nicht so stark in diese eben dargestellte Orientierungslosigkeit fällt wie jemand, der hier völlig unbewußt hineinstolpert.

W.W.: Aber der Knackpunkt der ganzen Angelegenheit ist ja der, daß diejenigen, die eine Organspende befürworten und mit sich machen lassen, überhaupt nicht wissen, was auf sie zukommt. Und hier beginnt etwas, was man nur mit einem umfassenden Verständnis für die nachtodlichen Zusammenhänge und Prozesse begreifen kann.

V. Fintelmann: Deswegen finde ich es sehr wichtig, daß ein solches FLENSBURGER HEFT darauf hinweist, daß es mehr gibt als nur das rein materielle Sein und den Tod als Endpunkt des Lebens. Das nachtodliche Leben kalkulieren wirklich die meisten Menschen eher nicht mit ein, denn viele gehen davon aus, daß sie mit ihrem Tod nicht mehr existent sind.

Foltertod

W.W.: Ein weiteres großes Problem sehe ich darin, daß in den meisten Krankenhäusern, nicht in den anthroposophischen, bei der Organentnahme keine Vollnarkose durchgeführt wird. Die Menschen werden gefesselt, sie reagieren sehr wohl auf vielfältige Weise, was zeigt, daß sie noch nicht tot sind. Dieser Moment ist ja fast damit vergleichbar, als würde man bei vollem Bewußtsein lebendig aufgeschnitten. Können Sie etwas zu diesem Schmerzerlebnis sagen?

V. Fintelmann: Vermutlich kann man das nicht anders bezeichnen, als daß ein Mensch hier eine Art Foltertod erlebt, keinen Opfertod. Hier wird jemand unter außerordentlichen Qualen – und das sind keineswegs nur Schmerzen, sondern viel tiefergreifende Qualen – zu Tode gebracht. Das wird den Menschen im Nachtodlichen außerordentlich belasten, denn es ist kaum vorstellbar, was dies für Qualen und Schmerzen sind, was damit für entsetzliche Erfahrungen zusammenhängen, wenn man bei der Explantation stückweise hingerichtet wird.

W.W.: Das ist einer der Gründe, aus denen heraus ich entschieden habe, so etwas niemals mit mir machen zu lassen. Es gibt aber sogar in Europa Länder, in denen die Widerspruchsregelung gilt, z.B. Schweden, Spanien und Frankreich, in denen man z.B. bei einem Unfall und nicht mitgeführter schriftlicher Ablehnung einer Organspende zur Explantation freigegeben werden kann, auch als Ausländer. Die Angehörigen müssen nichtmal gefragt werden.

V. Fintelmann: Ja, auch in Österreich ist das sehr problematisch, und wenn man hier nicht eine rechtlich ganz abgesicherte Erklärung vorweisen kann, kein Organspender sein zu wollen, darf man für die Explantation benutzt werden. Dagegen ist das deutsche Recht noch außerordentlich großartig, und wir können dankbar sein, daß hier noch ein ethisches Gewissen vorhanden ist. Und die jüngsten Entscheidungen des Bundestages haben das noch einmal bekräftigt.

W.W.: Auch wenn es mittlerweile vollständig klargeworden ist, wäre es trotzdem noch einmal hilfreich, wenn Sie Ihre persönliche Position zur Organspende – und ich meine nicht die Lebendspende – noch einmal zusammenfassend darstellen würden.

V. Fintelmann: Die Lebendspende ist ein völlig eigenes Kapitel, und hier besteht eine ganz andere Voraussetzung, was den Spender betrifft. Der Emp-

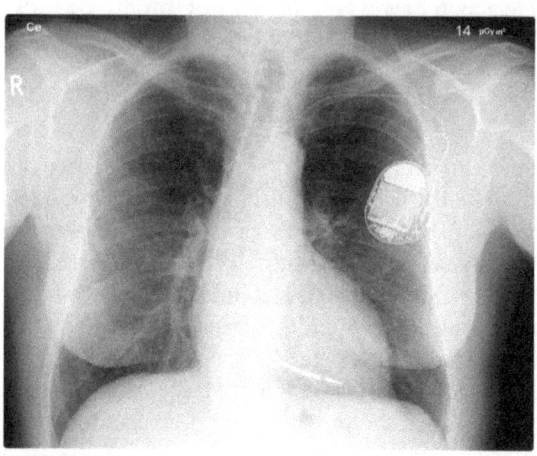

Sunzi99

Herzschrittmacher im konventionellen Röntgen

fänger hat die gleiche Problematik. Aber der Spender lebt weiter, er ist sehr viel eher in der Situation des heiligen Martin, der die Hälfte seines Mantels hergibt. Von der Spendersituation sind dies zwei vollständig unterschiedliche Vorgänge und Ausgangssituationen. Meine Position ist seit sehr langer Zeit ganz eindeutig und stützt sich u.a. darauf, daß der physische Leib nicht dem Menschen gehört, daß man gar nicht über ihn verfügen kann. Ich will weder Organspender noch Organempfänger sein. Ich möchte auch mit möglichst klarem Verstand alle Arten von künstlichen Teilen im Leib, seien dies nun Gelenkprothesen oder Herzschrittmacher, generell nicht an mir vollziehen lassen, weil der Leib für mich das Kostbarste an Vollkommenheit ist, was jemals gebildet worden ist. Denn der Leib ist im christlichen Sinne ein Gotteswerk, kein Menschenwerk.

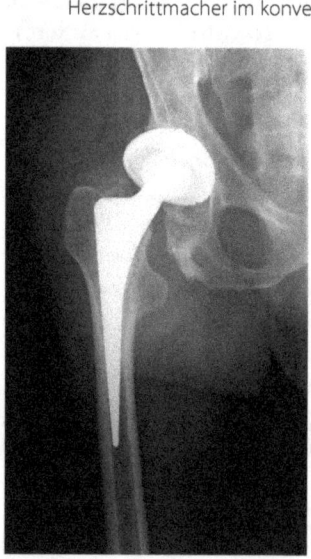

User:Scuba-limp

Hüftgelenk-Endoprothese

Die Ich-Prägung der Organe

W.W.: Auf welche Weise prägt die geistig-seelische Wesenheit des Menschen, vor allem sein Ich, den physischen Organismus bis hinein in die einzelnen Organe?

V. Fintelmann: Dies ist ein außerordentlich wichtiger Zusammenhang, denn jedes Organ eines Menschen ist nicht irgendein Fleischklumpen mit einer komplizierten chemisch-biologischen Funktion, sondern jedes Organ ist ein ganz deutlich ichgeprägtes Organ. Ichgeprägt bedeutet, daß dieses Organ von der Person, der es innewohnt, geprägt wird. Das ist ein Vorgang, der im Laufe des Lebens geschieht, der bei einem Kind noch keineswegs abgeschlossen ist. Deswegen ist die Organtransplantation bei einem Kind etwas ganz anderes; ein Kind kann sich mit Glück ein fremdes Organ zu eigen machen, was der Erwachsene eigentlich nicht kann.

Die Ichprägung z.B. der Leber zeigt sich darin, daß die Leber für das Ich die organische Voraussetzung bildet, sich als ein Selbst zu erleben. Das, was wir heute Selbstbewußtsein nennen, daß das Ich von sich selbst ein Bewußtsein hat, z.B. in der Lebensführung, in der Individualität, setzt ein gesundes Verhältnis des Menschen zur Leber voraus. Alles, was wir heute Initiative nennen, hat mit der Frage zu tun, wie das Ich über die Seele mit dem Leberorgan agiert. Diese Zusammenhänge sind dem Organ immanent.

Diese Ich-Prägungen des Spenders gibt man im Moment der Implantierung eines solchen Organs dem Empfänger mit. Diese geistigen Zusammenhänge bleiben nicht zurück, sondern sind in dieses Organ eingeprägt.

W.W.: Was verändert sich geistig-seelisch in einem Menschen, wenn er ein Herz implantiert bekommt?

V. Fintelmann: Es gibt mitunter tiefgreifende Persönlichkeitsstörungen, denn es wird sehr offenkundig, daß hier seelisch etwas vom Herzen in die Empfängerpersönlichkeit mitgeht, was ganz eindeutig nicht vom Empfänger stammt, sondern vom Spender. Gerade das Herz ist ein Organ, das ganz stark Träger des Gewissens ist. Bei einer Herztransplantation hat man schon die erstaunlichsten und erschreckendsten Dinge erfahren, z.B. bei der Transplantation von Herzen von Mördern oder anderen Verbrechern, in dem Sinne, daß seelische Verhaltensmuster, die einer gewissen Gewissenlosigkeit entstammen, plötzlich beim Empfänger auftreten. Insofern ist die Herztransplantation die überhaupt schwierigste, und zwar im ethisch-moralischen Sinne. Denn an keiner Stelle prägt sich das Ich so sehr in ein Organ ein wie in das Herz. Das Herz könnte man sozusagen auch als das Organ der Persönlichkeit bezeichnen.

Ich wurde einmal im Zusammenhang mit der Misteltherapie von einem Kardiologen angerufen, ob man in bezug auf die Herztransplantationen und die Jahre danach etwas mit der Mistel unterstützend durchführen kann, da ein hoher Prozentsatz von Menschen mit Spenderherzen, etwa 15 %, innerhalb von fünf Jahren bösartige Lymphome bekommt; das sind bösartige Lymphtumoren. Die Lymphe hängt sehr stark mit dem Ich zusammen, denn die Lymphe ist eigentlich Träger dessen, was in uns als Zukunft lebt.

Auf jeden Fall erleben viele Menschen mit implantiertem Herzen eine gewisse Wesensveränderung, zumindest innerhalb einer Durchgangsphase, in der sie eindeutig psychiatrisch krank sind und auch entsprechend behandelt werden müssen, und sie kommen oft erst innerhalb von langen Rehabilitationsphasen mit psychiatrischer Betreuung wieder zu sich selbst. Das aber steht nicht in der offiziellen Literatur.

W.W.: Welche Beziehung hat das Ich zum Immunsystem des Menschen?

V. Fintelmann: Das Immunsystem ist eines der großartigsten Instrumente des Ichs im Leib. Das Immunsystem ist eigentlich eine feinstoffliche Ausprägung dessen, was Steiner die Ich-Organisation nennt, und damit meinte er den Anteil unseres Ichs, der sich permanent mit dem Leib beschäftigen muß, damit sich alles im Leib in den Dienst dieser Ich-Tätigkeit stellen kann. Der Leib ist Werkzeug, Instrument des Ichs. Er ist überhaupt nicht für sich selbst existent. Auch daran kann man wiederum sehen, daß der sogenannte Hirntod kein wirklicher Tod ist, denn dann wäre in diesem Leib überhaupt nichts mehr von Ich-Tätigkeit zu sehen.

Das Immunsystem wird sehr fein reguliert, u.a. auf der zellulären Ebene, die mehr mit den Lebensvorgängen zusammenhängt. Hier findet die natürliche Abwehr statt, durch die sogenannten Freßzellen, die Fremdes in sich aufnehmen und aus dem Organismus transportieren.

Viel aufregender noch ist die sogenannte spezifische Abwehr, die im Leben gebildet wird und die immer mehr zum Schutz der Persönlichkeit gegenüber allem wird, was dieser Persönlichkeit fremd ist. Das ist ein Bereich, in dem Stoffe in einem Größenbereich von 10^{-9} bis 10^{-15} Gramm im Organismus vorhanden sind; es handelt sich also um extrem feinstoffliche Prozesse, und man bezeichnet diese Stoffe als Botenstoffe oder Informationsstoffe. Hier ist das Ich unmittelbar tätig, es bildet über gewisse Zellsysteme diese Stoffe und baut sich in dem jeweiligen Leib eine Schutzfunktion auf.

Immunsuppression

W.W.: Und was geschieht bei der Immunsuppression?

V. Fintelmann: Dabei wird auf der Empfängerseite alles unterdrückt. Immunsuppression bedeutet, das Ich ein Stückweit davon abzuhalten, an jeder Stelle im Leib die Verantwortung zu übernehmen. Dadurch werden viele Prozesse aus der Ich-Funktion herausgenommen, speziell auch aus dem Immunsystem. Das Immunsystem agiert ja nicht für sich, sondern begegnet an unzähligen Stellen einer Außenwelt, z.B. in der Nahrung und bei der Atmung, und hier vollzieht das Immunsystem die Aufgabe, daß alle fremden Stoffe nicht für sich agieren können, sondern in den Dienst des Organismus gestellt werden.

W.W.: Was bedeutet es für das Ich eines Menschen, wenn an seinem Organismus Immunsuppression vorgenommen wird? Kann das Ich dann nicht mehr auf den Leib zugreifen, wird der Mensch tendenziell zu einem Automaten?

V. Fintelmann: Automat würde ich es nicht nennen, aber es vollziehen sich im Organismus bestimmte Prozesse, in denen das Ich nicht mehr verantwortlich tätig ist, die dann von der nächstniederen Schicht übernommen werden. Diese Schicht nennt man in der Anthroposophie den Astralleib. Das sind dann z.B. seelische Funktionen, die aus der Welt des Instinkts hervorquellen, aus bestimmten Trieben. Um es einmal ganz vorsichtig auszudrücken: Ein solcher Mensch mit unterdrücktem Immunsystem wird ein wenig in die Richtung eines Tieres gedrängt, so daß das, was eigentlich der Persönlichkeit dient, allgemein wird. Wenn man hier genauer hinschauen würde, würde man mit Sicherheit verstehen können, warum in Begleitung von Immunsuppression vielfach andere Krankheiten auftreten, die nicht nur Nebenwirkungen, sondern echte Wirkungen der Immunsuppression sind. Denn wenn man bestimmte Bezirke des Organismus von der Ich-Organisation ausklammert, begeben diese sich in eine Eigenständigkeit, die keineswegs dem Organismus dienlich sein müssen.

Verstehendes Mitgefühl

W.W.: Schauen wir nun auf die andere Gruppe, auf die Menschen, die ein Spenderorgan wünschen. Welche Kriterien kann man hierfür aufstellen? Ist dieser Wunsch egoistisch, ist es lediglich eine Maßnahme entsprechend einem künstlichen Hüftgelenk, ist es eine Reparatur zur Lebensverlängerung, die nicht die eigentliche Ursache des erkrankten Organs aufgreift, oder gibt es hier noch andere Kriterien?

V. Fintelmann: Auf jeden Fall sollte man ein ganz tiefes und verstehendes Mitgefühl mit diesen Menschen entstehen lassen. Viele dieser Menschen leben nämlich ein ziemlich schreckliches Leben, denn ihnen wird irgendwann gesagt, daß ein entsprechendes Organ in ihnen nicht mehr zu heilen ist und daß es als einzige Chance die Organtransplantation gibt. Von diesem Augenblick an ist dieser Mensch in der Wartehaltung, durchdrungen von tiefer Angst, ob das Organ noch rechtzeitig kommt, ob er noch so lange leben kann. Allein diese Vorphase vor der Implantierung ist eine Art Foltersituation.

Dann kommt der nächste Schritt: die Implantierung. Und hier wird ihm in der Vorphase ganz klar mitgeteilt, daß man ihm nicht garantieren kann, ob das Organ im Körper gehalten werden kann, denn es gibt trotz aller Immunsuppression Abstoßungsreaktionen, genauso Organversagen, so daß manchmal noch ein zweites Organ transplantiert werden muß. Der Mensch lebt also mit der Angst, ob dieses Organ bleibt oder ob er es wieder hergeben muß. Das ist eigentlich eine ähnliche Situation, wie sie die Krebskranken erleben. Auch sie leben in einer permanenten Angst.

Natürlich gibt es bei vielen dieser Menschen eine gewisse Egoität, denn wenn man heute z.B. an eine Lungentransplantation denkt, so sind es meist Menschen, die ihr Organ willkürlich ruiniert haben, sei es durch Tabak oder anderes. Bei der Leber ist es dementsprechend Alkohol. Man kann also in sehr vielen Fällen nicht sagen, daß es sich bei diesen Menschen nur um ganz arme, nicht mitschuldige Menschen handelt. Und da entsteht für mich die Frage, ob es eigentlich die Aufgabe der Solidargemeinschaft ist, also des Krankenversicherungswesens, für diese Menschen diese immensen Kosten zu übernehmen. Eigentlich müßte man das Transplantationswesen von der Solidargemeinschaft ausklammern und entsprechend jedem Menschen eine Zusatzversicherung anbieten, wenn er eine Transplantation wünscht. Eine solche Versicherung würde natürlich ungeheuer teuer werden.

W.W.: Wenn wir einen Nierenkranken nehmen, der vielleicht ein für ihn mehr oder weniger lästiges Leben in Abhängigkeit von Apparaten führt, ist es hier nicht ein berechtigter Wunsch, ein Spenderorgan zu erhalten?

V. Fintelmann: Menschlich ist es ein absolut verständlicher Wunsch. Aber auch hier muß man genauer hinschauen. Wenn ein Kind mit einer angeborenen Nierenschwäche zur Welt kommt, früh zur Dialyse muß, kann man die Frage stellen, ob wir einem solchen Kind nicht eine neue Niere schuldig sind. Denn dadurch bekommt ein solch junger Mensch eine riesige Chance, doch weitgehend normal in dieses Leben einzutreten. Auf der anderen Seite steht z.B. ein 60jähriger, der sich durch bestimmte Verhaltensweisen im Leben seine Niere mehr oder weniger ruiniert hat und nun davon ausgeht, daß wir, die Solidargemeinschaft, sein Weiterleben ermöglichen sollen, indem wir ihm eine neue Niere spenden. Hier würde ich mit einer ethisch-moralischen Betrachtung anschauen, wo die Berechtigung liegt.

Aus Sicht der anthroposophischen Medizin sollten wir statt dessen darüber nachdenken, wieso es die Medizin heute überhaupt zuläßt, daß ein Organ wie die Niere, wie die Leber, wie das Herz so endgültig kaputtgeht, daß man eigentlich keine andere Möglichkeit mehr sieht als die Transplantation. Warum wird die Weiche nicht umgestellt zu einer frühtherapeutischen, präventiven Medizin, wie wir sie in der anthroposophischen Medizin haben? Wir haben durch die anthroposophische Medizin immer wieder zeigen können, daß es bei schon sehr angegriffene Organen, z.B. der Leber, durch eine richtige Therapie aus der Ratio der anthroposophischen Medizin nicht zur Transplantation kommen muß, obwohl diese Menschen oftmals schon auf der Transplantationsliste standen. Man kann ja – dafür stehe ich mit meiner ganzen Person – selbst in späteren Stadien einer Erkrankung dem Organ noch viel Kraft und Leben zurückgeben, wenn man eine richtige anthroposophische Therapie durchführt, die nicht nur medikamentös ist, sondern auch pflegetherapeutisch, künstlerisch-therapeutisch, die diätetisch ist, die natürlich auch viel mit der Lebenseinstellung und der Lebensumstellung zu tun hat.

Hier erhebe ich meinen starken Protest!

Das ist eigentlich mein größter Ärger an dem ganzen Wesen der Transplantationsmedizin, daß man, wie auch z.B. im Verkehrswesen, immer erst dann etwas macht, wenn jemand zu Tode kommt. Warum muß ein Organ erst vollkommen ruiniert sein, bevor man überlegt, was man dagegen machen kann? Warum überlegt man nicht andere Wege einer neuen Therapie, die z.B. dem Herzen nicht schaden, sondern ihm langfristig wieder auf die Beine helfen?

Gerade beim Herzen ist es so schön zu zeigen, weil die Natur mit dem Weißdorn ein Mittel gegeben hat, welches dem Herzen bis in die Muskulatur hinein echte regenerative Kräfte vermittelt. Hierüber gibt es sogar Studien, die aber keiner ernst nimmt. Man will sie nicht wahrnehmen, man will sie nicht wahrhaben. Hier erhebe ich meinen starken Protest! Eigentlich möchte ich sogar sagen, daß mit der anthroposophischen Medizin längst eine Medizin veranlagt ist, die eine Transplantationsmedizin überflüssig macht. Aber die anthroposophische Medizin wird nicht zur Kenntnis genommen, sie wird auch immer weniger praktiziert, selbst in den anthroposophischen Kliniken. Denn auch hier wird primär sehr viel Schulmedizin durchgeführt, während die anthroposophische Medizin oft nur als eine Art Begleitmöglichkeit angesehen und durchgeführt wird.

Nein – wir müssen endlich einmal deutlich machen, daß wir Anthroposophen angetreten sind, um eine echte Alternative zu bieten, mit der man einem Organ so helfen kann, daß es nicht an sein Ende, an das Ende seiner Möglichkeiten geführt wird.

Ich habe sehr viele Menschen kennengelernt, die auf ein Organ warten, z.B. vor einigen Jahren eine junge Frau, die eine Lebererkrankung hat, die in ihrer Ursache überhaupt nicht geklärt werden konnte und die von vornherein sofort in Richtung der Transplantation gedrängt wurde; mit sehr angstmachenden Vorschlägen. Mittlerweile ist sie eine sehr gesunde junge Frau, auch wenn sie immer noch ein gewisses Leberproblem hat. Ich will auch nicht total ausschließen, daß sie irgendwann noch einmal an die Frage der Transplantation geführt wird, aber mit Hilfe unserer anthroposophischen Therapie ist sie innerhalb der letzten acht Jahre deutlich gesünder geworden, als sie es vor acht Jahren war.

Niemand aus dem Umfeld dieser jungen Frau denkt momentan an eine Organspende. Aber das Erschreckende ist, daß die begleitenden herkömmlichen Ärzte niemals bei uns mitbetreuenden anthroposophischen Ärzten angerufen haben, um einmal zu fragen, wie wir das bei dieser jungen Frau zum Erfolg geführt haben. Das darf man m.E. doch einmal zum Ausdruck bringen. Ich möchte es nicht einmal als eine Beschwerde auffassen, sondern nur als ein Phänomen aufzeigen.

Im Grunde hat sich die moderne Medizin in ein eigenes Gefängnis begeben, in ein Paradigma, daß in der Variation von Morgenstern nicht sein kann, was nicht sein darf. Man hat sich selber Gesetze aufgestellt, die man immer noch nicht bereit ist zu verlassen. Man hat sich eine große Engstirnigkeit im denkenden Erkennen gegeben und ist nicht bereit zuzugeben, daß man auf lange Zeit zu engstirnig gearbeitet hat, um sich für andere Fragen zu öffnen. Trotzdem hat es in der Medizin immer großartige Persönlichkeiten gegeben, die diese engen Denkgrenzen gesprengt haben; auf der anderen Seite ist es erstaunlich, wie die praktische Medizin das ignoriert hat.

W.W.: Ich möchte noch auf ein anderes Organ schauen: Was verändert sich geistig-seelisch in einem Menschen, wenn er eine Niere implantiert bekommt?

V. Fintelmann: Es verwundert nicht so sehr, daß diejenigen, die eine Niere implantiert bekommen, damit anscheinend am besten fertigwerden. Natürlich gibt es die Immunsuppression, die auch hier das gleiche Problem wie bei allen anderen Organempfängern schafft, aber bei der Nierentransplantation gibt es am wenigsten auffällige Persönlichkeitsveränderungen. Man könnte also sagen, daß die Niere ein Organ ist, welches sich verhältnismäßig gut zur Transplantation eignet. Das liegt aber vermutlich vor allem daran, daß fast niemals beide Nieren transplantiert werden. Insofern könnte man sicherlich auch entsprechende Wahrnehmungen machen, wenn man subtiler hinschauen würde. Hier habe ich aber keine Erfahrungen wie in bezug auf Herz- und Lebertransplantierte.

Die Leber gibt dem Ich die Selbstwahrnehmung

W.W.: Welche Probleme treten bei einer transplantierten Leber auf?

V. Fintelmann: Lebertransplantierte sind Menschen, die dann außerordentliche Probleme in der Identifikation mit sich selbst erleben, und zwar indem sie fremde Erfahrungen durchmachen. Sie erleben etwas, was nichts mit ihnen zu tun hat. Sie werden sich selber gegenüber fremd. Denn die Leber gibt dem Ich eigentlich die Selbstwahrnehmung. Der übliche Medizinbetrieb schaut allerdings nicht auf diese Phänomene. Sie werden weder untersucht noch publiziert. Beim Herzen dagegen ist dies sehr auffällig, weil es dramatische Wesensveränderungen gibt oder die schon angesprochenen malignen Lymphome, über die man gar nicht hinwegsehen kann. Wenn man mit den Menschen spricht, denen irgendein Organ implantiert wurde, wird man feststellen, daß diese Probleme mehr oder weniger bei allen auftreten.

Das Organ mit dem Ich erobern

W.W.: Ist es möglich, daß ein Mensch durch sein Ich ein implantiertes Organ trotz Immunsuppression so stark geistig-seelisch durchdringt, daß es zu seinem eigenen wird?

V. Fintelmann: Ich glaube, daß dies möglich ist, besonders bei einem Kind. Ein Kind ist bestimmt bis zum 10. Lebensjahr in der Lage, ein fremdes, implantiertes Organ allmählich zu einem eigenen zu machen. Und man weiß heute, daß Kinder nicht lebenslang Immunsuppression benötigen. Das gleiche traue ich einem Erwachsenen zu, wenn er

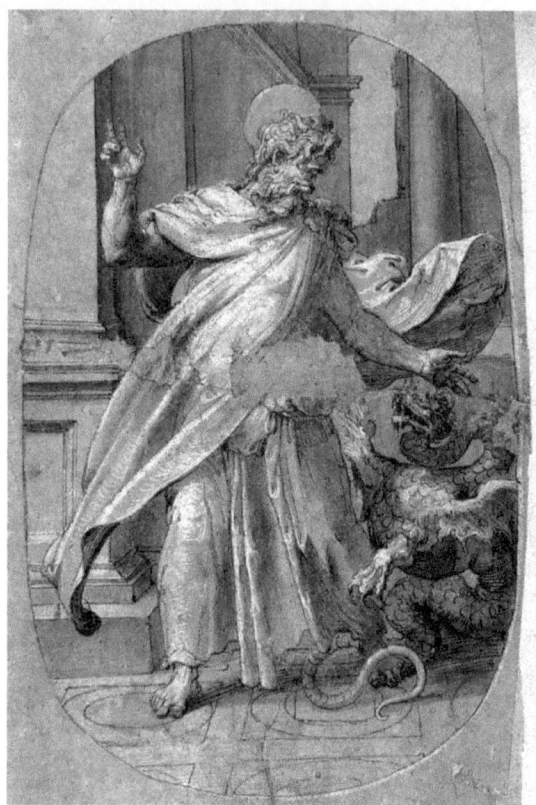

© gemeinfrei   Perin del Vaga

St. Pauls Sieg über die Bestie

vom Moment der Implantation an eine richtige auf das Organ bezogene Therapie und eine Übungswelt durchführt, um sich das neue Organ mit dem Ich zu eigen zu machen. Das halte ich für möglich.

Ich habe immer ein Bild eines Menschen vor mir, der zu Beginn unserer Zeitrechnung gelebt hat, und zwar des Apostels Paulus. Er hatte eine so starke Ich-Kraft, daß der absolut tödliche Biß einer Natter auf Malta ihm nicht geschadet hat.

Nennen wir es vereinfacht so: Wenn wir dem Menschen mit einem implantierten Organ Wege aufzeigen, daß er dieses Organ mit seinem Ich wieder erobern kann, so wie ein Kind das kann, dann müßte das auch bei einem erwachsenen Menschen möglich sein. Ob dies ein 70jähriger noch kann, wage ich zu bezweifeln, aber ein 40jähriger oder vielleicht sogar 50jähriger könnte es vielleicht schaffen, was sich dann im deutlich verminderten Gebrauch der Immunsuppressiva zeigen müßte.

Der Mensch muß selbst entscheiden, was er will

W.W.: Nehmen wir an, ein Patient kommt zu Ihnen und fragt Sie um Rat, ob er sich ein Organ implantieren lassen soll – was genau raten Sie ihm?

V. Fintelmann: Zuerst würde ich schauen, ob dieser Mensch ein solches Organ überhaupt braucht und ob ihm die moderne Medizin nicht nur suggeriert hat, daß es für ihn nur noch diesen einzigen Weg der Transplantation gibt. Ich würde ihm also andere Möglichkeiten, Alternativen, aufzeigen. Natürlich können wir mit der anthroposophischen Medizin keinen Erfolg garantieren, aber wir haben sehr viel Erfahrung, um ihm zu sagen, daß er hier eine große Chance hat. Und wenn sich der Weg der anthroposophischen Medizin nicht erfolgreich abzeichnet, ist die Transplantation immer noch möglich.

Zweitens würde ich mit diesem Menschen direkt in ein Gespräch eintreten, ob er sich vollständig bewußt ist, was er da eigentlich fordert. Er muß wissen, was ein Mensch zu erleiden hat, der ein solches Organ zur Verfügung stellt. Dann muß er erfahren, was die soziale Gemeinschaft um ihn herum an Belastungen durchleben wird; und drittens würde ich ihm schildern, was alles mit ihm selbst bei einer Transplantation geschieht, um ein solches Organ überhaupt annehmen zu können.

Drastisch kann ich das in bezug auf die Knochenmark-Transplantation schildern. Knochenmark kann nur transplantiert werden, wenn das körpereigene Knochenmark vorher absolut vernichtet wird. Solche Menschen bekommen eine Hochdosis Chemotherapie, alle Zellen im Knochenmark werden vernichtet, so daß möglichst nicht eine einzige Zelle übrigbleibt. Und wenn das geschehen ist, wird das neue Knochenmark implantiert. Und auch heute noch ist es ein großes Risiko, ob der Körper das neue Knochenmark annimmt oder nicht. Wenn er es nicht nimmt, ist dieser Mensch eigentlich verloren. Denn dann hat er überhaupt kein Knochenmark mehr. Und dann ist er nicht mehr lebensfähig. Als man mit dieser Knochenmarktransplantation begann, lag die Mortalität bei etwa 50 %; heute liegt sie deutlich niedriger, aber bestimmt noch bei gut 10 %. Diese Menschen sterben also an einem solchen Eingriff.

Auch solche Dinge würde ich mit einem solchen Menschen besprechen. Gleich welche Transplantation an ihm vorgenommen wird, er hat ein nicht unerhebliches Risiko, diesen Eingriff nicht zu überleben. Ein schwer herzkranker Mensch im absoluten Endstadium, der z.B. nur noch mit schweren Ödemen in den Beinen lebt, mit absolutem Atemnotstand, der keinerlei Freude mehr im Leben hat, greift natürlich zum letzten Strohhalm der Transplantation. Mit diesem Menschen brauche ich nicht lange zu diskutieren. Hier muß er selbst eine Entscheidung treffen. Ich würde ihm weder zu- noch abraten, aber ich würde ihn sehr gut informieren. Auch würde ich ihm die Frage stellen, ob er die ganzen Vorgänge wirklich zu Ende gedacht hat und ob nicht an dieser Stelle das Ende seines Lebens auch eine Berechtigung hat.

Ein solches Gespräch kann aber immer nur in der völligen Freiheit für den Patienten geführt werden; ich würde ihm niemals irgend etwas oktroyieren, sondern ihr oder ihm immer nur bestmögliche Urteilsgrundlagen vermitteln. Dann muß der Mensch selbst entscheiden, was er eigentlich will.

W.W.: Nehmen wir an, ein Mensch will definitiv ein Organ haben – inwiefern ist es wichtig, daß er weiß, von wem dieses Organ kommt?

V. Fintelmann: In der Not stellen die Menschen diese Frage eher selten, meist hinterher. Wenn die Menschen ein Stückweit in ihr neues Leben zurückgeführt werden, entstehen diese Fragen, und es entsteht oft der dringende Wunsch, zu erfahren, wer es eigentlich war, der dieses Organ gespendet hat. Offiziell darf das ja nicht mitgeteilt werden, aber manche machen sich hier auf die Suche. Ich weiß nicht, ob das wirklich sinnvoll ist, aber ich kann das verstehen. Man sucht hier vermutlich den Anschluß, wem man dieses Organ verdankt. Diese Frage hat mir aber niemals ein Mensch gestellt.

W.W.: In anderen Ländern, in Deutschland natürlich nicht, werden ja sogar Menschen umgebracht, um ihnen die Organe zu entnehmen; ich denke dabei z.B. an China. Und hier entstehen natürlich ziemlich finstere Zusammenhänge.

V. Fintelmann: Das ist ein grausiges Problem. Es muß also eine Organisation geben, die jedem Organ ein Siegel gibt – und für Deutschland ist das ja m.E. gewährleistet –, daß ein solches Organ aus einem wirklich freiwilligen Entschluß eines Menschen stammt und nicht von einem Menschen, der umgebracht worden ist. Viele Menschen werden in China durch Genickschüsse hingerichtet, damit die Organwelt unzerstört bleibt. Und dann wird mit diesen Organen ein schwunghafter Handel getrieben. Inwieweit diese Organe in unsere Welt hineinreichen, wage ich nicht zu beurteilen. In Deutschland haben wir noch ein relativ hohes ethisches Bewußtsein, aber es gibt natürlich auch Menschen, die dann in solche Regionen reisen, weil sie wissen, daß dort zu hohen Preisen meist sofort ein Organ zur Verfügung steht.

Urteilsfähig werden

W.W.: Die Implantation hat viele Schattenseiten; wie aber ist es z.B. für einen jüngeren Menschen, vielleicht einen Familienvater mit kleinen Kindern, dem sich nur durch eine Implantation eine Überlebenschance bietet? Kann man das verurteilen? Ist in solchen Fällen eine Implantation anzuraten?

V. Fintelmann: Ob man da zuraten sollte, weiß ich nicht; verstehen kann man es allemal. Ich bin absolut der Meinung, daß niemand von uns berechtigt ist, so etwas zu beurteilen oder gar zu verurteilen. Das ist ein sehr ernstzunehmendes Freiheitsmoment unseres heutigen Seins, daß hier jeder Mensch eine Entscheidung für sich selbst treffen kann. Ein junger Familienvater sollte eine solche Entscheidung allerdings nicht allein treffen, sondern seine gesamte Familie miteinbeziehen. Es wird oft unterschätzt, was der Mensch mit implantierten Organen zwar an Leben gewinnt, was aber andererseits an ungeheurer Belastung bis hin zur Zerstörung in eine solche Familie hineingetragen wird. Das sage ich gerade in bezug auf die Kinder. Keiner hat wirklich die Frage gestellt, ob nicht der frühe Tod des Vaters für diese Kinder das Gesündere ist, als wenn sie ständig dieses Angstpotential, dieses Leidenspotential des Vaters miterleben müssen, dieses Angebundensein an die fortwährenden Kontrolluntersuchungen, was für die Kinder ein sehr tiefgreifendes, schreckliches Erlebnis sein wird, welches das ganze Leben durchzieht. Für die Ehefrau gilt ähnliches.

Aber ich würde in einem solchen Fall niemals den Zeigefinger erheben, ich würde einen solchen Wunsch niemals verurteilen. Denn in dem Wort verurteilen steckt das Urteil. Ein solches Urteil muß vielseitig und umfassend gefällt werden, und das ist ja auch Ihr Impuls mit diesem FLENSBURGER HEFT zum Thema Organspende: Wir müssen dafür sorgen, daß die Menschen urteilsfähig werden, wir müssen ihnen Kriterien geben, um eine solche Entscheidung umfassend fällen zu können. Und wenn in diesem von Ihnen angesprochenen Fall die ganze Familie diese Entscheidung mitträgt, dann muß man diese Entscheidung von außen bejahen. Dann ist es für diesen Menschen die richtige Entscheidung. Auch wenn ich das ganz anders sehe oder machen würde.

Hirnversagen statt Hirntod

Interview mit Dott. Paolo Bavastro

von Peter Krause

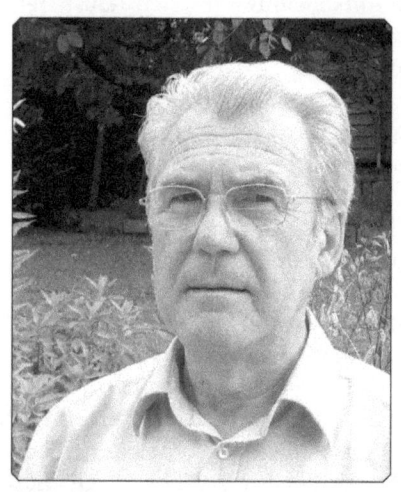

Nach dem Studium der Medizin Ausbildung zum Internisten und Kardiologen in verschiedenen Krankenhäusern. Über 20 Jahre an der Filderklinik, zuletzt als Chefarzt der Inneren Abteilung. Über 20jährige Erfahrung in der Intensivmedizin. Beschäftigung mit ethischen Fragen der Medizin, z.B. Patientenverfügung und Transplantation. An die 200 Veröffentlichungen. Verleihung des Bundesverdienstkreuzes am Bande im Jahr 2002. Seit 2003 in kardiologischer Privatpraxis in Stuttgart tätig. Buchveröffentlichungen, u.a.:
„Anthroposophische Medizin auf der Intensivstation", Dornach 1994. Demnächst erscheint: „Patientenverfügung, Vorsorgevollmacht".

„Im Mittelpunkt der Mensch", dieses Motto hat Paolo Bavastro als Überschrift seines ärztlichen Handelns gewählt. Wenn man sich mit dem Thema Organspende beschäftigt, wird man diesem Arzt irgendwann begegnen – zum einen darum, weil er in den Reihen der anthroposophischen Ärzteschaft Ansehen genießt; zum anderen, weil er als Chefarzt der Inneren Abteilung der Filderklinik direkt daran beteiligt war, als man 1991 das Kind einer für hirntot erklärten Frau dadurch rettete, daß man die werdende Mutter intensivmedizinisch weiterbehandelte. Für Paolo Bavastro markiert das einen Wendepunkt, denn nun war ihm gänzlich klargeworden, was er bis heute vehement vertritt: Ein für hirntot erklärter Mensch ist nicht tot. Er lebt, wenn auch in der vermutlich unumkehrbaren Situation des Sterbens. Darf man einem solchen Menschen Organe entnehmen? Die ärztliche Ethik wird an ihrem zentralsten Punkt berührt und Paolo Bavastro nimmt darum kein Blatt vor den Mund, wenn er deutlich sagt, was seine eigene Meinung dazu ist.

Peter Krause: Die Themen Organspende und Organtransplantation beschäftigen viele Menschen, und es gibt ein erstaunliches Medieninteresse daran. Erstaunlich deshalb, weil es de facto ja um eine sehr kleine Zahl betroffener Menschen geht. Derlei Behandlungen und Operationen, bei denen es um die Transplantation oder um die Gewinnung von Organen geht, kommen zwar täglich vor, sind aber trotz alledem selten. Natürlich, es geht um schwerkranke Menschen, denen mit einem Spenderorgan geholfen werden kann, und es geht zugleich um Menschen, die dem Tod sehr nahe sind, auf Intensivstationen behandelt werden, denen Organe entnommen werden können bzw. entnommen werden. Insofern handelt es sich bei dem Ganzen um einen brisanten Bereich der Medizin.

Entbindung eines Kindes von einer hirntoten Frau

Es scheint mir aber vor allem bemerkenswert zu sein, daß mit den Fragen und Überlegungen zum Thema Organspende und Organtransplantation überhaupt sehr zentrale Themen unseres Lebens angesprochen werden und daß es sich darum lohnt, sich damit auseinanderzusetzen. Wie geht man in der anthroposophischen Medizinerschaft mit dem Thema um?

Dott. Paolo Bavastro: Unter den anthroposophischen Ärzten wird dieses Thema nicht sehr großgeschrieben. Es gibt nicht viele Transplantationen, und auch die Zahl der Hirntoten ist nicht sehr groß. Das bedeutet, daß es sehr selten ist, daß jemand als Arzt im Krankenhaus damit konfrontiert wird, zumal hinzukommt, daß die Organspende ja nur die Ärzte betrifft, die im intensivmedizinischen Bereich tätig sind. Alle anderen Ärzte, denken Sie auch an die niedergelassenen, haben damit überhaupt nichts zu tun. Insofern ist es für den Arzt ganz allgemein eine sehr seltene Geschichte.

P.K.: Vor etwas mehr als zwanzig Jahren wurden Sie als leitender Arzt an der Filderklinik sehr direkt mit der Fragestellung Hirntod konfrontiert, als man eine schwangere Frau weiterbehandelte, um ihr Kind zu retten. So etwas gilt auch heute noch als gravierend, obwohl es mittlerweile immer wieder vorkommt, daß man so handelt.

P. Bavastro: Die erste Entscheidung traf seinerzeit ein Kollege von mir, der an dem Tag, als der Vater des Kindes darum fragte, Dienst hatte. Was die ganze Diskussion um Organspenden und Hirntod angeht, waren wir damals alle höchst naiv. Im Vordergrund stand die Anfrage des Vaters des Kindes, der sich fest wünschte, daß ein doppeltes Wunder geschieht, daß also einerseits das Kind auf die Welt kommen und andererseits auch die Mutter des Kindes, seine Ehefrau, gerettet werden kann.

Die Frau selbst lag damals zunächst in einem anderen Krankenhaus. Vorher schon hatten die Frau und der Mann sich dazu entschieden, in der Filderklinik entbinden zu wollen. Auch aus diesem Grund hatte sich der Vater des Kindes an uns gewendet.

P.K.: Die Entbindung des Kindes einer hirntoten Schwangeren nach einer längeren Zeit der Intensivversorgung, also der Erhaltung des Lebens allein durch Maschinen, war seinerzeit heftig umstritten, nachdem später auch in Erlangen Mediziner so entschieden hatten wie in der Filderklinik. Was hat Sie persönlich damals möglicherweise geprägt, und wie ist das geschehen?

P. Bavastro: Unsere Entscheidung wurde in der Öffentlichkeit eigentlich nicht beachtet. Da hatten wir, wenn man es mit Erlangen vergleicht, tatsächlich noch Glück. In Erlangen mußte man sogar die Intensivstation sichern.

Damals beschäftigte mich persönlich vor allem die Frage, wie es möglich sein könnte, das Kind zu retten. Dem vor allem galt mein Interesse.

„Was diese Patientin von ihrer Umwelt erfahren hat auf der Ebene des Bewußtseins, das kann ich nicht sagen, das wissen wir nicht. Was wir wahrnehmen konnten, das war täglich, daß das Herz schlägt, daß die Temperatur des Körpers da ist, daß sie Ausscheidungen hatte, sowohl Urin als auch Stuhl, daß sie geschwitzt hat. Wir wissen aus der Literatur und aus der Biologie, daß diese Menschen Antikörper bilden können, also geimpft werden könnten, daß Frauen schwanger werden können, daß Männer Erektionen haben – das sind alles elementarste biologische Phänomene, die dazu führen, daß man täglich am Krankenbett erlebt, daß das ein lebendiger Mensch ist, schwerstkrank, aber eben lebendig!"

Paolo Bavastro, Quelle: dradio.de

Schließlich kam das Kind gesund zur Welt, die Mutter verstarb, und es folgten die Ereignisse in Erlangen. Nun wurde mir bewußt, was das Erhalten eines Lebens einer hirntoten Schwangeren auch im Zusammenhang mit der Hirntodfrage und der Transplantationsmedizin bedeutet. Wenn Hirntod gleich Tod ist, dann hätten wir es bei hirntoten Menschen mit Leichen zu tun. Aber in einer Leiche kann sich kein Embryo entwickeln.

Das Sterben ist ein Prozeß

P.K.: Das würde ich als medizinischer Laie auch so sehen. Für mich ist dieser als Hirntod bezeichnete Moment auch nicht derjenige, an dem das Leben vollkommen erlischt, denn die Vitalfunktionen dauern ja weiterhin an. Mich wundert es eigentlich immer wieder, warum häufig zu schnell über diesen Punkt hinweggesehen wird bzw. warum so leidenschaftlich eine Sichtweise vertreten wird, die die Tatsache übergeht, daß wir es beim Sterben mit einem Prozeß in Phasen zu tun haben, der eben mit dem Hirntod noch nicht abgeschlossen ist.

P. Bavastro: Als man 1968 an der Harvard Medical School in einer Ad-hoc-Kommission über den Hirntod debattiert und entschieden hatte, wurden der Begriff des Hirntodes und seine Definition einfach gesetzt. Es gab schon damals prominente Kritiker; der prominenteste war Hans Jonas. Auch einige Neurologen kritisierten das Harvard-Papier. Es waren allerdings wenige; die überwiegende Zahl der Ärzte akzeptierte, was über den Hirntod gesagt wurde.

Und noch etwas: Vom Blickwinkel der Phänomenologie ist klar, daß man für eine Transplantation lebensfähige Organe braucht, denn sonst geht es nicht. Wenn nun ein Arzt sein Tabu nicht aufgibt, daß er nicht tötet, kommt man nicht an transplantierbare Organe, wenn man von den Lebendspenden einmal absieht.

P.K.: Das ist eine Frage der Ethik, aber auch der gesetzlichen Regelungen. In Belgien z.B. ist die Euthanasie erlaubt und wird insofern folgerichtig auch mit der Explantation von Organen verknüpft.

P. Bavastro: Das größte Problem ist die ethische Grundhaltung, um die es prinzipiell geht.

P.K.: Und wie ordnen Sie vor einem solchen Hintergrund die Entwicklungen ein, die besonders in der zweiten Hälfte des vergangenen Jahrhunderts gemacht wurden? Da wurden die wesentlichen Schritte auf dem Gebiet der Transplantationsmedizin getan. Kann man den Eindruck haben, daß in dessen Folge auch mal eben das Menschenbild und die ärztliche Ethik den neuen Möglichkeiten angepaßt werden sollten? Wie hängt das eine mit dem anderen zusammen?

P. Bavastro: Die Ethik ist in die Richtung des Machbaren gewandert. Man hat die Dinge so lange verändert, bis alles paßte. Da gibt es sogar die Auffassung, daß die Ethik dem Fortschritt zu folgen habe und nicht umgekehrt.

Aufklärung durch den Arzt

P.K.: Wenn ein Patient in Ihre Praxis kommt und die einzige Überlebenschance darin besteht, eine Transplantation vorzunehmen, würden Sie dann nicht auch dazu raten?

P. Bavastro: Dieses Thema hatte ich schon ein paarmal. Ich versuche dann zunächst einmal, mit dem Patienten in aller Ausführlichkeit zu reden. Was bedeutet eine Transplantation für ihn persönlich? Da kommt zuerst das Thema Wartezeit, dann, daß er hinterher nicht wirklich gesund sein wird, sondern sein ganzes weiteres Leben ein chronisch Kranker bleiben wird, der auf die Einnahme von Medikamenten angewiesen sein wird usw. Er muß auch wissen, woher die Organe für eine Transplantation kommen und wie strittig die Frage des Hirntodes diskutiert wird. Ich habe meinen Patienten gesagt, daß die Menschen, von denen die Organe stammen, rein biologisch nicht tot sind, sondern daß sie getötet werden.

P.K.: Halten Sie es dann mit Adorno: *„Es gibt kein richtiges Leben im Falschen"*? Raten Sie als Mediziner ganz offensiv von Transplantationen ab, oder sehen Sie auch aus Ihrer Sicht eine mögliche medizinische Option, für die man sich entscheiden kann?

P. Bavastro: Bei den Transplantationen ist die Medizin aus der experimentellen Phase schon längst heraus. Bei Überlebensraten nach fünf oder sogar zehn Jahren von 70 bis 90 % kann man nicht mehr von Experimenten sprechen. Es sind allerdings auch manche Probleme noch nicht gelöst.

P.K.: Stichwort Immunsuppression ...

P. Bavastro: ... genau. Und zwar auch vor dem anthroposophischen Hintergrund, denn beim Immunsystem haben wir es mit dem Ausdruck des geistigen Menschen zu tun, also mit dem Ausdruck des individuellen Menschen im Biologischen. Und genau da wird eingegriffen.

P.K.: Sie weichen meiner Frage aus. Darum spitze ich es zu: Kommt für Sie selbst eine Transplantation in Frage, wenn nur auf diese Weise Ihr Leben gerettet werden könnte?

P. Bavastro: Das kann ich nicht beantworten. Ihre Ursprungsfrage war, ob ich einem Patienten dazu raten würde. Ich muß den Patienten informieren, und er selbst muß entscheiden. Ich muß ihm unter Umständen sagen, daß er sterben kann, wenn er sich nicht ein Organ transplantieren läßt. Allerdings gehört auch dazu, daß man ihm sagt, daß es ihm hinterher schlecht gehen kann oder daß er trotzdem bald sterben wird. Aber der Mensch selbst muß entscheiden.

P.K.: So besehen verhalten Sie sich der Transplantation gegenüber nicht anders als gegenüber allen anderen möglichen Therapieformen. Wenn Sie es beispielsweise mit einem Tumorpatienten zu tun haben, gibt es auch verschiedene Möglichkeiten, über die aufgeklärt werden muß. Eine Chemotherapie ist ebenfalls kein Zuckerschlecken und ist für den Menschen auch sonst ein empfindlicher Eingriff. Da können Sie auch nur aufklären und es dem Patienten überlassen, die Entscheidung so oder so zu treffen.

P. Bavastro: Ja, denn der Patient ist der Betroffene.

P.K.: Genau, allerdings bewegen Sie sich in einem medizinischen Angebot, zu dem eben für einen Patienten auch die Transplantation gehören kann. Wenn Sie diese als Option aufzeigen, dann gehört auch dazu, daß man über Organspenden spricht. Ich kann nicht das eine akzeptieren, ohne auch das andere gutzuheißen.

P. Bavastro: Wenn ich als Arzt einen Patienten habe, der für hirntot erklärt wurde – ich spreche übrigens eigentlich lieber von Hirnversagen als vom Hirntod –, würde ich diesen Menschen nur dann der DSO melden, wenn der Patient selber der Organentnahme zugestimmt hat.

Die Entscheidung für oder gegen eine Organspende

Die erweiterte Zustimmungslösung halte ich für ein ethisches Unding. Ich habe es immer so gehalten: Wenn jemand einen Organspenderausweis hatte, dann von mir aus. Aber wenn nicht, habe ich die Angehörigen auch gar nicht erst gefragt.

P.K.: Haben Sie selbst einen Organspenderausweis?

P. Bavastro: Ja, da steht drin, daß ich keine Organe spenden will.

P.K.: Das heißt ganz klar, daß Sie für sich entschieden haben, auch kein Organ transplantieren zu lassen, wenn das Ihr Leben retten könnte?

P. Bavastro: Nein, das eine sagt das andere nicht. So absurd das klingt: Ich muß dem Patienten die Freiheit lassen, und das gilt auch für mich, wenn ich der Patient bin. Wenn mich eine entsprechende Lebenssituation trifft, muß ich in eben dieser Situation entscheiden.

P.K.: Es ist ein gewaltiger Widerspruch, daß es nahezu 12.000 Menschen gibt, die auf ein Organ warten, aber nicht genügend Spender da sind. Wenn jeder Mensch, der sich ein Organ transplantieren lassen würde, sich auch zur Organspende bereit erklären würde, sähe das alles ganz anders aus. Es gäbe keine oder nur eine sehr viel kürzere Warteliste.

P. Bavastro: Ich finde es ethisch nicht vertretbar, das eine mit dem anderen zu verbinden, denn dadurch erzeugt man moralischen Druck. Es wurde ja auch mal im Bundestag so diskutiert, daß man nur dann ein Organ bekommen sollte, wenn man auch eines spenden würde. Das hat man aber zu guter Letzt wieder fallengelassen.

P.K.: Ist es nicht auch eine legitimer Gedanke, daß man sagt, daß sich ein Mensch für einen anderen opfern kann?

P. Bavastro: Das sagen die Konfessionen im Zusammenhang mit der Organspende und beziehen sich dabei auf die Evangelien. Es bleibt aber, daß ein Mensch für eine Organspende getötet werden muß.

P.K.: Ein Mensch kann wissen, daß er im Augenblick der Organentnahme noch nicht gänzlich verstorben ist, daß der Prozeß des Sterbens noch andauert, und sich trotzdem für eine Organspende entscheiden. Das kann doch durchaus ein Hintergrund dafür sein zu sagen, daß ein solcher Mensch ein Opfer bringt.

P. Bavastro: Der Mensch muß wissen, daß der Hirntod höchst umstritten ist. Es handelt sich biologisch nicht um den Tod, phänomenologisch schon gar nicht. Dann muß der Mensch wissen, daß er – Stichwort Patientenverfügung – weiterbehandelt wird, obwohl für ihn dafür keine Indikation mehr besteht.

P.K.: Das bedeutet faktisch, daß das Leben verlängert wird, obwohl es eigentlich an sein Ende gekommen ist?

P. Bavastro: Ja, aber dazu gibt es medizinisch keine Indikation.

„Ich führe mit mir einen Zettel, auf dem ich geschrieben habe: Der Hirntod ist nicht der Tod! Und solange das Gesetz so unklar ist, wie es jetzt im Moment ist, und nicht die strengste Zustimmungslösung gilt, bin ich kein Organspender. Und diese Entscheidungslösung, die im Moment diskutiert wird, die halte ich für nicht ganz korrekt, weil: Wer soll denn die Menschen, wenn sie einen Führerschein, wenn sie einen Personalausweis beantragen, wer soll sie denn aufklären? Die Menschen am Schalter, die den Führerschein ausgeben, mit Sicherheit nicht! Die Deutsche Stiftung Organtransplantation (DSO) oder die Bundeszentrale für gesundheitliche Aufklärung, die schreiben schlicht und einfach: Bist du bereit, Organe nach deinem Tod zu spenden? Das ist keine Aufklärung! Wer soll denn die Aufklärung sachgerecht und korrekt machen, in so einer ganz schwierigen und komplizierten Situation? Das müßte eine neutrale Stelle sein, die wirklich auch die Menschen aufklärt, was der Hirntod ist!"
Paolo Bavastro, Quelle: dradio.de

Im Namen des Patienten handeln

Ich handle als Arzt immer für den Menschen, der mir anvertraut ist. In dem Moment, in dem das Hirnversagen festgestellt wurde, kann ich als Arzt für den Patienten nichts mehr tun. Im Falle der Organspende behandle ich ihn aber weiter. Und noch schlimmer: Wenn jemand sagt, daß der Hirntod der Tod sei, behandelt er von da an eine Leiche.

P.K.: Genau das haben Sie seinerzeit in der Filderklinik mit der Schwangeren getan.

P. Bavastro: Da war aber mit dem Kind ein zweites Leben da.

P.K.: Ein zweites Leben ist aber auch mit dem Organempfänger da. Ist das für Sie etwas anderes?

P. Bavastro: Ja, denn es handelt sich um einen anonymen Dritten.

P.K.: Nehmen wir mal an, daß es nicht ein anonymer Dritter wäre, sondern ein Mensch, der relativ klar benannt oder bezeichnet wäre, z.B. als ein Mitglied der Familie. Wie wäre es dann aus Ihrer Sicht?

P. Bavastro: Ich verlange erstens, daß ein Mensch schriftlich erklärt, daß er nach vollständigem Hirnversagen weiterbehandelt werden will, und zweitens, daß er ebenso schriftlich erklärt haben muß, daß er damit einverstanden ist, Organe zu spenden. Er muß über alles aufgeklärt sein. Und dann bin ich mir sicher, daß kaum einer mehr bereit sein wird, Organe zu spenden. Dann müssen wir gesellschaftlich akzeptieren, daß es selbst dann, wenn es 50.000 Menschen gäbe, die auf Organe warten, nur sehr wenige gäbe, die Organe auch spenden wollen. Wir können die Wahrheit nicht mit dem Argument verdrehen, daß es viele gibt, die auf Organe warten.

Organe spenden, Organe empfangen?

Freie Entscheidung für Leben und Tod

Matthias Klaußner im Gespräch mit Dr. med. Markus Barten – Herz-

chirurg, Andreas Cerny – katholischer Seelsorger und Rolf-Michael

Turek – evangelischer Pfarrer

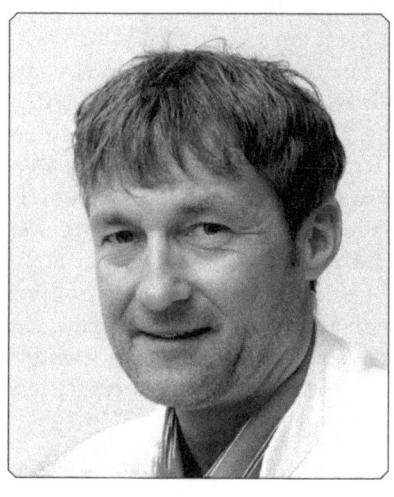

Dr. med. Markus J. Barten:
Nach dem Studium der Human-
medizin an der Ruhr-Universität
Bochum machte Herr Barten seine
ersten chirurgischen Erfahrungen
in der Allgemeinchirurgie als Arzt
im Praktikum in der Chirurgischen
Klinik des St. Josefs-Hospitals,
Universitätsklinik der Ruhr-Uni-
versität Bochum. Danach erfolgte
der Wechsel in die Herzchirurgie
als Assistenzarzt in der Herzchir-
urgischen Klinik des Herz- und
Kreislaufzentrums Dresden, Uni-
versitätsklinik Carl Gustav Carus
Dresden.

In einem fast zweijährigen Forschungsaufenthalt als Postdoc Fellow im
Labor für Transplantationsimmunologie der Klinik für Herz- und Thorax-
chirurgie, Stanford Universität, Kalifornien, USA, legte Herr Barten den
Grundstein für seine Forschung auf dem Gebiet der Transplantationsmedizin.
Im Anschluß erfolgte die Beendigung des Facharztes für Herzchirurgie in der
Klinik für Herzchirurgie, Universität Leipzig, Herzzentrum.

Derzeit ist Herr Barten als Facharzt für Herzchirurgie verantwortlicher
Oberarzt für die Herztransplantation in der Klinik für Herzchirurgie und
Leiter der experimentellen Herztransplantation. Als Experte für immunsup-
pressive Medikamente nach Transplantation und für Transplantationsstu-
dien ist er Teilnehmer an nationalen und internationalen Expertentreffen
(Advisory Boards).

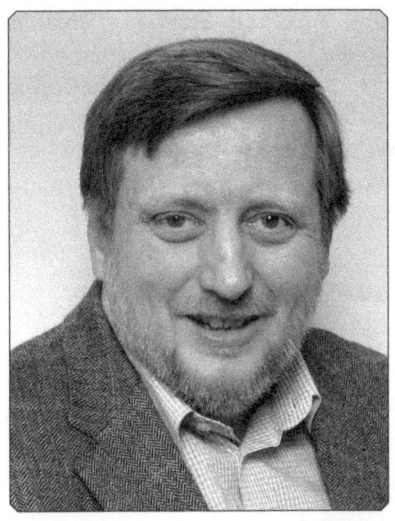

Andreas Cerny: geb. 1952 in Wien, Studium der Theologie, verheiratet seit 1977, zwölf Kinder, 1979-1988 Pastoralreferent in Wien, 1988–2000 Krankenhausseelsorger in Berlin-Spandau, seit 2000 Krankenhausseelsorger in Leipzig.

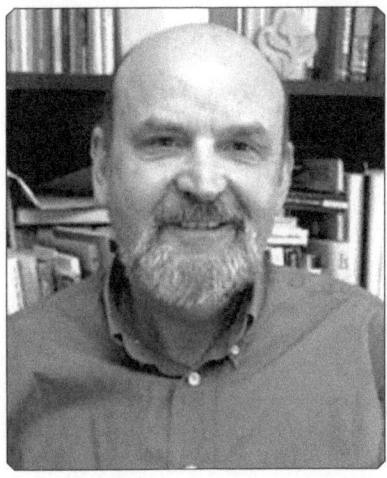

Rolf-Michael Turek: geb. 1949 in Leipzig, verheiratet, eine Tochter. Seit 1997 Klinikseelsorger am Universitätsklinikum Leipzig mit den besonderen Schwerpunkten: Psychiatrie, Palliativversorgung, Mitarbeiterbegleitung und Ethikberatung. Vorher 13 Jahre Gemeindepfarrer in Leipzig-Reudnitz und fünf Jahre Klinikseelsorger im Krankenhaus für Psychiatrie Leipzig-Dösen. Viele Jahre engagiert als Kursleiter in der „Gruppenorientierten Gemeindearbeit", bei „Humor-Care Deutschland" und in der Praxisberatung von Gruppen- und Sozialarbeit.

Organspende, Organempfang? Wozu? Bin ich überhaupt jemals betroffen? Steigert ein neues Organ die Lebensqualität, oder führt der Patient oft nur ein Leben in neuen Abhängigkeiten? Können Gesetze den Todeszeitpunkt definieren? Sind Gesetze zudem sinnvoll, um eine höhere Quote von Spenderorganen zu erzielen? Kann ich als medizinischer

Laie eigentlich beurteilen, was Organspende und -empfang bedeutet? Die Entscheidung überlasse ich wohl doch lieber denjenigen, die sich damit auskennen, den Ärzten; zumindest aber denen, die betroffen sind. Ich zumindest hoffe, daß mich das nicht betrifft.

So hört und liest man es häufig. Warum auch sollte man sich zu Lebzeiten mit dem Tod auseinandersetzen? Aber warum eigentlich nicht?

Nur zwei Dinge

Durch so viele Formen geschritten,
durch Ich und Wir und Du,
doch alles blieb erlitten
durch die ewige Frage: wozu?

Das ist eine Kinderfrage.
Dir wurde erst spät bewußt,
es gibt nur eines: ertrage
– ob Sinn, ob Sucht, ob Sage –
dein fernbestimmtes: Du mußt.

Ob Rosen, ob Schnee, ob Meere,
was alles erblühte, verblich,
es gibt nur zwei Dinge: die Leere
und das gezeichnete Ich.

Gottfried Benn

Gottfried Benn, Arzt und Dichter, schrieb in seinem Gedicht „Nur zwei Dinge" (Erstveröffentlichung am 26. März 1953 in der Frankfurter Ausgabe der Neuen Zeitung) von der „Leere" und dem „gezeichneten Ich", die am Ende übrigbleiben, genauer: die einzig ewigen Bestand haben.

Angesichts dieser Aussicht, nämlich daß es im Grunde nur das Ich und die Leere gibt, erscheint es unabdingbar, nicht in Abhängigkeiten dumpf durch das Leben zu dümpeln, sondern sich den Herausforderungen des Lebens und des Todes voller Hingabe und in vollem Bewußtsein zu stellen.

Es dürfte demnach beim Thema Organspende zugunsten des Individuums und des eigenständigen Ichs keinerlei Verpflichtung geben, Organe zu spenden und auch zu empfangen. Oder gerade doch? Reichte es nicht, einen verbindlichen Rahmen per Gesetz zu bestimmen, der zu Urteilsvermögen und Auseinandersetzung mit der Frage führt, was mir mein eigener Körper bedeutet und wie damit angesichts des Todes umgegangen werden soll?

Aktuell besteht die Problematik, daß zu wenige Spenderorgane vorhanden sind. Also sollte es doch eine verpflichtende Regelung geben, um zu gewährleisten, daß genügend Organe zur Verfügung stehen. Ein Ansatz wäre die Widerspruchsregelung: Demnach gelte ich als Spender, es sei denn, ich widerspreche zu Lebzeiten. Könnte auf diese Weise vielleicht auch dem illegalen Organhandel entgegengewirkt werden?

Denn: Leben zu retten, Leben zu erhalten kann definitiv nicht in Frage gestellt werden. Schon gar nicht seitens der Politik. Wir müssen allein aus moralisch-ethischer, also menschlicher Verpflichtung gegenüber unserem Nächsten aktiv tätig werden und alles tun, um Leiden zu lindern und Leben zu erhalten. Freilich greift jeder damit in das Schicksal eines anderen Menschen ein; doch auch wenn die Hilfe versagt wird, wird schließlich das Schicksal beeinflußt.

Sollten also Gesetze, Paragraphen und Institutionen Todeszeitpunkte und Organentnahmeverfahren regeln? Wenn ja, bis zu welchem Grad?

Während diese Zeilen geschrieben wurden, hat der Deutsche Bundestag beschlossen, ohne verbindliche Regelung jährlich an jeden einzelnen per Brief zu appellieren, sich zu überlegen, ob man selbst als Spender zu Verfügung stehen möchte. Damit ist nun ein jeder aufgerufen, sich mit dem oft unbequemen Thema Tod bewußt zu befassen und vielleicht durch den eigenen Tod einem anderen Menschen zu helfen.

Ein selten klares und kluges Signal seitens der Politik: Offenbar hat man festgestellt, daß die Unsicherheiten und Ängste in der Bevölkerung groß sind, trotz Prominenter, die eine Niere spenden und offen pro Organspende appellieren. Die Folge war trotz allem ein wahrnehmbarer Rückgang der Spendenbereitschaft.

Es geht also den Politikern nun, wenn auch aus Pragmatismus, ausnahmsweise einmal nicht um Bevormundung der Bevölkerung, sondern um das Ziel, Menschen zu freien und mündig getroffenen Entscheidungen zu motivieren. Es bleibt daher zu hoffen, daß damit die Grundlagen zu einer gesunden Urteilsbildung für den einzelnen durch diesen Brief, die Medien und Mediziner verantwortungsbewußt transportiert werden.

Um die vorausgegangenen Fragenkomplexe zu erhellen und weiterzuentwickeln, wurde ein Gespräch mit PD Dr. Markus Barten, Herzchirurg, Andreas Cerny, katholischer Seelsorger, und Rolf-Michael Turek, evangelischer Pfarrer, alle tätig am Universitätsklinikum Leipzig, geführt.

Mindestens eine Erkenntnis wurde im Verlauf des Gesprächs gewonnen: Das Thema verlangt es, sich mit sich und seinen Mitmenschen bei vollem Bewußtsein in Beziehung zu setzen, sein Schicksal dabei selbst zu bestimmen, um durch eine klare Entscheidung bereits zu Lebzeiten den künftigen eigenen Sterbeprozeß mitzugestalten. Diese Chance könnte jeder wahrnehmen, egal ob er sich dafür oder dagegen entscheidet, seine Organe zu spenden.

Matthias Klaußner: Warum überhaupt sollten Organe gespendet werden?

PD Dr. med. Markus Barten: Organspende ist notwendig, um Menschen mit einer Herzerkrankung oder Erkrankung anderer Organe im Endstadium neues Leben zu schenken, wenn keine Medikamente oder operative Maßnahmen mehr helfen.

M.K.: Ist das auch für Sie stimmig?

Rolf-Michael Turek: Für mich ist das schon stimmig; die Zielvorstellung, mit der ich mich identifizieren kann, ist ja, daß Menschen, denen nicht mehr geholfen werden kann, eine Möglichkeit geboten wird, ihr Leben weiterzuführen; vielleicht mit Einschränkungen oder verminderter Qualität. Auf jeden Fall ist dieses Ziel für mich unterstützenswürdig; wobei mir immer klarer wird, daß die Organspende bzw. die Transplantation letztlich ein Ersatzverfahren ist, weil die Grunderkrankung nicht geheilt werden kann. Die Medizin kommt an eine Grenze, die sie mit diesem Transplantationsverfahren zwar nicht überschreitet, die sie aber ausweitet. Eigentlich ist es ja die Absicht der Medizin, die Grunderkrankung zu heilen, und das geht eben im speziellen Fall noch nicht.

M. Barten: Das geht schon; wenn man als Beispiel das menschliche Herz heranzieht, liegt eine Ursache für Erkrankungen oftmals in Durchblutungsstörungen, die zur Herzschwächung führen. Ich kann die entsprechenden erkrankten Teile ersetzen oder erneuern, so daß die Erkrankung nicht mehr auftritt.

R.-M. Turek: Ich stelle mir dennoch vor, daß es das Ziel beispielsweise der Kardiologen ist, die Probleme der Grunderkrankung auf andere Weise zu lösen, und die Transplantation, so wie Sie sagen, das letzte Mittel ist.

M. Barten: Das ist richtig. Aber wenn wir z.B. eine Durchblutungsstörung haben, dann kann ich bei verengten Herzkranzgefäßen eine Gefäßstütze – einen Stent – einsetzen oder eine Bypass-Operation machen. Damit habe ich die Ursache allerdings nicht behandelt. Diese kann familiär bedingt sein; dagegen kann der Patient wenig tun. Was er

Kathetertherapie mit Stent

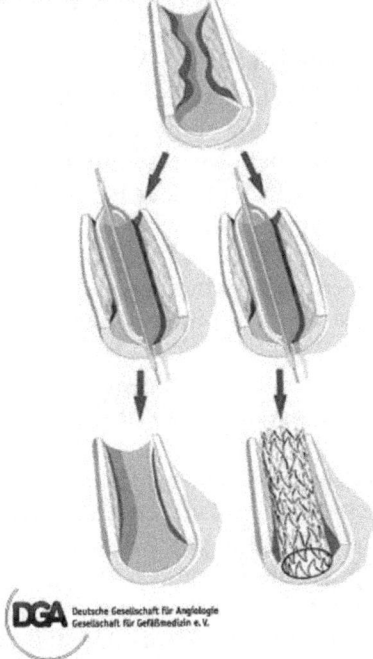

Stent im Gefäß, nach Ballondilatation;
Angioplastie DGA

tun kann, ist, alle Risikofaktoren zu minimieren: nicht rauchen, Übergewicht und Streß vermeiden, den Blutdruck einstellen. Das liegt in der Verantwortung des Patienten. Wir können als Kardiologen im akuten Fall nur Medikamente geben, behandeln somit zumeist symptomatisch, also nur die Folgen des Lebenswandels, nicht die Ursache.

M.K.: Man versucht also, durch die Transplantation an der Stelle das Weiterleben zu ermöglichen, wo diese Maßnahmen nicht mehr greifen. Damit schenkt man also dann neues Leben oder neue Lebensqualität?

M. Barten: Genau.

Andreas Cerny: Das ist eben auch die Wahrnehmung der Patienten. Manche feiern dann tatsächlich ihren neuen Geburtstag. Sie empfinden das so, als ob sie eine neue Geburt erlebt haben, und sagen sich: *„Ich habe ein neues Leben geschenkt bekommen."*

Gesunder Patient oder schwerkranker Mensch?

R.-M. Turek: Meiner Ansicht nach wird in der Öffentlichkeit vernachlässigt, daß der transplantierte Mensch ein schwerkranker Mensch ist und auf dauernde Unterstützung angewiesen bleibt. Diese Tatsache stellt für mich kein Argument gegen Organtransplantation dar. Ich habe jedoch eine Reihe von Patienten kennengelernt, denen das erst später bewußt geworden ist. Es ist keine Runderneuerung, kein neuer Anfang, sondern die Erkenntnis: Ich bleibe ein schwerkranker Mensch.

M. Barten: Ich sehe das nicht so. Für mich ist der transplantierte Patient ein gesunder Mensch. Bekommt jemand ein neues Herz, besteht das Vorurteil, daß dieser Patient weiter krank ist. Aber im Gegenteil:

Er hat ja ein neues Herz, und ich kann ihn als Arzt wie einen gesunden Menschen behandeln, genauso wie einen gesunden Menschen, der keine Herzerkrankung hat.

Natürlich müssen diese Patienten ihr Leben lang Medikamente nehmen, damit das Herz bzw. ein fremdes Organ vom Organismus anerkannt wird. Diese haben auch ihre Nebenwirkungen, aber damit kann man sehr gut leben, ganz normal leben. Ich sage immer, daß der Empfänger eines neuen Organs kein Patient mehr ist, sondern ein ganz normaler, gesunder Mensch. Bringt der Mensch vor der Transplantation andere Erkrankungen mit, dann ist das etwas, was die Lebensqualität beeinträchtigt, aber per se würde ich nicht mehr von einem Schwerkranken sprechen, sondern von einem – wenn auch in Anführungsstrichen – „Gesunden".

R.-M. Turek: Obwohl er täglich bis zu 30 verschiedene Medikamente nehmen muß, die das Immunsystem stabilisieren bzw. unterdrücken?

M. Barten: Inzwischen sind wir in der Regel bei etwa drei verschiedenen Medikamenten, die die Abstoßungsreaktion unterdrücken, damit das neue Organ anerkannt bzw. nicht abgestoßen wird. Das andere sind Medikamente, die prophylaktisch gegeben werden; in der Anfangsphase, also nach dem Eingriff, um Infektionen zu kontrollieren oder aber um die Nebenwirkungen von Medikamenten zu behandeln. Des weiteren werden Mittel gegeben, um Risikofaktoren wie Bluthochdruck, Diabetes und Fettstoffwechselstörungen auszuschließen oder zu vermindern.

Aber die Zusammenstellung der Medikamente ist individuell sehr verschieden. Die Frage ist immer: Welche Nebenerkrankungen bringt der Patient bereits mit? Ich habe Transplantierte, die kommen mit fünf Medikamenten täglich aus. Sie führen ihren Beruf wieder aus, stehen

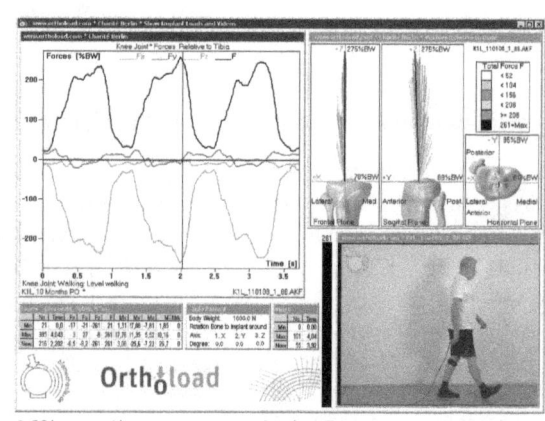

Graichen, Team: Instrumentierte Implantate

Belastungsmessung im Patienten mit instrumentierter Knieendoprothese also wieder im Leben. Diesen Anspruch zu vermitteln ist mir immer ein großes Anliegen.

A. Cerny: Der folgende Vergleich ist nicht ganz stimmig, aber z.B. wird in der Endoprothetik (Ersatz eines kranken Gelenks durch ein künstliches, Anm. M.K.) Patienten ein künstliches Knie eingesetzt. Das ist nicht sein eigenes Knie, aber er lebt damit wieder recht gut.

R.-M. Turek: Mein Einwand ist eher so gelagert: Wenn ich mir die Werbung der DSO, also der Deutsche Stiftung Organtransplantation, ansehe, wird meiner Ansicht nach zu einseitig dargestellt, wie das Leben nach der Transplantation aussieht.[1] Es ist zweifelsohne – und das ist auch wissenschaftlich in breiten Untersuchungen statistisch nachgewiesen – ein ungeheurer Schub an Lebensqualität. Die Einschränkungen werden jedoch aus meiner Erfahrung heraus nur an wenigen Stellen kommuniziert.

M.K.: Bestimmt ist das individuell sehr verschieden und hängt auch von der Art ab, wie der behandelnde Arzt berät und aufklärt. Herr Dr. Barten, Sie werden sicher einem Patienten einen Ausblick geben, was nach der Transplantation auf ihn zukommt?

M. Barten: Das ist so, ja.

M.K.: Ihnen, Herr Turek, geht es wohl vor allem darum, zu hinterfragen, inwieweit mit einem neuen, implantierten Organ immer auch eine Steigerung der Lebensqualität verbunden ist. Das ist sicherlich fragwürdig. Es gibt darüber hinaus offenbar auch Fälle, bei denen sich ein bedürftiger Patient gegen das neue Organ entscheidet und sagt, daß er z.B. eine zweite oder dritte Nierentransplantation ablehnt.

A. Cerny: Ich habe eine jüngere Patientin betreut, die sich gegen eine zweite Herztransplantation entschieden hat und gesagt hat, sie wolle lieber sterben.

---

1 Webseite: www.DSO.de / Der Schwerpunkt der DSO liegt eindeutig in der Aufklärung über und in der Motivierung zur Organspende. Die DSO stellt auf ihrer Webseite nicht dar, wie sich das Leben mit einem fremden Organ gestaltet. Offenbar besteht eine klare Grenze zwischen Organspende und Organempfang. Letzterem kommt seitens der DSO keine Aufmerksamkeit zu.
Nach Auffassung des Verfassers sollte es jedoch selbstverständlich sein, darüber zu informieren, wie Empfänger von Organen leben, wenn das Ziel darin besteht, möglichst viele Menschen dazu zu bewegen, ihre Organe nach dem Tod zu spenden. Schließlich ist es so, daß ein Teil oder Teile eines Verstorbenen in einem anderen Menschen weiterleben können. Sollte also nicht zu dessen Lebzeiten ein Interesse daran bestehen zu wissen, wie diese Teile, die entsprechenden Organe weiterleben, genauer: welche Umstände damit verknüpft sind? In dieser Sache besteht somit durchaus Nachhol- und Gesprächsbedarf .innerhalb der entsprechenden Organisationen.

Soziale Kontakte statt neuer Niere

M. Barten: Solche Fälle kommen vor, erfahrungsgemäß aber eher selten. Das angeführte Beispiel mit der Niere zeigt aber noch einen anderen Aspekt auf. Ohne funktionierende Nieren können Sie, im Gegensatz zum Herzen, ganz gut leben. Wenn die Patienten dreimal die Woche zur Dialyse gehen, finden sie dort Möglichkeiten sozialer Kontaktaufnahme. Für jemanden, der ansonsten nicht viel rausgeht, bedeuten diese Kontakte sehr viel. Wenn diese Patienten nun eine neue Niere bekommen, fallen diese sozialen Kontakte weg. Diesen Aspekt muß man in diesem Zusammenhang durchaus hinterfragen. Es scheint paradox. Diese Menschen sind eigentlich froh, wenn sie kein neues Organ bekommen, weil auf diese Weise ihre sozialen Kontakte erhalten bleiben. Grundsätzlich muß man aber sagen: Überwiegend sind die Menschen dankbar für die neue Lebensqualität, die sie wiedergewonnen haben.

(Allgemeine Zustimmung)

Es kommen jedoch immer wieder auch Fragen, gerade was das Herz betrifft, denn oft fällt es schwer, das Fremde in sich zu akzeptieren. Das sind psychologische Aspekte: Was löst das Neue in mir aus? Wie komme ich mit einem neuen Herzen zurecht – einem Herzen, das jemandem gehört hat?

Einer muß sterben, damit ich lebe!

M.K.: Welche Positionen oder auch Argumente gegen Organspende gibt es, und was könnten die Ursachen sein?

A. Cerny: Ich habe ein Argument gehört, das mich eigenartig berührt hat: Der Patient sagte: *„Da muß einer sterben, damit ich lebe."* Das war ein psychologisches Moment. Der Patient zweifelte nicht an der Organspende an sich, aber er fühlte diesen Zweifel in sich, daß jemand anderes sein Leben für ihn lassen müsse.

R.-M. Turek: Ein Argument dagegen steht in Verbindung mit dem, was Herr Dr. Barten sagte. Die Frage oder die Ungewißheit, inwieweit eine Wesensveränderung eintritt. Insbesondere betrifft das die aktuelle Forschung zur Verpflanzung von Gehirngewebe. Inwieweit also bleibt die Identität erhalten? Das spielt eine wesentliche Rolle bei der Argumentation. Auch hat man Erkenntnisse, daß Gehirn, Darm und Herz miteinander korrespondieren. Die Frage, die damit einhergeht, die aber aktuell nur wenige beschäftigt – und wenn überhaupt, dann vor allem die Philosophen –, ist dabei: Wo und wie wird Bewußtsein gebildet? Ist Bewußtsein letztlich etwas, was eventuell durch die Korrespondenz von Organen entsteht anstatt ausschließlich im Gehirn? Diese Frage stellen sich aktuell nur wenige.

M.K.: Aber genau diese Fragen müßten doch in einer liberal christlich ausgerichteten Gesellschaft vorrangig gestellt werden, genau darüber müßte doch der Diskurs laufen. Was mir an der Sache wichtig erscheint, ist, daß man als Betroffener wahrscheinlich immer eher den Wunsch haben wird, weiterzuleben.

Nur 0,4 % werden am Ende ein Organ spenden

Wenn man sich nun Zahlen anschaut: Herr Dr. Barten hat in seinem Sprechzimmer ein Plakat des ausverkauften Dortmunder Fußballstadions hängen, darauf steht:

„80.720 Zuschauer – ausverkauft.

79.093 (97,9 %) Zuschauer würden ein Spenderorgan annehmen

727 (2,1 %) würden auf eine Transplantation verzichten

48.424 (59,9 %) würden ein Organ spenden

9684 (11,9 %) haben einen Organspendeausweis

396 (0,4 %) mit Organspendeausweis würden ihre Organe spenden."

Können Sie diese Zahlen etwas erläutern?

M. Barten: Diese letzte Zahl ergibt sich aus der Tatsache, daß nur Hirntote als Spender in Frage kommen – die meisten sterben durch Herztod und scheiden daher als Spender aus. Dieser Wert gibt also die wahrscheinliche Anzahl derer an, denen am Ende Organe entnommen werden können.

(Organe können nur entnommen und implantiert werden, wenn sie normal durchblutet sind. Bei Kreislaufversagen ist das naturgemäß nicht mehr der Fall, Gewebe stirbt ab; Anm. M.K.)

A. Cerny: Warum würden 48.424 ein Organ spenden, aber nur 9684 haben einen Ausweis?

M. Barten: Das ist das große Mißverhältnis, mit dem wir es zu tun haben. Wenn ich krank bin und es keine andere Möglichkeit gibt, möchte ich natürlich ein Organ haben. Ein Organ spenden würde ich vielleicht auch; aber das Wissen darum, wie das vor sich geht, ist nicht ausreichend vorhanden und wird auch nicht konkret gesucht.

Eine Ursache sehe ich darin: Wir möchten zu Lebzeiten nicht über den Tod reden und verdrängen den Gedanken an eine Organspende lieber, als uns damit auseinanderzusetzen. Wir schieben das weg. Unabhängig von der Gesellschaftsschicht. Oft erreicht mich die Frage, wie man denn an einen Organspendeausweis kommt. Junge Leute fragen

Organspendeausweis

nach § 2 des Transplantationsgesetzes

Name, Vorname — Geburtsdatum

Straße — PLZ, Wohnort

BZgA Bundeszentrale für gesundheitliche Aufklärung — **Organspende** schenkt Leben.

Antwort auf Ihre persönlichen Fragen erhalten Sie beim Infotelefon Organspende unter der gebührenfreien Rufnummer **0800 / 90 40 400.**

Für den Fall, dass nach meinem Tod eine Spende von Organen/Geweben zur Transplantation in Frage kommt, erkläre ich:

○ JA, ich gestatte, dass nach der ärztlichen Feststellung meines Todes meinem Körper Organe und Gewebe entnommen werden.

oder ○ JA, ich gestatte dies, mit **Ausnahme** folgender Organe/Gewebe:

oder ○ JA, ich gestatte dies, jedoch **nur** für folgende Organe/Gewebe:

oder ○ NEIN, ich widerspreche einer Entnahme von Organen oder Geweben.

oder ○ Über JA oder NEIN soll dann folgende Person entscheiden:

Name, Vorname — Telefon

Straße — PLZ, Wohnort

Platz für Anmerkungen/Besondere Hinweise

DATUM — UNTERSCHRIFT

Erklärung zur Organ- und Gewebespende

® BZgA

Vorder- und Rückseite eines Organspendeausweises der BZgA

mich das, die doch eigentlich mit Google und sämtlichen Medien vertraut sind. Aber genau das zeigt mir auch, daß wir die Gedanken an den eigenen Tod wegdrücken.

R.-M. Turek: Mir erscheint zumindest der Unterschied logisch, zwischen der Zahl derer, die ein Organ annehmen, und denen, die ein Organ spenden würden. Denn das sind doch zwei ganz verschiedene Aspekte: zum einen, daß jemand gern sein Leben verlängern möchte, und zum anderen, daß jemand nicht in seinen Sterbeprozeß eingreifen lassen möchte. Das sind zwei verschiedene Bereiche, bis dahin, daß z.B. bis vor kurzem in Israel Organtransplantation möglich war, jedoch keine Organspende. Im ersten Moment klingt das für uns verrückt, aber das beschreibt die Problematik sehr genau. Ein Organempfang stellt in ethischer Hinsicht so gut wie keine Probleme dar. Das Problem liegt auf der Spenderseite.

M.K.: Warum gibt es denn eine so große Anzahl derer, die große Vorbehalte haben, ihre Organe zu spenden? Herr Turek sprach von der Furcht vor dem Eingreifen in den Prozeß des Sterbens. Damit erklärt sich aber lediglich eine gewisse Ungewißheit, denn diesen Sterbeprozeß kennt niemand aus eigener Erfahrung. Es ist also kaum zu beurteilen, wann man selbst tot ist und wie sich das anfühlt.

Die Rechtsprechung hat den Hirntod als Todeszeitpunkt festgelegt. Die Organe dürfen sich jedoch noch nicht im Sterbeprozeß befinden, ansonsten sind sie nicht mehr zu gebrauchen. Somit wird der Körper funktional am Leben erhalten, während das Gehirn die Nullinie aufweist, also tot ist – richtig?

M. Barten: Richtig.

M.K.: Als Laie ging ich bislang immer davon aus, daß der Hirntod auch gleichbedeutend mit dem Tod des Menschen ist. Wie verhalten sich Todeszeitpunkt, Hirntod und Prozeß des Sterbens zueinander, Herr Cerny?

Sterben ist ein Prozeß

A. Cerny: Wir erleben bei der Begleitung Sterbender, daß es sich beim Tod um einen komplexen Prozeß handelt. Es ist ja so, daß das Sterben bereits vor dem Hirntod beginnt. Wenn ich jemanden sehe, der im Koma liegt und dessen Körper allmählich auskühlt, dann merke ich ja, daß sich derjenige im Sterbeprozeß befindet. Man kann keinen konkreten Punkt für den Tod setzen. Vielleicht ganz am Schluß, wenn es endgültig vorbei ist; aber wo der Punkt genau ist, fällt auch mir immer wieder schwer zu bezeichnen.

M. Barten: Ich denke, das kann man auch nicht. Wir müssen Tests heranziehen. An bestimmten Parametern muß man den Zeitpunkt des Todes festmachen, definieren. Sonst kann man nicht genau sagen, wann das Sterben wirklich beginnt und wann es aufhört. Darum benötigen wir die Nullinie, die uns anzeigt: Es ist keine Hirnaktivität und damit auch keine körpereigene Herzaktivität mehr da.

Beim Hirn ist das schwerer nachzuvollziehen als beim Herzen. Letzteres hört einfach auf zu schlagen, das sehe ich, das fühle ich, da ist kein Puls mehr, und damit hat man einen festen Anhaltspunkt bei der Betrachtung von außen. Beim Hirn kann ich nichts fühlen oder sehen. Genau darin liegen die Ängste vieler begründet, die unsicher sind und sich fragen: *„Bin ich denn wirklich tot? Wann bin ich eigentlich richtig tot?"*, denn das Herz schlägt vielleicht noch, da es künstlich am Schlagen gehalten wird. Das ist total schwierig, und die Bedenken muß man ernst nehmen.

M.K.: Hier wird deutlich, welches Menschenbild ich zugrunde lege. Denn wir sind ja zweifelsohne ausgestattet mit einem Bewußtsein, einem Ich. Also verweist die Frage nach dem Sterbeprozeß, nach dem Todeszeitpunkt, in einen – ich nenne es mal – metaphysischen Bereich; die Grenze dahin ist offenbar fließend. Der Mensch ist mehr als nur ein funktionierender maschinenähnlicher Organismus. Dem würde auch kein Mediziner, kein Naturwissenschaftler widersprechen. Wir alle erleben ja täglich, daß der menschliche Faktor eine wesentliche

Rolle spielt. Man benötigt also eine Verabredung, eine Definition des Todeszeitpunkts, wie Sie sagen. Auch von den christlichen Kirchen wird aktuell der Todeszeitpunkt mit der Nullinie des Gehirns veranschlagt – richtig?

R.-M. Turek: Durch die Entwicklung der Intensivmedizin ist in die Diskussion mit hineingekommen, was bis dahin keine Rolle gespielt hat, nämlich daß die Organe einzeln absterben. Es gibt da keinen eindeutigen Zeitpunkt. Man weiß, jedes Organ stirbt für sich, und die Punkte des Organtodes sind jeweils unterschiedliche. 1968 gab es an der Harvard-Universität eine Konferenz, in der es darum ging, einen Todeszeitpunkt zu definieren; damals mit unterschiedlichen Absichten. Zum einen wollte man Gewißheit darüber, wann man in der Intensivmedizin bedenkenlos die Apparate abstellen könnte; zum anderen hegte man die Absicht, zu gut durchbluteten Organen zu kommen. Man ist damit in einer Zwickmühle, nämlich ebendiese Organe erlangen zu wollen und gleichzeitig die Regel befolgen zu müssen, diese nur toten Spendern entnehmen zu dürfen. Aus diesem Grund hat man sich mit der Nullinie auf eine Definition geeinigt, die beides ermöglicht.

Den Zeitpunkt des Todes selbst definieren

Die Forschungen der jüngeren Zeit machen jedoch deutlich, daß diese Definition nicht allein den Medizinern überlassen werden kann, sondern ein Diskurs darüber philosophisch, also geisteswissenschaftlich geführt und, wenn überhaupt, gesellschaftlich beantwortet werden muß. Das führt nämlich zu einer individuellen Frage, die jeder für sich beantworten muß, nämlich: *„Ab welchem Zeitpunkt erkläre ich mich selbst für tot?"*

M.K.: Normalerweise wird man aber für tot erklärt.

R.-M. Turek: Genau das müßte aber eben anders sein. Jeder müßte zu Lebzeiten verbindlich erklären, was er unter seinem eigenen Tod versteht. Das kann genauso sein, daß man sagt: *„Ich entscheide für mich, daß mein Hirntod als Tod verstanden werden kann und ich somit als Spender von Organen unter dieser Voraussetzung zur Verfügung stehe."* Oder jemand entscheidet, daß für ihn selbst der Prozeß der Organtode abgeschlossen sein muß. Aber meiner Ansicht nach sollte sich jeder damit auseinandersetzen. Aus theologischer Sicht ist beides möglich. Die eine Option ist die Kultur des Helfens, die Solidarität. Auf der anderen Seite steht die Frage der Unverfügbarkeit über das menschliche Leben. Das sollte jeder für sich selbst entscheiden.

M. Barten: Das denke ich auch. Das ist für mich ein wichtiger Punkt. Wir machen sehr viel Öffentlichkeitsarbeit für Organspende, ich bin selbst ebenfalls pro Organspende, weil ich sehe, was für einen Erfolg man damit haben kann; aber ich sage immer, es ist mir wichtig, daß sich die Menschen Gedanken machen, ob sie dafür oder dagegen sind. Sie sind aufgefordert, sich zu Lebzeiten darüber Gedanken zu machen, das ist mein Anliegen. Das spiegelt ja wider, was Herr Turek sagt und was die Kirche auch unterstützt.

R.-M. Turek: Auch das hat wiederum zwei Seiten. Daß Sie als Transplantationsmediziner pro Organspende sind, liegt auf der Hand. Die Einwände kommen zumeist von den Palliativmedizinern, also von denen, die Sterbende in ihrem Prozeß begleiten. Diese beiden Arten von Medizin müssen zwei unterschiedliche Sichtweisen haben.

M.K.: Sie, Herr Dr. Barten, würden, sobald das Gehirn eine Nullinie aufweist, alles dafür tun, um die Organe zu erhalten; insofern wird daran durchaus eine unterschiedliche Positionierung deutlich, denn die Menschen sollten sich ja möglichst für einen Todeszeitpunkt mit Nullinie entscheiden, anstatt – ich finde keinen anderen Begriff – sich für das Ausleben, also einen vollendeten Sterbeprozeß zu entscheiden.

Der Wille des Patienten zählt

M. Barten: Mir ist es wichtig, den Willen des Patienten zu respektieren. Dieser Wille sollte zu Lebzeiten vom Patienten deutlich gemacht werden und nicht den Angehörigen überlassen werden. Selbst entscheiden, das zählt für mich.

A. Cerny: Wobei das theologisch eigentlich noch nicht geklärt ist. Mit den bisherigen Mitteln konnte man an diese Fragen nicht herangehen. Man hat eigentlich keine gesicherten Erkenntnisse, was tot oder nichttot ist. Da ist noch ein großer Prozeß im Gange, auch in der katholischen Kirche. Die sagt sofort: *„Im Vordergrund soll das Soziale, Karitative stehen, d.h. etwas für den anderen zu tun."* So hat es auch die Deutsche Bischofskonferenz definiert. Erzbischof Zolic (dt. Zollitsch) rühmt sich damit, daß er einen Organspendeausweis hat, und er möchte gern, daß alle einen haben. Theologisch muß das aber immer von der entsprechenden individuellen Position her gesehen und gedacht werden.

M.K.: Sie kommen ja aus Österreich. Da gilt die Widerspruchsregelung. Helfen gesetzliche Regelungen, um den Menschen Entscheidungen zugunsten Organspende zu erleichtern?

M. Barten: Wenn ich in Österreich nicht zu Lebzeiten der Organentnahme aus meinem Körper widerspreche, bin ich als österreichischer Staatsbürger potentieller Spender. Aber auch dort werden die Angehörigen gefragt, und wenn die dagegen sind, werden keine Organe entnommen. Das ist dort aber letztlich auch nicht zu Ende gedacht. Es besteht Aufklärungsbedarf. Für mich steht an oberster Stelle immer die Freiwilligkeit.

Wenn ich ein Organ erhalten möchte, sollte ich auch spendenbereit sein

Wenn ich selbst den Anspruch habe, bei Bedarf ein Organ zu bekommen, müßte ich im Umkehrschluß auch bereit sein zu spenden, um Leben zu schenken. Gesetzesänderungen oder verbindliche Regelungen sind m.E. nicht sinnvoll. Es ist nicht sinnvoll, darauf zu warten, daß sich die Situation ändert oder klärt; ich muß selbst aktiv werden. Das politische Beispiel ist der Mauerfall. Vermutlich hätte man noch ewig warten können, bis etwas geschieht. In Leipzig und anderswo haben die Menschen ihr Schicksal selbst in die Hand genommen und sind immer und immer wieder auf die Straße gegangen. Und dann hat sich etwas geändert, zum Positiven.

R.-M. Turek: Die Frage des Organmangels – denn darum besteht ja das Bedürfnis, Gesetze anzupassen – wird ohnehin nie zu lösen sein. Manche Länder haben Ideen, die Organspende monetär zu motivieren, Zielprämien in Aussicht zu stellen, wenn man seine Organe spendet, die Bestattungskosten zu übernehmen oder auch mit günstigeren Versicherungstarifen zu werben. Das ist im Gespräch, weil das Angebot von Spenderorganen zu gering ist. Die Voraussetzung zur Freiwilligkeit ist auf jeden Fall die umfassende Information des Patienten, indem von seiten der Mediziner klar verständliche und eindeutige Informationen zu Verfügung gestellt werden. Oftmals sind z.B. Informationen, die im Internet sind, sehr verwirrend und nicht eindeutig.

M. Barten: Ja, das stimmt.

R.-M. Turek: Es müßte so sein, daß die Patienten umfassend wissen, welche Spannungsfelder vorhanden sind, auch theologisch. Ich habe angeregt, daß wir auch innerkirchlich, katholisch und evangelisch, Argumente des Für und Wider benennen und abwägen sollten und dann, ohne moralischen Druck auszuüben, jeden einzelnen zur Entscheidung aufrufen. Jeder sollte die Entscheidung fällen, im Wissen dessen, was er abwägt.

A. Cerny: Wobei es immer Menschen geben wird, die fragen, was die Kirche dazu sagt. Dieses Gespräch müßte einmal geführt werden.

R.-M. Turek: Letztlich könnten die Kirchen ja beraten, ohne aber die Entscheidungen abzunehmen. Es muß darum gehen, welche Werte abzuwägen und welche Fragen zu stellen sind. Auch die Ethikkommission stellt solche Fragen: Welche Werte müssen abgewogen werden, und was wiegt in welcher Situation schwerer? Das ist die Herausforderung: Jeder einzelne müßte sich damit auseinandersetzen, gerade weil ja die meisten das Thema Tod eher verdrängen möchten.

M.K.: Das bedeutet also: Nicht entscheidend ist letztlich das allgemeine Pro und Kontra, sondern ein Plädoyer dafür, daß jeder eine mündige, freie Entscheidung trifft. Dazu müßte sich jeder aktiv und bewußt damit auseinandersetzen, und das Thema müßte in der Öffentlichkeit präsent sein. Ist es genügend präsent?

R.-M. Turek: Das denke ich nicht.

A. Cerny: Nein.

M. Barten: Das ist nie der Fall. Es kommt auf, wenn es populär wird, z.B. durch das Ehepaar Steinmeier, als Frank Walter Steinmeier die Lebendspende zugunsten seiner Frau gemacht hat. Man hatte sich erhofft, daß dadurch vielleicht die Zahlen steigen, aber das Gegenteil ist eingetreten. Es ist viel zuviel diskutiert worden, und wir hatten sogar einen Rückgang an Spenderorganen und auch an Transplantationen im letzten Jahr. Und dann kam gleich wieder die Frage nach Gesetzesänderungen. Das hat diesen positiven Impuls, das ganze Thema zerredet.

A. Cerny: Dabei spielt sicher auch die emotionale Ebene eine Rolle, das Gefühl der Menschen, manipuliert zu werden. Das Thema Organmafia, die mit Organen illegal handelt. Oftmals beherrscht diese Thematik die Menschen gefühlsmäßig, so daß sie am Ende der Ansicht sind, mit der ganzen Thematik lieber nichts zu tun haben zu wollen.

M. Barten: Insbesondere bei der Diskussion zur Widerspruchsregelung hört man häufig die unqualifizierte, irrationale Bemerkung, daß sofort die Organmafia auf den Plan tritt und sich die Organe unter den Nagel reißt. Die Medien spielen dabei natürlich eine zentrale Rolle. Sobald man eine negative Schlagzeile liest, benötigt man neun positive, um das einigermaßen wieder auszugleichen. Für uns Mediziner macht es die Arbeit extrem schwierig.

R.-M. Turek: Aber die Frage zu stellen, welche Interessen mit dem Thema und dem Handel von Organen verbunden sind, muß doch erlaubt sein. Wie sieht das aus mit den Interessen der Pharmaindustrie, mit den Interessen der Dialysezentren und mit der damit verbundenen technischen Entwicklung? Wir haben es in unserer Gesellschaft mit emanzipierten Menschen zu tun, die aufgeklärt werden wollen. Diese werden überall dort hochkritisch reagieren, wo sie das Gefühl haben, sie werden nicht wahrheitsgemäß oder zumindest interessengeleitet informiert.

M. Barten: Ja, richtig.

A. Cerny: Aber ich *kann* doch bei dieser Thematik gar nicht objektiv informieren. Natürlich hat der Transplantationsarzt Interesse daran, zu transplantieren. Er vertritt auch Interessen, und das muß ich ihm zugestehen. Ich kann nicht interesselos oder interessensneutral informieren.

M.K.: So wie ich es verstehe, geht es darum, in wessen Interesse informiert werden muß. Der Arzt sollte ja eigentlich kein persönliches Interesse haben, obwohl es in einem Rundschreiben vom 5. April 2007 von der Deutschen Krankenhaus Gesellschaft (DKG) und der Deutschen Stiftung Organtransplantation (DSO) heißt: *„Eine leistungsgerechte und transparente Aufwandserstattung soll entscheidend zur Förderung der Organspende beitragen."*

Man müßte doch eigentlich versuchen, den erkrankten Menschen in den Vordergrund zu stellen, und da gibt es schon ein berechtigtes Interesse an Transplantation. Einen Aspekt finde ich jedoch wesentlicher: die Frage der eigenen Person, also die Frage, wie hoch eigentlich mein Interesse ist, im Bedarfsfall ein Organ zu erhalten – denn daraus müßte ich dann ableiten, wie hoch meine Spendenbereitschaft ist. Insofern besteht dann nicht mehr das Interesse beim Arzt, dem Klinikum, der Industrie oder schlimmstenfalls bei der Mafia – wobei man hierbei den Unterschied zwischen Sensationsmache und Tatsachen sicher schlecht einschätzen kann und somit vorsichtig sein muß, sich hieraus eine Meinung zu bilden.

Den eigenen Sterbeprozeß gestalten

R.-M. Turek: Eine Frage, die mit der Spendenbereitschaft verbunden ist, lautet: Wie stelle ich mir mein Sterben vor?

M.K.: Daraus sind dann auch moralische Konsequenzen ableitbar, religiöse Gedanken erlaubt und – wie ich finde – auch richtig und wichtig.

Bezogen auf die katholische Kirche: Würde der Papst sagen *„ein guter Katholik stellt sich aus Nächstenliebe heraus als Spender zur Verfügung und hat auch einen Organspendeausweis"*, so wäre das sicher eine Hilfe für viele Katholiken; aber eine eindeutig individuelle Entscheidung wäre das dann nicht mehr. Dagegen ist ein Aufruf, daß sich jeder informieren solle und auch die Entscheidung zu treffen habe, in beiden Konfessionen und auch im medizinischen Bereich Konsens.

Welche Erfahrungen haben Sie gemacht, was das Sterben betrifft? Wie gehen Menschen in der Situation angesichts des Todes oder angesichts der Option eines Organempfangs mit dem Thema um? Bestehen Zweifel?

M. Barten: Immer. Wenn ich hier Menschen habe, denen ich sage: *„Sie können gleich hierbleiben, denn das einzige, was Ihnen hilft, ist die Transplantation eines Herzens"*, dann kommen sofort Ängste und Zweifel vor den Medikamenten, vor dem Fremden im eigenen Körper, vor einer verringerten Lebenserwartung. Manche haben sich noch nie damit auseinandergesetzt, wissen nichts von alledem. Und auf Spenderseite – damit kämpfen wir eigentlich immer – ist da die Nichtakzeptanz des Hirntods. Das ist übrigens das größte Problem beim Thema Organspende.

M.K.: Vielleicht auch das Thema Bewußtsein? Die Frage: Da kommt nun ein neues Organ in mich hinein – was bewirkt das?

R.-M. Turek: Das sind genau die Fragen. Die Hauptfrage ist die Frage nach dem Hirntod. Ich möchte einmal ein Bild bringen, was Hans Jonas, der Philosoph, verwendet hat. Er sagt: Die Frage ist ja, wie ich mich „verzwecken" lasse. Die Situation: Ich werde nach dem Hirntod am Leben erhalten. Wäre ich dann auch bereit, wenn es technisch möglich wäre, meinen hirntoten Körper über Jahre hinweg als Spender für Blutplasma, Gewebe usw. zur Verfügung zu stellen? Hans Jonas' philosophische Überlegungen sind dann wie folgt: Es würde sich höchstwahrscheinlich Widerstand gegen diese „Verzweckung" bilden. Aus christlicher Sicht ist es so: Das eine ist die Frage, ob ich bereit bin, mich mit Menschen, die ich nicht kenne, zu solidarisieren; zum anderen die Frage, ob ich das Recht auf einen ungestörten Sterbeprozeß habe, der nicht verlängert wird, mit allem, was dazugehört, insbesondere der Abschied von meinen Angehörigen. Bei der Explantation wird ja der Sterbeprozeß verlängert und eine Verabschiedung in gewöhnlicher Form kann nicht stattfinden.

Ich habe Angehörige, die sich für die Explantation bei einem Angehörigen entschieden haben, in einer solchen Situation begleitet. Wir haben dann gemeinsam einen Zeitpunkt festgelegt und haben vorher ein Ritual zum Verabschieden begangen.

M. Barten: Das muß so sein. Ein würdevoller Abschied wird dem Patienten und seinen Angehörigen immer eingeräumt. Natürlich ist die Zeit irgendwo begrenzt, weil die Organe ansonsten Schaden nehmen würden.

R.-M. Turek: Wie das vor sich gehen kann, muß jeder für sich entscheiden. Ohne moralischen Druck von außen. In katholischer und evangelischer Kirche gibt es die Auffassung, daß die gemeinsame Erklärung von 1990 überarbeitet werden muß, da sich die Wissenschaft und die Erkenntnisse weiterentwickelt haben. Neuere amerikanische Forschungen reichen so weit, daß klar gesagt wird, der Hirntod ist nicht der Tod des Menschen. Dabei wollen diese Forscher nicht von Transplantationen Abstand nehmen, sondern sie wollen die Regularien ändern. Das heißt, daß Menschen nach dem Hirntod, in einem zwar irreversiblen Sterbeprozeß, aber noch vor ihrem endgültigen Tod (!) Organe entnommen werden können. Organe, die biologisch als lebend anzusehen sind.

(„biologisch lebend": Die Organe des Körpers werden künstlich am Leben gehalten – der Sterbeprozeß ist jedoch aufgrund des Hirntods nicht mehr umzukehren; Anm. M.K.)

M.K.: Irreversibel. Das ist womöglich auch der Punkt, der vielen nicht klar ist. Es könnte ja sein, daß ich nur scheintot bin. Was, wenn ich wieder aufwachen könnte? Ist der Hirntod irreversibel? Oder gibt es die Möglichkeit, daß das Gehirn trotz Nullinie wieder „anspringt"?

M. Barten: Bei einer Nullinie des Gehirns ist nichts mehr zu reparieren. Keine Hoffnung mehr. Das ist das absolute Ende.

M.K.: Aber, um das noch mal kurz zu erwähnen: Man ist sich aktuell nicht sicher, ob das gesamte Ich-Bewußtsein des Menschen ausschließlich im Gehirn angesiedelt ist oder in einem Zusammenspiel vieler Organe.

Ich will nicht zerschnippelt werden

Etwas anderes: Wir sprachen vorhin vom Recht auf einen würdigen Sterbeprozeß. Was ist denn mit dem Recht auf einen würdigen Tod, eine würdige Bestattung? Greift es nicht auch in die Menschenwürde ein, wenn ich davon ausgehe, daß ein Mensch, dem Organe entnommen worden sind, eigentlich unvollständig beerdigt wird? Gibt es in dieser Richtung aus Ihrer Erfahrung Fragen oder Bedenken?

M. Barten: Ich habe das noch nicht gehört. Sie?

A. Cerny: Das Phänomen, also die Tatsache an sich, hat man ja auch bei jeder Art von Prothetik.

M. Barten: Bei Verbrennungs- oder Unfallopfern ist so etwas denkbar, aber auch das habe ich noch nicht gehört.

M.K.: Ich habe einen Bekannten, der mir auf die Frage nach Organspende salopp sagte: *„Ich will nicht, daß man mich nach meinem Tod zerschnippelt. Ich möchte nicht, daß man aus mir etwas herausnimmt."*

M. Barten: Letzteres ist etwas anderes. Da hat jemand Bedenken gegen die Entnahme seiner Organe.

A. Cerny: Mein Vater hat sich bewußt der Pathologie zur Verfügung gestellt, damit Studenten an ihm noch etwas lernen können.

R.-M. Turek: Viele Menschen machen sich außerdem nicht klar, was im Tod passiert. Der Zersetzungsprozeß ist kein ästhetischer Prozeß. Da zeigt sich wieder, daß man sich mit dem Tod nicht auseinandersetzt. Aus meiner Sicht sollte man Menschen nicht zwingen, sich damit auseinanderzusetzen, wenn sie es nicht wollen. In Deutschland gibt es viele Pädagogen, die zu wissen glauben, welche Bücher man gelesen haben muß, welche Filme man gesehen haben muß, mit welchen Gedanken man sich beschäftigen muß usw. Die Auseinandersetzung mit dem Tod hilft zwar den Angehörigen, aber wer das nicht will, ist auch frei, das abzulehnen. Epikur hat gesagt: *„Der Tod ist für mich kein Thema. Wenn ich da bin, ist er nicht da, wenn er da ist, bin ich nicht da."*

M. Barten: Ich finde, wenn man Organe nicht spenden will, ist das okay, aber man sollte es den Angehörigen mitteilen. Man muß schon eine Aussage treffen. Dafür oder dagegen, aber man muß es mitteilen. Man sollte nicht die Angehörigen damit allein lassen.

R.-M. Turek: Man belastet die Angehörigen, wenn man sich nicht damit auseinandersetzt.

A. Cerny: Denn wenn man einmal an der Grenze angekommen ist, ist es zu spät. Solange ich gesund und geistig klar bin, sollte ich entscheiden. Wenn ich bereits krank bin, ist es der falsche Zeitpunkt.

R.-M. Turek: Ich bin der Ansicht, Gespräche mit Angehörigen nach dem Tod eines Verwandten sollten von den Kliniken geführt werden und nicht von den Ärzten der Deutschen Stiftung Organspende, weil dafür bestimmte Gesprächsstrategien entwickelt worden sind.

Die Ärzte sollten z.B. die Angehörigen fragen: *„Ihr Sohn, war das ein sozialer Mensch?"*

Dafür gibt es richtige Leitfäden. Wir hatten eine Patientin in der Uniklinik, die ein Organ empfangen sollte. Sie ist dann aber verstorben. Die Eltern sind ziemlich schnell dahingehend überzeugt worden, daß, wenn sie selber empfangen hat, sie doch auch spenden würde. Sie haben sehr schnell zugestimmt, aber die Zeit war zu kurz. Am Ende waren die Eltern total erschüttert.

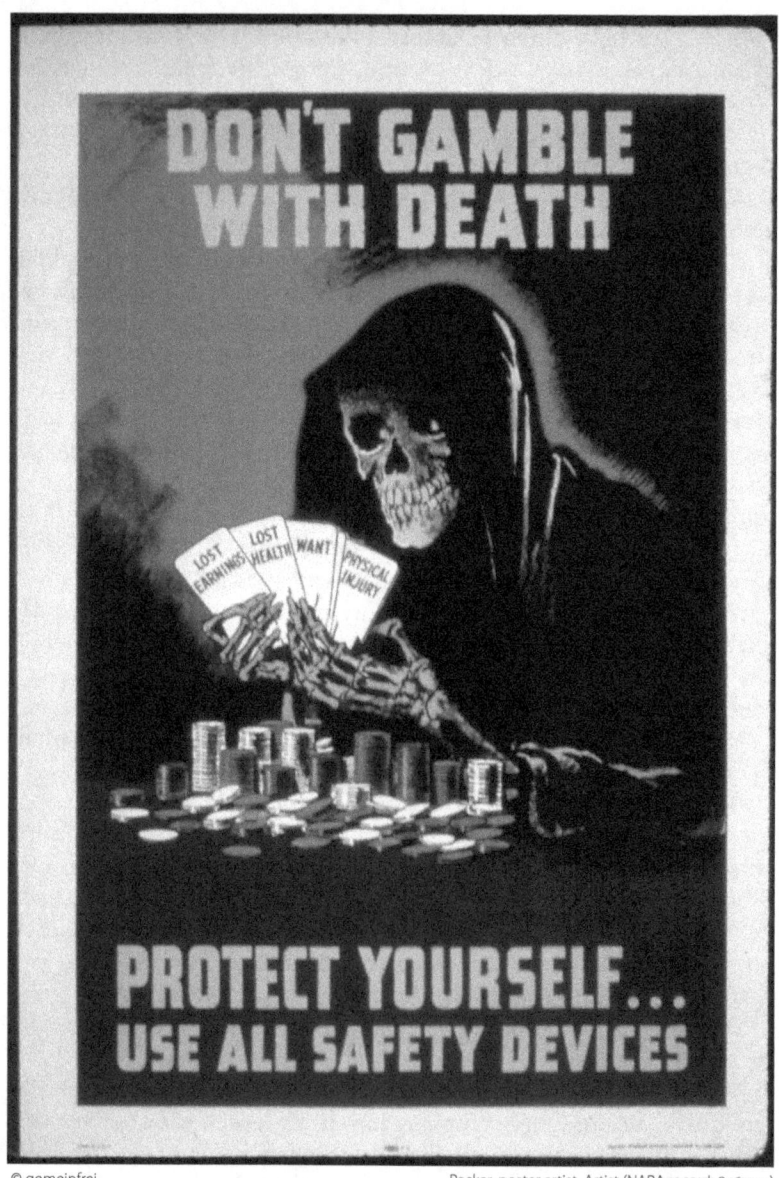

Packer, poster artist, Artist (NARA record: 8467744)

Don't Gamble with Death. Protect Yourself… Use all Safety Devices

Junge Menschen mit dem Thema konfrontieren

M.K.: Das Gespräch läuft immer wieder darauf hinaus, daß sich jeder zu Lebzeiten individuell mit dem Thema auseinandersetzen sollte. Zumindest sollte die eigene Haltung den Angehörigen dargelegt werden. Welche Möglichkeiten – kirchlich und weltlich – gibt es denn, sich mit dem Thema auseinanderzusetzen? Ich möchte ja nicht erst hier Dr. Barten im Akutfall gegenübersitzen, um dann darüber zu reden, wie ich mich verhalten soll. Das Thema müßte breiter in die Öffentlichkeit getragen werden.

M. Barten: Das ist immer problematisch. Wann setze ich mich mit einem Thema auseinander? Das ist einfach, wenn ich selbst betroffen bin oder in meinem Umfeld Betroffene sind. Dann werde ich berührt. Die Aufklärungsarbeit muß von denjenigen gemacht werden, die tagtäglich damit zu tun haben, z.B. so, wie wir es hier machen mit unserem Herz-Lungen-Verein, daß wir in die Schulen hineingehen, Realschulen wie Gymnasien, um die Altersgruppe der 16jährigen, die ja schon selbst über Organspende entscheiden dürfen, aufzuklären. Vor allem muß man beim jungen Menschen anfangen, um das Thema weiterzutragen.

A. Cerny: Für mich weitet sich das Thema dahingehend, sich überhaupt intensiver mit dem Tod auseinanderzusetzen, auch in der Kirche, und sich die Fragen nach Leben und Tod überhaupt zu stellen. Ich beobachte mehr und mehr, daß man sich in der Gesellschaft immer weniger damit befassen möchte. Nach dem Motto: Wenn ich lebe, dann lebe ich, und wenn ich tot bin, dann habe ich nichts davon. Die theologische Auseinandersetzung mit dem Thema Leben und Tod wieder in Gang zu bringen ist für unsere Gesellschaft existentiell, nicht nur, was das Thema Organspende anbelangt, sondern insgesamt. Was ist das Leben? Was ist der Tod? Wie gehe ich damit um?

Wir leben ja in einer Gesellschaft, die immer mehr entchristlicht ist. Man kann also nicht mehr voraussetzen, daß die christlichen Axiome, auf die man aufbauen kann, da sind. Die Auseinandersetzung mit diesen Fragen muß in den Schulen und den Familien stattfinden. Das wäre mein Anliegen. Dann kommt die Frage nach Organspende hinterher dazu.

M.K.: Also sollte das Thema noch deutlicher Teil der Lehrpläne von Ethik und Religion sein?

M. Barten: Das ist zumindest in einigen Bundesländern bereits der Fall.

M.K.: Man müßte den Medien signalisieren, daß es sich lohnt, wenn sie sich auch diesen Themen und Fragen widmen.

R.-M. Turek: Ich erlebe auf Veranstaltungen immer wieder, daß die Vertreter gegensätzlicher Positionen Kämpfe ausfechten. Im Fernsehen ist das eventuell unterhaltend, aber für die Sache bringt das nichts. Statt dessen braucht es Nachdenklichkeit und das Abwägen von Argumenten.

M.K.: Es sollte also überlegt werden, wie man die Entscheidungsfreudigkeit der Menschen auf den Weg bringen kann. Im Grunde kann man immer nur weiter versuchen, das Thema Organspende in die Öffentlichkeit zu tragen, um damit den Diskurs anzukurbeln. Das Gespräch hat mir deutlich gemacht: Man sollte sich davon verabschieden, Positionen einzunehmen, sondern vielmehr darüber nachdenken, was man für die Menschen tun kann, damit diese genügend Vertrauen entwickeln, um eine freie Entscheidung für sich zu treffen.

R.-M. Turek: Ich finde auch, daß es zum Alltag gehören sollte, sich mit solchen Fragen – mit ethischen, philosophischen und theologischen Fragen – überhaupt zu beschäftigen. Was ist momentan das Menschenbild des einzelnen? Was bedeutet das für den einzelnen? Philosophie ist eine hochspannende Wissenschaft. Wir müssen endlich auf allen Ebenen die Schritte vom ethischen Denken zum moralischen Handeln überdenken oder wenigstens dazu einladen, darüber nachzudenken. Wie kommt es überhaupt zu einer Entscheidung? Wie ist das mit dem Abwägen? Gut vorstellen kann ich mir, daß in der Schule zu den verschiedensten Themen darüber gesprochen wird, vor allem, um grundsätzlich einen bewußten Umgang mit sich selbst zu üben.

Am neuen Leben soll man sich freuen

Interview mit Rabbi Avichai Apel

von Peter Krause

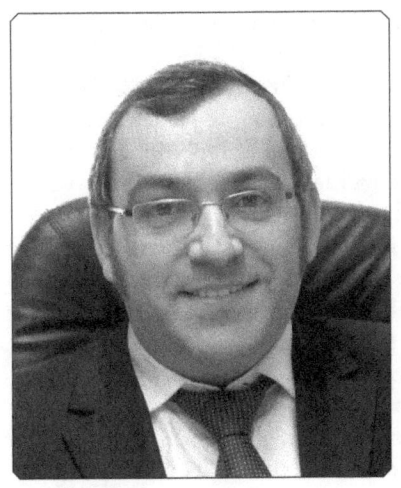

Avichai Apel wurde 1975 in Jerusalem geboren. Er ist verheiratet, hat sechs Kinder und lernte in rabbinischen Schulen in Israel. In den Jahren 1997, 1999 und 2001 war er in Moskau, Rostov am Don und in der weißrussischen Stadt Gomel als Rabbiner in der Jugendarbeit tätig. Seit Ende 2001 lebt und arbeitet er in Deutschland. 2002-2004 Leiter der Lehawa-Jugendgruppe der Zentralwohlfahrtsstelle der Juden in Deutschland. Seit Ende 2004 Rabbiner der Jüdischen Gemeinde in Dortmund und seit vier Jahren Vorstand der orthodoxen Rabbiner-Konferenz in Deutschland. Avichai Apel ist außerdem Mitglied des Ständigen Komitees des Conference of European Rabbis (CER).

Darüber, ob eine Organspende sinnvoll ist oder nicht, wann sie geschehen kann und was durch sie ausgelöst wird, kann besonders auch vor dem Hintergrund der Religion nachgedacht und entschieden werden. Rabbi Avichai Apel vertritt als Geistlicher die älteste der abrahamitischen Religionen und ist dabei der Jetztzeit gegenüber mit ihren Möglichkeiten, auch denen der Transplantationsmedizin, aufgeschlossen und dennoch religiös besonnen. Er kennt aus seinem Alltag das Ringen der Menschen um Entscheidungen und vermag es, aus dem reichen Schatz der jüdischen Religion Orientierendes zu sagen, das nicht nur für Juden in den entsprechenden Situationen des Lebens und des Sterbens hilfreich sein kann.

Organspenden als Geben und Nehmen

Peter Krause: Wenn wir auf das Leben sehen, das wir Menschen alltäglich führen, sehen wir auf ein ganzes Geflecht von Beziehungen, in denen gegeben und genommen wird. Wir bekommen und geben der Lebewesenwelt um uns herum ebenso, wie wir einander geben und voneinander nehmen. Nun sind wir durch die Fortschritte auf den Gebieten von Medizin und Technik seit einigen Jahrzehnten in der Lage, daß sogar Organe gegeben und genommen werden können. Es ist möglich, daß ein Mensch von einem Mitmenschen Teile des Körpers erhält und dadurch weiterleben kann.

In der Regel finden diese sogenannten Organspenden in Momenten der Lebensgefahr statt. Da kann das Leben des einen Menschen gerettet, verlängert werden, weil es einen anderen Menschen gibt, dessen Organe an ihn übertragen werden. Wie sehen Sie als Rabbi, also als Mensch jüdischen Glaubens, darauf, daß das möglich ist? Eine Organspende hat ja immer diese beiden Aspekte, daß da jemand ist, der sein Leben verlängern lassen möchte, und jemand, der bereit ist, dafür Organe aus seinem Leib zu spenden. Was löst das für Ihr jüdisch-religiöses Verständnis aus? Wie gehen Sie mit den dadurch ausgelösten Fragestellungen als Rabbi um?

Rabbi Avichai Apel: Vom ethischen Gesichtspunkt aus gesehen muß zuerst gesagt werden, daß wir Menschen mit dem Schaffen der Möglichkeit für Transplantationen eine sehr erfolgreiche Arbeit geleistet haben. Es ist großartig und wichtig, daß die Menschen verstehen, daß das Leben aus Geben und Nehmen besteht.

Es gibt in einem solchen Moment, den Sie angesprochen haben, zwei Menschen, von denen einer im Sterben liegt und ein anderer sich in der Gefahr befindet, daß er auch bald im Sterben liegen wird, wenn wir sein Leben nicht durch eine Organspende verlängern. Das ist ein sehr schönes Niveau, das wir erreicht haben, auf dem Menschen bereit dazu sind, auf etwas zu verzichten, um einem Mitmenschen zu helfen. Unser Körper zeigt auch, daß er etwas von einem anderen Menschen annehmen kann. Das ist der Grundgedanke.

Nun gibt es aber auch etwas zu bedenken. Wir dürfen nicht vergessen, was es heißt und bedeutet, Leben zu verlängern.

Den Tod akzeptieren oder Leben verlängern?

P.K.: Genau da liegt ja auch die religiöse Frage. Das Leben ist der Auffassung eines religiösen Menschen gemäß ein Geschenk Gottes, mit dem wir Menschen verantwortlich umgehen sollen. Wie spiegelt sich das in Ihrer religiösen Auffassung, daß wir Menschen mit dem Einsatz unserer Fähigkeiten und möglicherweise mit dem Einsatz von Teilen unseres eigenen Leibes Leben verlängern?

Müssen wir nicht vor allem auch den Tod akzeptieren? Dürfen wir mit dem Tod in dem Sinne kämpfen, daß wir ihn soweit wie möglich zurückweisen?

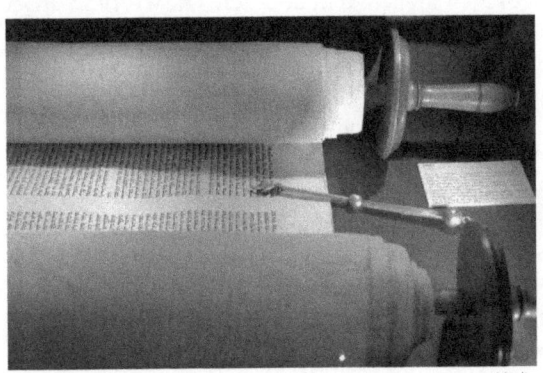

Merlin

Torarolle mit Jad (Zeigestab)

A. Apel: Es ist unsere Pflicht, das Leben zu verlängern, wenn wir das können. Die jüdische Religion gibt der Anwesenheit der Person in dieser Welt eine ganz große Bedeutung. Wir hören oft in der Mischna, das ist die erste größere Niederschrift der mündlichen Tora und als solche eine der wichtigsten religionsgesetzlichen Überlieferungen, folgendes: Es ist eine Stunde in dieser Welt besser als das gesamte Leben in der nächsten Welt. Darum hat jeder Moment, den ein Mensch hier auf der Erde weiterlebt, für uns eine ganz große Bedeutung.

Ich referiere gelegentlich in Krankenhäusern zum Thema der Organspende, um etwas zum Moment des Todes zu sagen. Dann sage ich folgendes: Für uns im Judentum ist das Leben jetzt sehr wichtig, und alles, was danach kommt, kommt eben danach. Die Ärzte sollen alles ihnen Mögliche tun, um das Leben hier auf der Erde zu verlängern. Wir Juden glauben, daß der Mensch hier im Leben etwas bewirken kann, während er nach dem Tod, sagen wir mal, die Früchte seiner Arbeit genießen, aber selbst nichts mehr aktiv machen kann. Die Gebote und Verbote, die Gott uns gegeben hat, die sind hier zu bewältigen. In der nächsten Welt haben wir diese Möglichkeit nicht mehr. Unser Körper dient der Seele und hilft ihr dabei, etwas in der Welt zu bewegen. Wenn wir dann irgendwann unseren Körper verlassen, können wir nichts mehr verändern. Von diesem ausgehend haben wir die eindeutige

Überzeugung, daß es wichtig ist, daß man alles dafür tut, daß ein Mensch möglichst lange leben kann.

P.K.: Im Falle der Organspende kommt nun aber auch noch ein Mensch hinzu, von dem Organe entnommen werden, während er möglicherweise in seiner irdischen Existenz noch gegenwärtig ist.

A. Apel: Wir Menschen können nicht entscheiden, wann das Leben zu Ende ist.

P.K.: Was Sie jetzt gesagt haben, macht deutlich, wie wertvoll unser Leben ist. Nur erleben wir Menschen das längst nicht immer. Und man bemißt ein Leben in seiner Bedeutung häufig an dem, was ein Mensch gerade vielleicht Großartiges tut. Es gibt aber viele Menschen, die mindestens äußerlich nichts tun, die einfach nur leiden oder die gar nicht bei klarem Bewußtsein sind.

A. Apel: Manchmal stehen Menschen z.B. vor der Frage, was man noch machen kann, wenn ein Mitmensch sich in tiefem Koma befindet, wenn er tief bewußtlos ist. Für uns Gläubige bedeutet ein solcher Zustand nicht, daß der Mensch bereits gestorben ist. Wir müssen warten und für seine Gesundheit weiter beten.

Ein kleines Kind muß auch von der Geburt an erst alles lernen, wie man spricht, wie man sich bewegt usw. So geht ein Mensch in den letzten Tagen oder Stunden seines Lebens wieder zurück. Ein solches Leben ist immer wichtig. Wir würden auch nicht auf das Leben eines gerade geborenen Menschen verzichten, nur weil ein solcher Mensch noch nicht wirklich etwas machen kann. Wir dürfen auch nicht auf das Leben eines Menschen verzichten, der alt oder krank ist, nur weil wir es so sehen, daß er im Leben nichts mehr machen kann. Solange die Seele eines Menschen mit seinem Körper verbunden ist, hat das eine große Bedeutung für ihn. Möglicherweise leidet er sogar und kann durch dieses Leiden etwas Negatives löschen. Es kann auch sein, daß Gott sich wünscht, daß ein solcher Mensch für die Gesellschaft, für die Menschheit leidet. Es gibt unterschiedliche Möglichkeiten, mit denen so etwas erklärt werden kann.

P.K.: Es gibt in Belgien die Praxis, daß man die Euthanasie mit der Organspende verbindet. Das ist dort sogar gesetzlich erlaubt. Ich denke mal, daß so etwas für Sie ausgeschlossen ist, daß man also direkt ein Leben für ein anderes beendet.

Wir Menschen, auch Sie und ich, wir können sogar mitten im Leben etwas von unserem Körper für einen anderen Menschen spenden. Wenn man Blut, Haut oder Knochenmark spendet, ist das hilfreich und gar nicht problematisch. Sogar eine Niere oder ein Stück der eigenen

Leber kann der eine Mensch einem anderen Menschen spenden, ohne dabei sein Leben zu lassen.

Wenn das Herz nicht mehr schlägt und der Atem stillsteht

Ich möchte Sie nun gerne fragen, wann aus Ihrer Sicht der Mensch endgültig verstorben ist und wann es aus Ihrer religiösen Sicht darum in Ordnung ist, daß man aus seinem Leib auch lebenswichtige Organe, das Herz z.B., entnimmt, um sie einem anderen Menschen zu transplantieren. Folgen Sie der Auffassung vieler Ärzte, daß ein Mensch, dessen Hirnfunktionen erloschen sind, dessen Kreislauf aber noch aktiv ist, auch wenn das nur durch Maschinen ermöglicht wird, tot ist?

A. Apel: Es gibt im Judentum darüber eine aktuelle Diskussion unter den entscheidenden Rabbinern, wann der Todesmoment ist. Die einfachste Entscheidung wäre zu sagen, daß der Mensch gestorben ist, wenn sein Herz nicht mehr schlägt. Das ist die Entscheidung, wie sie die Halacha sieht.

Die Halacha [-'χə:] (hebr. הלכה; deutsch gehen, wandeln) ist der Name des rechtlichen Teils der Überlieferung des Judentums, im Unterschied zur Aggada. In diesen rechtlichen Auslegungen des schriftlichen Kanons der Tora spiegeln sich die unterschiedlichen Meinungen der Rabbiner, Weisen und Gelehrten wider. Sie zielen auf Verhaltensregeln, die das gesamte Leben der Gläubigen betreffen. Historisch ist die Halacha ein Teil des Talmuds. Sie gehört zur sogenannten mündlichen Überlieferung, die sowohl in Jerusalem als auch in Babylon seit der Zeit nach der Zerstörung des ersten Tempels und dem Babylonischen Exil festgehalten wurde.

„Die Halakhah besteht aus verschiedenen Komponenten. Manche sind sinajitischen, manche sind rabbinischen Ursprungs. Die Verbindlichkeit einer halachischen Anweisung hängt von verschiedenen Kriterien ab. Von maßgeblicher Bedeutung sind der Nachweis einer langen Tradition und die Berufung auf eine anerkannte Autorität. Unter gewissen Umständen kann ein Brauch (Minhag), wenn er einer bestimmten Halacha widerspricht, diese ersetzen."

Quelle: wikipedia.de

Man muß sagen, daß viele jüdische Gläubige das als grundsätzliche Entscheidung so sehen. Solange man das Leben noch verlängern kann, sogar dann noch, wenn der Hirntod sich schon ereignet hat, ist der Mensch noch im Leben.

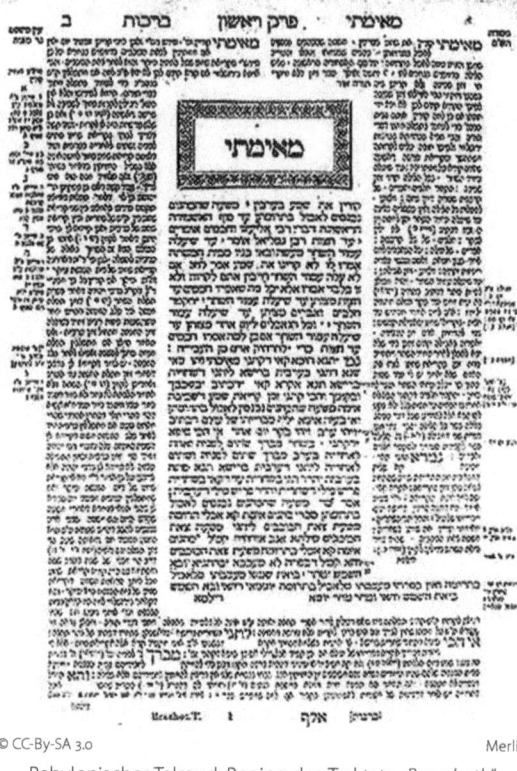

Merlin

Babylonischer Talmud: Beginn des Traktats „*Berachoth*"
(Wilnaer Ausgabe). In der Mitte die Mischna, ab Zeile 14, die
Gemara (beginnend mit der hervorgehobenen Abkürzung
„גמ"); innen (hier: rechter Rand) der Kommentar von Raschi,
außen (hier linker Rand) spätere Kommentare

P.K.: Daraus können nicht direkt solche Entscheidungen abgeleitet werden, die mit den Wirklichkeiten und Methoden der modernen Intensivmedizin verbindbar wären. Manchmal werden Menschen nur durch den Einsatz von Maschinen am Leben gehalten.

A. Apel: Wir sind nun allerdings in anderen Zeiten. Wir sehen, daß es die Möglichkeit der Organspende gibt, und nun muß man es möglicherweise doch anders sehen. Vorher konnte man sagen, daß man wartet, bis das Herz stirbt, denn wir haben nichts zu verlieren.

Heute geht es etwas anders, was wir schon im babylonischen Talmud finden.

Der Talmud (hebräisch תַּלְמוּד, deutsch Belehrung, Studium) ist eines der bedeutendsten Schriftwerke des Judentums. Er besteht aus zwei Teilen, der älteren Mischna und der jüngeren Gemara, und liegt in zwei Ausgaben vor, dem Babylonischen und dem Jerusalemer Talmud.

(...) Nach Umfang und inhaltlichem Gewicht ist der Talmud Bavli, der Babylonische Talmud, das bedeutendere Werk. Er entstand in den relativ großen, geschlossenen jüdischen Siedlungsgebieten, die nach der Zerstörung Jerusalems durch die Römer im judenfreundlicheren Perserreich existierten, genauer gesagt

in Sura und Pumbedita. Als maßgebliche Autoren gelten die Rabbiner Abba Arikha (genannt Raw), Samuel Jarchinai (Mar) sowie Rab Aschi.

Daneben steht der erheblich kürzere, in seinen Bestimmungen oft weniger strenge und weniger wichtige Talmud Jeruschalmi, der in Palästina entstand. Im Altertum nannte man ihn talmud eretz israel oder auch talmud de-maaraba (Talmud des Westens). Heute nennt man ihn meist Talmud Jeruschalmi (Jerusalemer Talmud). Christliche Gelehrte nennen ihn meist Palästinensischer Talmud. Hier gilt nach jüdischer Tradition, die auf Maimonides zurückgeht, als wichtigster Autor Rabbi Jochanan. Wenn einfach vom Talmud gesprochen wird, ist in der Regel der Babylonische Talmud gemeint.
Quelle: wikipedia.de

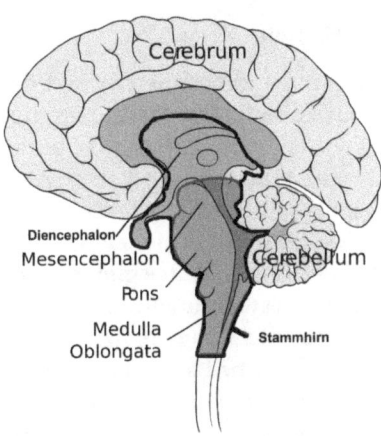

Das menschliche Gehirn im sagittalen Schnittbild; untere Hervorhebung: Hirnstamm; erweiterte: Stammhirn (Red.)

Es gibt im babylonischen Talmud folgende Diskussion: Wenn jemand am Schabbat, dem jüdischen Ruhetag, in einem zusammengestürzten Haus verschüttet wurde, handelt es sich um einen Notfall. Das rechtfertigt, daß man trotz des Schabbat alles tut, um diesen Menschen zu retten. Wenn man nun die Steine weggeräumt hat und an das Gesicht des Verschütteten gelangt ist, kann man eine Feder nehmen, so sagt es der Talmud, und damit prüfen, ob der Mensch atmet, indem man ihm diese Feder vor den Mund hält.

Die Weisen haben aus dieser Überlieferung gefolgert, daß der einfache Gehirntod noch nicht der endgültige Tod ist. Es gibt noch eine weitere Etappe, und das ist der Tod des Stammhirns[1]: Wenn der Mensch nicht mehr allein atmen kann, kann man es als endgültigen Tod sehen. Der klinische Tod für sich genommen ist noch nicht der endgültige Tod.

---

1 Es besteht also aus: Zwischenhirn (Diencephalon), Mittelhirn (Mesencephalon), Brücke (Pons), und verlängertem Rückenmark (Medulla oblongata). Der Hirnstamm enthält **nicht** das Zwischenhirn (Diencephalon). Anm. der Red.

Als Kreislaufstillstand bezeichnet man den Ausfall des Herz-Kreislaufsystems. Als Synonym wird oft der Begriff klinischer Tod benutzt. Dieser Zustand ist potentiell reversibel und läßt sich durch die Einleitung einer Herz-Lungen-Wiederbelebung (kardiopulmonale Reanimation) therapieren. Es gelingt jedoch nur, einige der Betroffenen wiederzubeleben, und die Maßnahmen sind nur in einem Zeitfenster von wenigen Minuten erfolgversprechend.

Ohne solche Maßnahmen tritt der Hirntod ein, der durch den irreversiblen Funktionsverlust von Großhirn, Kleinhirn und Hirnstamm definiert ist. Er ist der Individualtod des Menschen. Der biologische Tod als letztes Stadium ist das Ende aller Organ- und Zellfunktionen.
Quelle: wikipedia.de

Rabbiner und Ärzte entscheiden gemeinsam

In bestimmten Fällen, wenn das Stammhirn ausgefallen ist und der Mensch durch eigene Kraft nicht mehr atmen kann, kann man dies als den Todesmoment sehen. Darum wird allerdings auch eine große Diskussion geführt, indem man um ein gemeinsames Verständnis zwischen dem rabbinischen und dem medizinischen System bemüht ist. Es bleibt dann die Frage, wie es in den Intensivstationen wirklich läuft. In Israel hat man das so gelöst, daß es ein Komitee gibt, das aus Rabbinern und Ärzten besteht und in dem erwogen wird, was einerseits aus der Religion und andererseits aus Sicht der Medizin gesagt werden kann. Daß dieses Komitee zustande kam, dauerte lange, denn die Ärzte haben erst nicht erkannt, daß das auch für sie eine Hilfe sein würde. Heutzutage wird in Israel erst dann eine Organspende durchgeführt, wenn ein Rabbiner und ein Arzt gemeinsam entschieden haben, daß der Mensch verstorben ist.

Wenn man allerdings Organe entnimmt, bevor ein Mensch wirklich gestorben ist, ist das so zu sehen wie ein Mord.

P.K.: Sie sagen damit, daß aus der Sicht der jüdischen Religion das Spenden und Empfangen von Organen unter bestimmten Voraussetzungen nicht problematisch ist.

Ein Organspender tut eine sehr gute Sache

A. Apel: Ja, denn ein Organspender tut eine sehr gute Sache! Es ist eine Mitzwa, eine gute Tat vor Gott.

P.K.: In Ihrem Glauben legen Sie Wert darauf, daß der Leichnam im Moment der Bestattung unbeschädigt ist, weshalb Sie Obduktionen und die Kremation ablehnen.

A. Apel: Organspende steht dazu in keinem Widerspruch, denn es handelt sich um eine Ausnahme, die dadurch gerechtfertigt ist, daß man mit seinem eigenen Handeln das Leben eines anderen Menschen rettet. Ich darf auf einen Teil meines Körpers verzichten, wenn ich selbst nicht mehr im Leben bin, wenn dadurch das Leben eines anderen Menschen gerettet werden kann.

P.K.: Ist es auch für Sie selbst Praxis, daß Sie mit einem Arzt gemeinsam erwägen und entscheiden, wenn es um Organspenden geht?

A. Apel: Vor gar nicht langer Zeit hatten wir einen solchen Fall. Die Angehörigen wollten meine Hilfe haben, als sie überlegten, ob sie der Organentnahme zustimmen sollten oder nicht. Wir haben dann gemeinsam mit dem Arzt gesprochen. Nun wollte die Familie eine direkte Spende machen, d.h. daß die entnommenen Organe direkt transplantiert werden, was aber nicht zugesagt werden konnte. Die entnommenen Organe werden ja über ein eigenes System weiterverteilt. So kam diese Organspende nicht zustande.

P.K.: Wie wichtig ist die Unversehrtheit des Leichnams für den Weg der Seele nach dem Tod? Kann durch die Organentnahme eine Störung eintreten?

A. Apel: Nein.

P.K.: Wie stellen Sie sich die erste Zeit vor, die ein Verstorbener in der geistigen Welt erlebt, nachdem er sich von seinem Leib gelöst hat?

A. Apel: Die Seele geht in Schritten. Der erste Schritt ist, daß die Seele den Körper verläßt. Dieser Schritt wird in der Beerdigungszeremonie begleitet. Nachdem das Grab verschlossen wurde, verläßt die Seele die Grabstelle und kehrt am siebten und dreißigsten Tag zurück. Eigentlich geht die Seele immer weiter in eine weitere Ebene.

P.K.: Wenn Sie am Grab den Ritus halten, ist die Seele des Verstorbenen dabei?

A. Apel: Ja, dafür machen wir die Abschiedszeremonie, die dem Menschen hilft, diese Welt zu verlassen. Wir befreien ihn von dieser Welt.

P.K.: Und wenn nun Organe transplantiert wurden, ist dann auch ein Teil des Spenders auf den Empfänger übergegangen?

A. Apel: Es gibt eine Verbindung, aber die Seele lebt auf unterschiedlichen Ebenen. Der Teil, der mit dem Körper verbunden ist, verläßt den Körper. Die Verbindung zwischen den beiden Menschen beruht darauf, daß mit der Organspende eine gute Tat vollbracht wurde. Der Mensch, der die Organe empfangen hat, hat ein neues Leben bekommen, an dem er sich freuen soll. Er soll es für gute Zwecke benutzen.

Epilog

von Peter Krause

In den verschiedenen Kapiteln und Interviews in diesem Buch ist es um die Organspende gegangen; zugleich auch um die Transplantationsmedizin. Es war von den Bedingungen, Abläufen und von einigen Beteiligten die Rede, ebenso wie von der Not derjenigen, die auf die Transplantation eines oder mehrerer Organe warten. Wir haben uns mit den historischen Hintergründen, den ökonomischen Aspekten und gesetzlichen Grundlagen beschäftigt. Auch der Bereich rücksichtsloser, unmenschlicher und ungesetzlicher Praktiken wurde nicht ausgespart. Mehr und mehr ist dabei klargeworden: Organspende und Transplantationsmedizin konfrontieren mit Fragestellungen, die für alle Bereiche unseres Lebens und Miteinanders relevant, weil elementar und prinzipiell sind. Dazu gehört herausragend die Frage danach, was Mensch und Leben ihrem Wesen nach sind und ab wann ein Mensch überhaupt als tot gelten kann.

Um Organspende und Transplantationsmedizin herum ist ein Wirrwarr an Informationen und Meinungen entstanden, der nur außerordentlich schwer zu durchdringen ist. Vor allem die Tatsache, daß der Unterschied zwischen Organspende und Transplantation nicht in aller Klarheit immer wieder und konsequent gemacht wird, trägt zur Verwirrung bei. Man könnte meinen, daß den dafür Verantwortlichen entweder die Bedeutung der Unterscheidung nicht klar ist, oder – das wäre sehr schlimm und nicht zu entschuldigen – Transparenz und Klarheit, aus welchen Gründen auch immer, gar nicht angestrebt werden.

Die Arbeit an den Recherchen und am Verfassen der Texte für dieses Buch haben mich zu Schlüssen geführt, die ich an dieser Stelle, als Epilog, nicht verschweigen will.

Organspende hat mit der Transplantation so viel zu tun wie eine Tiefbaufirma mit der Installation eines Fahrstuhls in einem Wolkenkratzer: Es geht nicht ohne den Tiefbau, aber der Einbau des Fahrstuhls ist etwas anderes als die Schaffung und Sicherung der Baugrube. Schon die DSO, die Deutsche Stiftung Organtransplantation, hat insofern nach meinem Dafürhalten einen falschen Namen, denn sie kümmert sich ausschließlich um alles, was der Gewinnung von Spenderorganen dient, und nicht um deren Transplantation. Richtig müßte der Name also lauten: Deutsche Stiftung für Organspende. Und in der Tat nimmt sich alles – die Prozeßverantwortung der DSO im Zusammenhang mit der Organspende als einem Teilbereich des Transplantationsgeschehens und alle bereitgestellten Informationen der DSO – ganz anders aus, wenn man die Dinge und Verantwortungen schon vom Beginn an in der gebotenen Klarheit besieht.

Die unbeschreibliche Not einiger Mitmenschen, die auf Organe warten, ist das eine. Sie kann größtes Mitleid auslösen, ebenso wie ungeteilte Freude denjenigen gebührt, deren Leben durch eine Transplantation gerettet werden konnte. Das andere ist, daß wir alles, was sich auf die Organspende bezieht und auf die daran beteiligten Menschen, deren Organe zur Transplantation verwendet werden, nicht leichtfertig behandeln dürfen. Die Organspende geschieht in einer Phase des Lebens bzw. Sterbens, über die nicht die Klarheit herrscht, die gern vorgegeben wird. Wer behauptet, daß alle Fragen hinsichtlich des Todeszeitpunkts, der Explantationsfolgen usw. geklärt sind, begibt sich auf sehr dünnes Eis, denn tatsächlich sind die wesentlichen Fragen bislang noch ohne Antwort geblieben.

In Deutschland kommt es nur dann zu einer Organspende, wenn der Patient zu Lebzeiten selbst oder – nach Eintritt der Verfügungsunfähigkeit – seine Angehörigen eingewilligt haben. Zusätzlich muß der sogenannte Hirntod festgestellt worden sein. Letzteres geht nicht zweifelsfrei. Es gibt auch bei größter Sorgfalt ein zwar kleines, aber faktisch nicht ausschließbares Risiko, daß die Hirntoddiagnostik zu einem falschen Ergebnis führt. Übereinstimmend wird von den meisten Medizinern gesagt, daß mit dem sogenannten Hirntod der Prozeß des Sterbens unumkehrbar geworden ist. Ob er das wirklich ist, kann man aber nur rückblickend mit Sicherheit sagen. Für eine Organspende beginnt nach der Hirntoddiagnostik der Weg, der zur Explantation führt. Körperlich ist der Mensch, dessen Sterbeprozeß mit allergrößter Wahrscheinlichkeit, aber nicht letztendlicher Gewißheit unumkehrbar geworden ist, noch ein lebendiger, wenn er vom Patienten zum Organspender wird. Ich halte es zugleich aber auch für moralisch vertretbar, daß sich ein Mensch bei klarem Bewußtsein von diesem Sachverhalt in Zeiten der Gesundheit dafür entscheidet, am Lebensende Organspender sein zu wollen, um damit durch eine Opfertat das Leben von Mitmenschen zu retten, und daß man seinen Willen irgendwann auch umsetzt.

Wenn die Explantation beginnt, müssen dem Menschen zur Operation Mittel verabreicht werden, wie sie bei jeder anderen großen Operation auch verabreicht werden. Es widerstrebt mir, die klar zutage tretenden Schmerzreaktionen als Restäußerungen eines Leibes zu bezeichnen. Ich bin davon überzeugt, daß man die Möglichkeit der Schmerzerfahrung und die Teilnahme des Menschen am Vorgang der Explantation mit einem partiell außerleiblichen Bewußtsein mindestens nicht ausschließen darf. Eine Vollnarkose ist darum unbedingt erforderlich!

Die Öffnung des Leibes und das Freipräparieren der zu entnehmenden Organe werden an einem noch lebendigen Menschen durchgeführt. Wenn dann die Perfusion der Organe mit Kühlflüssigkeit durchgeführt wird, wird damit der endgültige Tod des Organspenders herbeigeführt. Und das ist der alles entscheidende Moment! Daß der Augenblick der Perfusion in seiner Bedeutung von den nicht routinierten Teilnehmern an der Organentnahme zuweilen als tief bewegend empfunden wird, bestätigt das Konsil der DSO, aus dem ich den entscheidenden Teil an anderer Stelle dieses Buches bereits wiedergegeben habe.

Nach meinen Recherchen komme ich zu folgendem Schluß: Der Organentnahme wird ein sterbender, aber eben noch lebender Mensch zugeführt, dessen endgültiger Tod im Operationssaal herbeigeführt wird, bevor man seinem dann verstorbenen Leib die Organe entnimmt.

Danksagung

Neben denjenigen Personen, die in diesem Buch namentlich erwähnt wurden, ist auch einigen nicht direkt erwähnten zu danken, die durch ihr Mittun wesentlich am Zustandekommen dieses Buchs beigetragen haben. Der Dipl.-Math. Jürgen Godau hat beratend am Kapitel „Transplantationsmedizin und Ökonomie" mitgewirkt und ebenso an den Ausführungen zu unserer Umfrage. Frau Christine Gehringer von der Deutschen Stiftung Organtransplantation hat jede an sie gerichtete Frage schnell und ausführlich beantwortet und Materialien der DSO zur Verfügung gestellt. Die Antworten, die Frau Dipl.-Kffr. Godehild Hesse vom Bundesverband der AOK auf unsere Fragen geliefert hat, waren außerordentlich hilfreich.

Wichtig ist zu erwähnen, dass Ferdinand Netzer den wesentlichen Impuls für die Arbeit an diesem Buch gab, ohne den es nicht entstanden wäre. Wolfgang Weirauch hat als Verleger erkannt, wie wichtig das Thema ist und die Buchveröffentlichung dadurch erst möglich gemacht.

Vielen, herzlichen Dank!

Peter Krause

Interviewer und Autoren

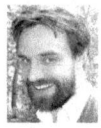 **Matthias Klaußner,** geb. 1969 in Hagen, Ausbildung zum Schauspieler, seit 1993 Tätigkeit am Theater, aktuell im „Theater der jungen Welt", Leipzig. 2003–06 Bachelor Kulturwissenschaften (Fernuni Hagen), 2005-07 Ausbildung zum Waldorfpädagogen (Fernstudium WaldorfPädagogik Jena), seit 2007 Klassenlehrer an der FWS Leipzig, 2007-11 Bachelor/Master Lehramt Musik und Deutsch/Gym. (Musikhochschule/Uni Leipzig), seit 2007 Klassenlehrer an der Freien Waldorfschule Leipzig, verheiratet und Vater von drei Kindern.

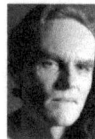 **Peter Krause,** geb. 1957 in Schleswig, studierte Kunst, Pädagogik, Theologie und Betriebswirtschaft. Neben seiner Arbeit als freier Schriftsteller, Journalist und Dozent, gehört er zum Gründerteam des Coinstatt-Kooperationsrings.

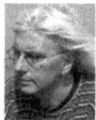 **Wolfgang Weirauch,** geb. 1953 in Flensburg, Studium der Politik und Germanistik. Studium der Theologie an der Freien Hochschule der Christengemeinschaft. Herausgeber der Flensburger Hefte, Politiklehrer, Vortragsredner, Mitarbeiter beim Fernstudium WaldorfPädagogik Jena.

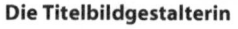

Die Titelbildgestalterin

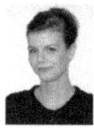 **Ada Magdalena Grull,** geb. 1986 in Flensburg, Studium des Kommunikationsdesigns, Schwerpunkt Typographie, an der Muthesius-Kunsthochschule Kiel. Februar 2011 Abschluß Bachelor of Arts im Fachbereich Typographie. Ab Oktober 2011 Masterstudium Typographie an der Muthesius-Kunsthochschule Kiel. Gestaltung von Printmedien, Büchern, Broschüren, Katalogen.

Zum Thema

„Organspende und -transplantation"

können Sie Vorträge und Seminare von Peter Krause
anfragen.

Bei Interesse schreiben Sie bitte eine E-Mail an: Petkrau@gmx.de
oder wenden sich an den Flensburger Hefte Verlag.